养生经典丛书



# 非药而愈

## 三高人的调养平衡方

杨芳◎主编

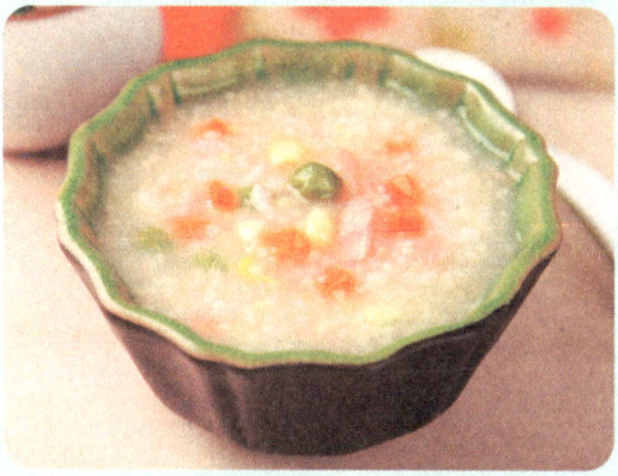
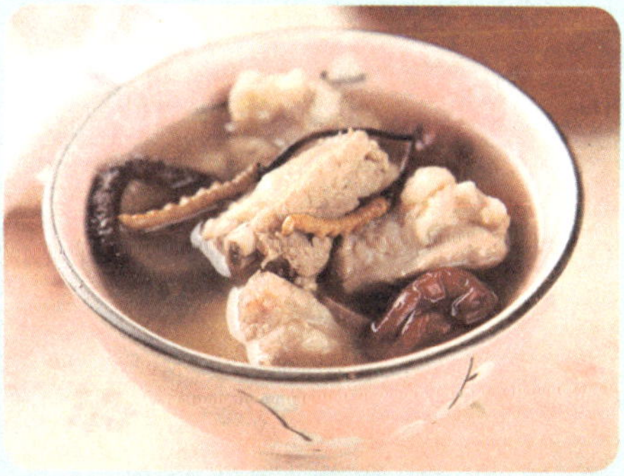
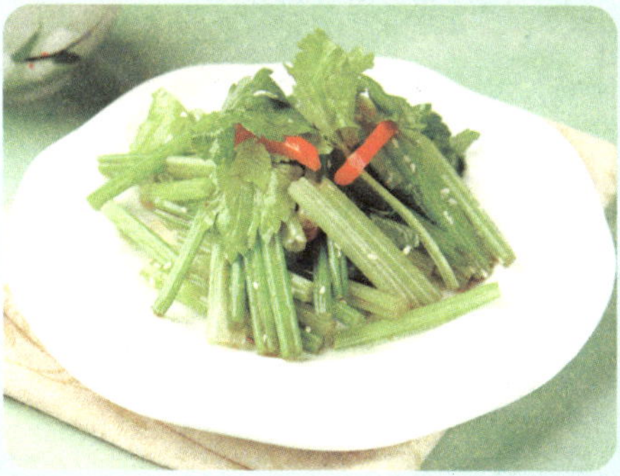
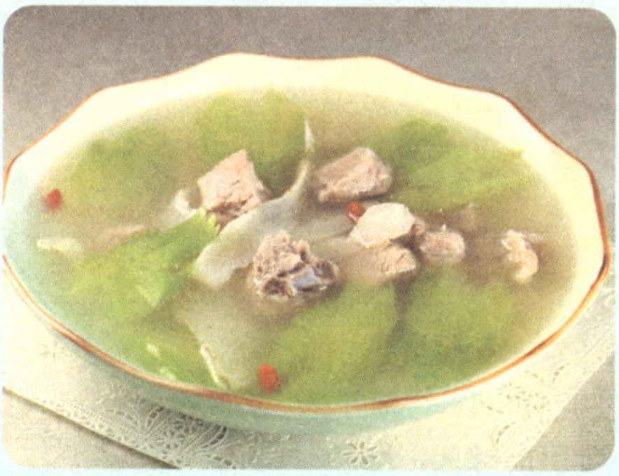

天津出版传媒集团
天津科学技术出版社

**图书在版编目 (CIP) 数据**

非药而愈：三高人的调养平衡方 / 杨芳主编 . 天津 ： 天津科学技术出版社 , 2024. 11. --（中华养生经典丛书）. -- ISBN 978-7-5742-2534-3

Ⅰ . R247. 1

中国国家版本馆 CIP 数据核字第 202499LR32 号

---

非药而愈：三高人的调养平衡方

FEIYAOERYU：SANGAOREN DE TIAOYANG PINGHENGFANG

责任编辑：胡艳杰

出　　版：天津出版传媒集团 / 天津科学技术出版社

地　　址：天津市西康路 35 号

邮　　编：300051

电　　话：（022）23332695

网　　址：www. tjkjcbs. com. cn

发　　行：新华书店经销

印　　刷：三河市华润印刷有限公司

---

开本 680×960　1/16　印张 12　字数 175 000

2024 年 11 月第 1 版第 1 次印刷

定价：68. 00 元

# 序言 Preface

高血压、高血脂和高血糖并称为“三高”，是危害人类健康的三大慢性疾病。随着现代生活水平的提高和生活方式的改变，近年来“三高”的发病率呈现上升趋势，这对人类的健康构成了极大的威胁。令人遗憾的是，对“三高”的认识及防治，仍有相当一部分人所知甚少，他们或不以为意、盲目乐观，或忧思过度、惶惶不安，或虽已引起重视，却不知如何应对。

其实，你的健康状况取决于你的饮食习惯，由此可见，预防“三高”，饮食调养是防治基础。科学合理的饮食，在一定程度上能有效控制高血脂、高血糖，并改善高血压症状。

为了更好地指导“三高”人群的日常饮食，本书内容在帮助读者全面认识“三高”及了解其饮食调养原则的基础上，聚焦多种常见食材和中药材，并为读者提供相应的食疗方和药膳方，让您看得明白，吃得健康。

同时，本书还为“三高”人群量身定制了详细的全天带量食谱，以及经过营养配比而调成的四周健康食谱，让日常饮食变得更加丰富多彩。此外，针对“三高”人群可能出现的一些常见并发症，本书还推荐了多道对症调养食谱，以期达到改善和缓解症状的目的。

# Contents 目录

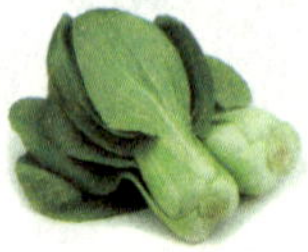
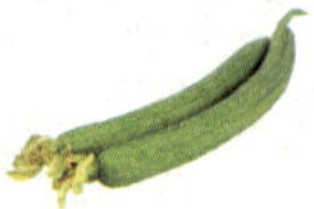

## Part 1 全面认识并有效控制“三高”



## Part 2 远离“三高”，精选优质食材

## Part 3 防治“三高”，选对中药材更关键

## Part 4 “三高”人的每日健康食谱

## Part 5 “三高”并发症对症调养食谱

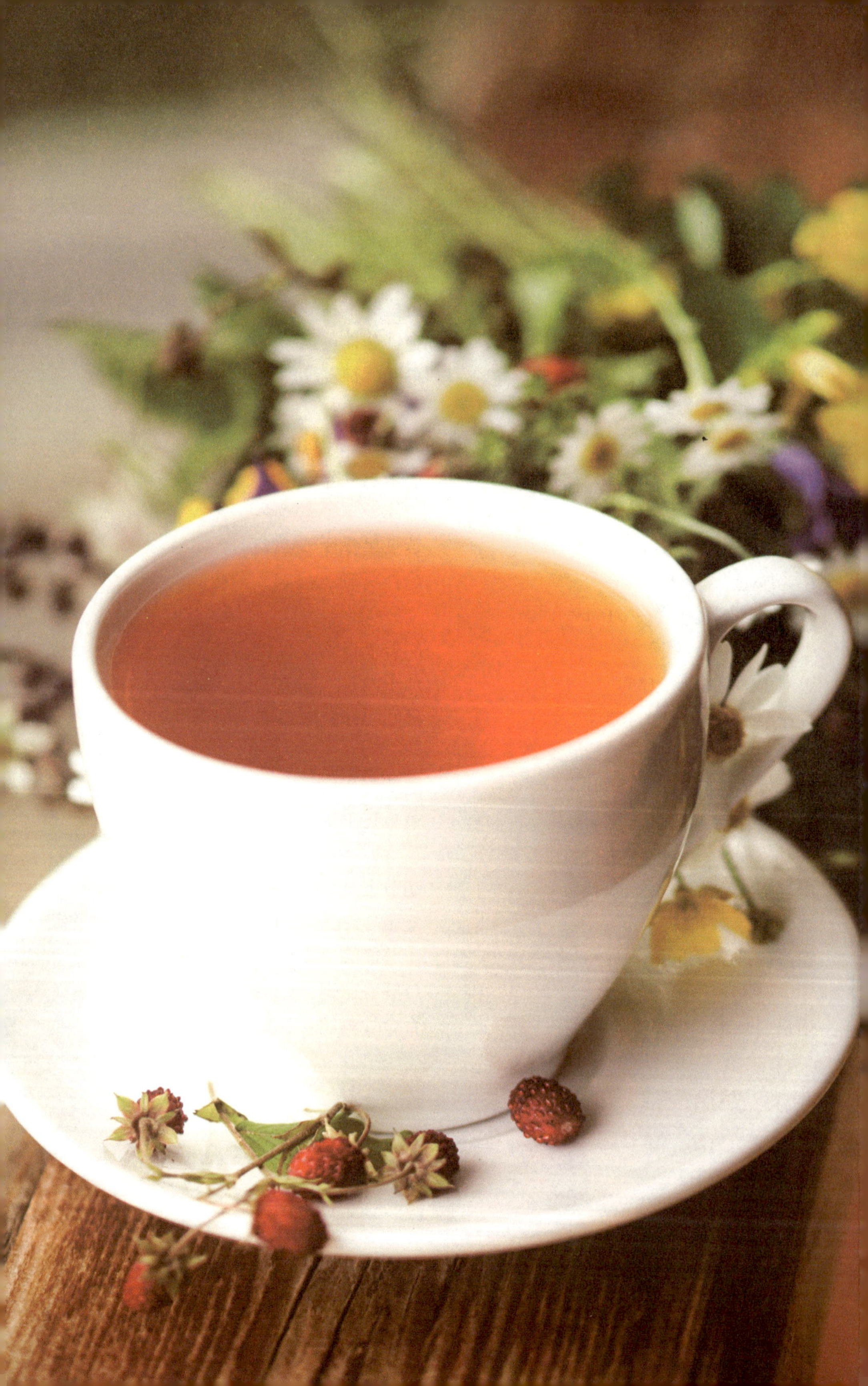

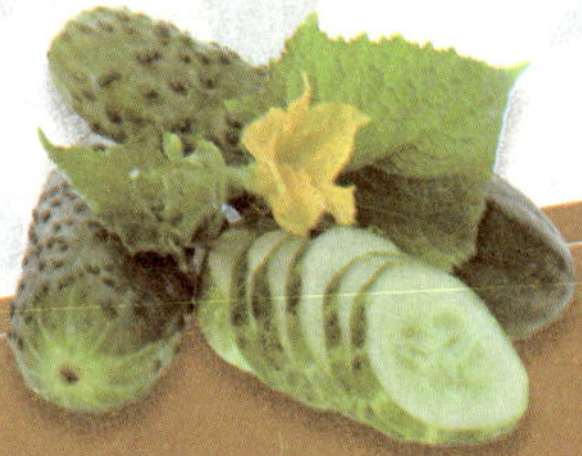

# Part 1 全面认识并有效控制“三高”

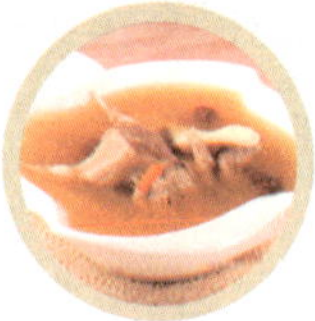

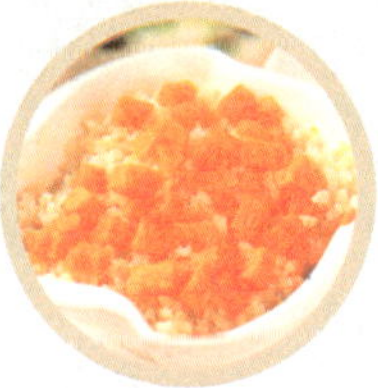

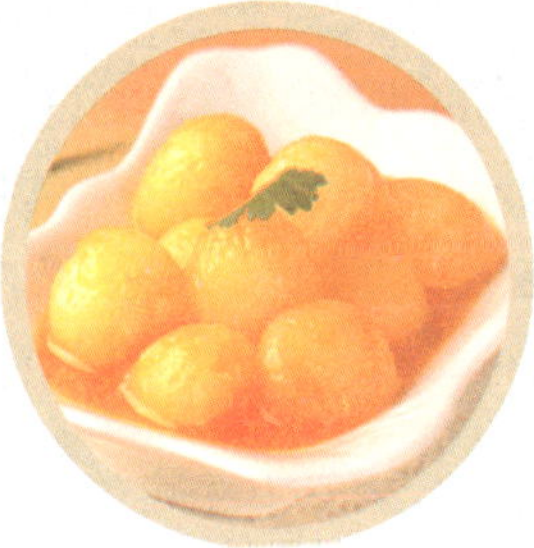

近年来，“三高”因其高发病率导致危害健康而受到越来越多人的关注。忙碌的工作和较大的生活压力，使现代人容易忽视生活和饮食细节，这不但给了“三高”可乘之机，也为健康埋下了多重隐患。

对此，本章将带您全面了解“三高”，并针对“三高”人群的饮食调养提出科学合理的建议，让您轻松走出常见的“三高”饮食误区。

# “三高”知多少

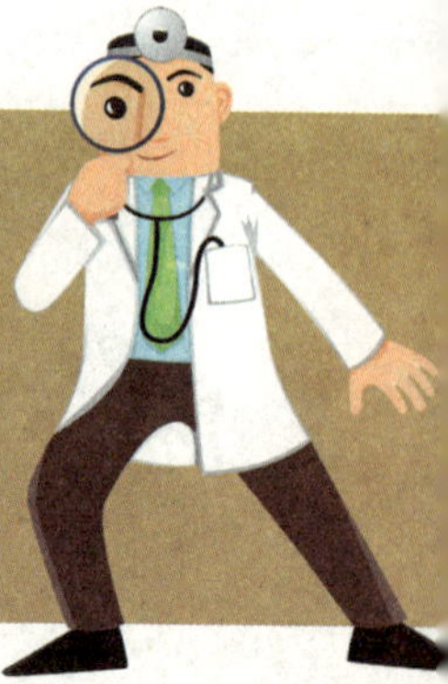

想要有效控制“三高”，不妨从了解“三高”的诊断标准和危害、“三高”间的相互关系，以及易患“三高”的人群等内容来入手。

## 了解高血压

调查数据显示，我国20岁以上的居民高血压患病率高达25.2%，患者已达2.7亿人，并且呈低龄化趋势。

高血压是指在静息状态下动脉收缩压和（或）舒张压增高，并伴有脂肪和糖代谢紊乱，以及心、脑、肾和视网膜等器官功能性或器质性改变，以器官重塑为特征的全身性疾病。高血压的发生大都与遗传、年龄、精神状态、饮食、肥胖、吸烟、饮酒等因素有关。

一般而言，偶尔一两次的血压升高并不能确诊患有高血压，但在休息和未服用任何降压药的条件下，不同时段两次以上测得的数值都是收缩压大于或等于140毫米汞柱（1毫米汞柱≈133.3帕斯卡），或舒张压大于或等于90毫米汞柱，且身体出现不适或血管病变等情况，即可判定为患有高血压。

我国目前对高血压的诊断给出如下界定。

**血压水平分类表**

| 类　别 | 收缩压/毫米汞柱 | 舒张压/毫米汞柱 |
|---|---|---|
| 正常血压 | ＜120 | ＜80 |
| 高血压前期 | 120～139 | 80～89 |
| 高血压 | ≥140 | ≥90 |
| 1级高血压（轻度） | 140～159 | 90～99 |
| 2级高血压（中度） | 160～179 | 100～109 |
| 3级高血压（重度） | ≥180 | ≥100 |

高血压在发病初期可能无症状或症状不明显，随着病程延长，逐渐会出现头痛、头晕、注意力不集中、记忆力减退、肢体麻木、夜尿增多、心悸、胸闷、乏力等症状。

当血压突然升高到一定程度时，甚至会出现剧烈头痛、呕吐、心悸、眩晕等症，严重时会有神志不清、抽搐等现象。

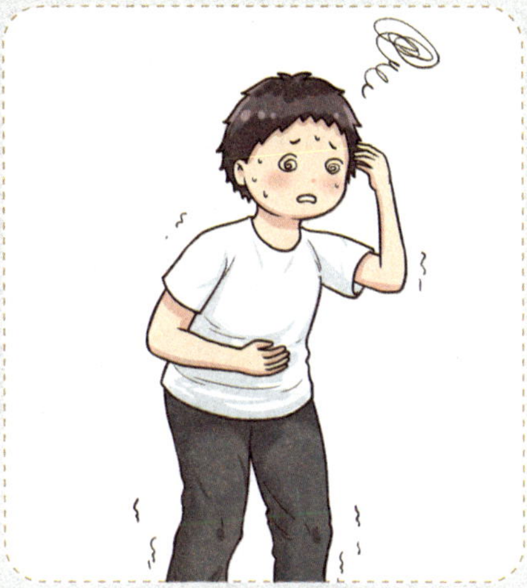

## 了解高血脂

血脂是生命细胞基础代谢的必需物质，是血液中所含脂类物质的总称，主要包括胆固醇、胆固醇脂、三酰甘油、磷脂及游离脂肪酸等。

血脂的来源有两个：一是来自富含胆固醇的食物，如蛋黄、奶油及脂肪含量高的鱼肉类；二是来自身体内合成。正常情况下，身体可通过内部调节维持血脂浓度的相对平衡，但当肝脏代谢功能紊乱时，脂质代谢便会受损。此时继续进食高脂食物必然会导致血脂浓度持续增高，形成高血脂。

根据测定结果，通常将高血脂分为四种类型。

**高胆固醇血症：**血清总胆固醇含量增高，超过5.72毫摩尔/升，而三酰甘油含量正常，即三酰甘油低于1.7毫摩尔/升。

**高三酰甘油血症：**血清中三酰甘油含量增高，超过1.7毫摩尔/升，而总胆固醇含量正常，即总胆固醇低于5.72毫摩尔/升。

**混合型高脂血症：**血清中总胆固醇和三酰甘油含量均增高，即总胆固醇超过5.72毫摩尔/升，三酰甘油超过1.7毫摩尔/升。

**低密度脂蛋白血症：**血清高密度脂蛋白胆固醇（HDL-胆固醇）含量降低，低于0.9毫摩尔/升。

大量研究资料表明，高血脂是动脉硬化、脑卒中、冠心病、心肌梗死、猝死的危险因素，还是导致高血压、糖耐量异常、糖尿病的危险因素。血液中的脂肪过多，容易造成血液黏稠沉积在血管壁上，长此以往便会在动脉壁上形成小斑块。斑块的不断增多、增大，会逐渐堵塞血管。如果斑块在心脏，则会诱发冠心病；在大脑，会导致脑中风；在眼底血管，会导致视力下降、失眠；在肾脏，会引起肾动脉硬化，严重者还可能造成肾衰竭。

## 了解糖尿病

糖尿病是以持续高血糖为基本生化特征的一种慢性全身代谢性疾病，主要是由于机体内胰岛素绝对或相对分泌不足，或胰岛素敏感性降低而引起的蛋白质、脂肪及电解质等一系列代谢紊乱综合征。

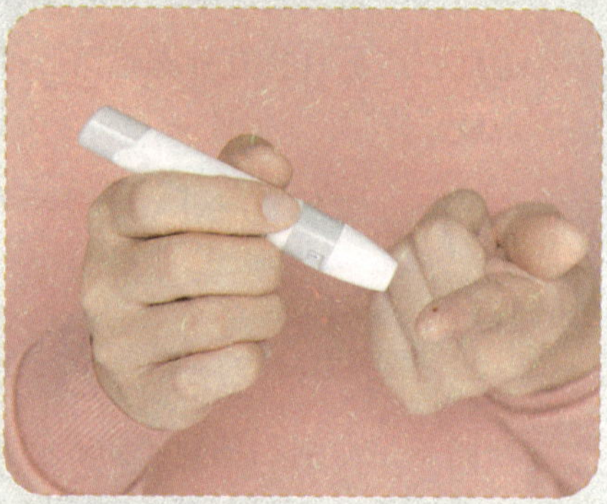

人体内糖代谢紊乱，会诱发多种疾病，甚至可能危及生命。

糖尿病的诊断应包含三个方面：①是否有糖尿病；②判断为哪种类型的糖尿病；③有无糖尿病并发症。

我国当前对糖尿病的诊断标准：有糖尿病症状者，如多食、多饮、多尿和消瘦，凡符合随机（一天中任意时间）血糖大于11.1毫摩尔/升，或空腹血糖大于或等于7.0毫摩尔/升，或餐后2小时血糖大于11.1毫摩尔/升者，即可诊断患有糖尿病；无糖尿病症状者，有两次血糖测定结果达以上标准者，则可诊断为糖尿病。

### 糖尿病诊断标准表

| 条　件 | 餐后2小时血糖 /（毫摩尔/升） | 空腹血糖 /（毫摩尔/升） |
| --- | --- | --- |
| 正　常 | <7.8 | <6.1 |
| 糖尿病 | ≥11.1 | ≥7.0 |
| 糖耐量受损 | 7.8～11.1 | <7.0 |
| 空腹血糖障碍 | <7.8 | 6.1～7.0 |

## 解析“三高”间的关系

“三高”可独立存在，也可相互关联，其共同特点是损害人体血管，最终导致心脑血管疾病、肾功能衰竭等，对人体健康危害极大。

**高血脂与高血压**

血脂在动脉内膜沉积，会导致血管管腔狭窄甚至完全堵塞，从而使得血液在血管内流动时外周阻力增加，血管壁弹性减弱，血压升高。另外，高血脂还会降低抗高血压药的敏感性，增加治疗难度。因此，治疗高血压的同时应调节血脂。

**高血脂与糖尿病**

据统计，约40%的糖尿病患者有脂代谢紊乱的现象，其特点是三酰甘油增多和高密度脂蛋白较少。同时，肥胖型高血脂患者，由于胰岛素受体数相对减少，容易产生胰岛素抵抗，病发糖尿病。

**糖尿病与高血压**

糖尿病易引起肾脏损害，肾脏受损害后可使血压升高。另外，血糖升高会导致血液黏稠度增加，使得血管壁受损，血管阻力增加，也易引起血压上升。

## 易患“三高”的人群

**中老年人。**随着年龄的增长，身体内的各个器官和组织都会发生退化，血管功能的退化就是其中之一，使患高血压、高血脂和糖尿病的风险增加。

**肥胖人群。**肥胖人群的内分泌和代谢功能紊乱，血液中胆固醇、三酰甘油含量高，高密度脂蛋白含量低，往往伴有糖尿病、高血压、冠心病等疾病。

**贪食肥甘者。**过量进食动物肉类、高胆固醇和高糖的食物，会使血液中脂肪的浓度升高，加剧心脑血管硬化，引起胰岛素代谢紊乱，最终引发糖尿病。

**烟酒不离手者。**烟草中的尼古丁可导致心跳加快、血管收缩，致使血糖和血压升高；过度饮酒，则会引起动脉硬化、血压升高，继而导致血脂代谢紊乱。

# “三高”人的饮食调养原则

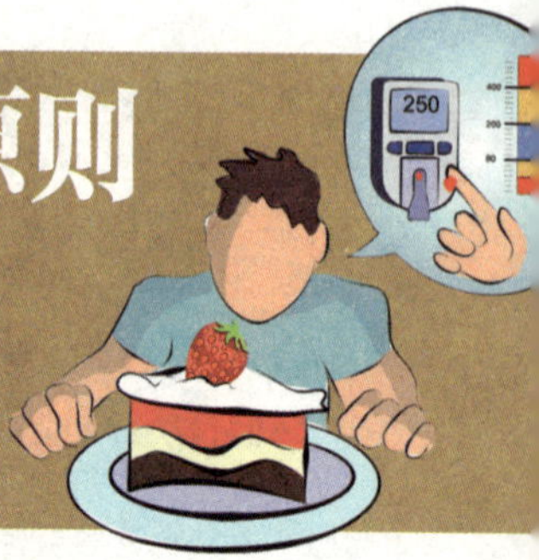


饮食疗法在防治“三高”方面的作用不容忽视。“三高”人群在饮食中需要注意的事项有哪些？下面就为您一一介绍。

## 控制“三高”，限制热量最关键

热量是指食物中可提供热量的营养素，在人体内代谢释放后成为机体活动所需要的能量。热量的摄入与“三高”人群，尤其是糖尿病人密切相关。热量摄入过多，除了会加重病情，还会诱发心血管疾病、某些癌症等。

**判断体型和劳动强度**

体型主要依据体质指数进行判断，即BMI=体重（千克）÷[身高（米）]$^{2}$。参考右表。

中国成人BMI标准表

| 体型 | BMI值 |
| --- | --- |
| 肥胖1级 | ≥40 |
| 肥胖2级 | 35~39.9 |
| 肥胖3级 | 30~34.9 |
| 超重 | 25~29.9 |
| 正常 | 18.5~24.9 |
| 低体重 | ＜18.5 |

**判断每日每千克体重所需的热量**

劳动强度，包括卧床休息、轻体力、中等体力和重体力四种。劳动强度越大，所消耗的热量越多，需要的热量越多；低体重人群所需的热量较肥胖人群多。

具体量可参考下表。

不同劳动强度所需热量参考表

| 劳动强度＼体型 | 低体重 | 正常 | 超重 |
| --- | --- | --- | --- |
| 卧床 | 20~25 | 15~20 | 15 |
| 轻体力劳动 | 35 | 25~30 | 20~25 |
| 中等体力劳动 | 40 | 35 | 30 |
| 重体力劳动 | 45 | 40 | 35 |

单位：千卡/千克标准体重

### 计算每日所需总热量

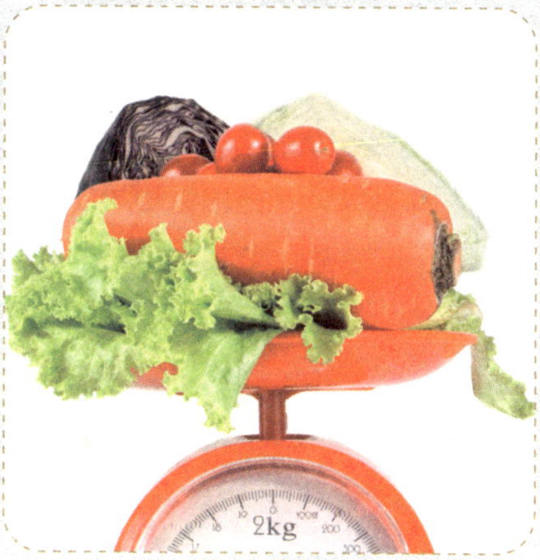


首先，计算每日所需的总热量：标准体重×每日每千克体重所需的热量。

其次，控制好糖类、脂肪和蛋白质的摄入量。一般而言，糖类提供的热量应占总热量的60%～65%，摄入的脂肪热量应占总热量的25%左右，而蛋白质提供的热量应占总热量的10%～15%。

最后，运用食物交换份法。这是“三高”人群控制热量、平衡膳食的基本方法，是将食物按照来源、性质分成四大类，然后确定一个交换单位。这个交换单位所含的热量约为376千焦，在计算出各类食物在这个交换单位内的大致重量后，就可以在每日所需总热量的范围内自由交换了。

**食物交换份表**

| 组别 | 类别 | 每份重量 | 热量 | 蛋白质 | 脂肪 | 糖类 |
|---|---|---|---|---|---|---|
| 谷薯 | 谷薯类 | 25克 | 376千焦 | 2克 | — | 20克 |
| 果蔬 | 蔬菜类 | 500克 | 376千焦 | 5克 | — | 17克 |
| | 水果类 | 200克 | 376千焦 | 1克 | — | 21克 |
| 肉蛋 | 肉蛋类 | 50克 | 376千焦 | 9克 | 6克 | — |
| | 豆类 | 25克 | 376千焦 | 9克 | 4克 | 4克 |
| | 奶制品类 | 160克 | 376千焦 | 5克 | 6克 | — |
| 油脂 | 坚果类 | 15克 | 376千焦 | 4克 | 7克 | 2克 |
| | 油脂类 | 10克 | 376千焦 | — | 40克 | — |

## 高血压患者的饮食原则

**合理摄入低脂肪食物。**高血压患者每日脂肪的总摄入量应低于50克，烹调时应尽量选用植物油，少用或不用动物油。

**适量补充优质蛋白质。**高血压患者每日蛋白质的摄入量为每千克体重1克，在这些蛋白质中应有1/3来自优质蛋白，如牛奶、鸡蛋、猪瘦肉、鱼、豆类。

**多吃高钾食物。**钾不仅能帮助身体排出体内多余的钠，还具有抑制肾素活性、抑制血管对升压物质的反应等作用。高血压患者可多吃此类食物，如土豆、苋菜、冬菇、紫菜、玉米、香蕉、草莓、柑橘及豆类。

另外，钾易溶于水，在烹调高钾食物时尽量先洗再切，或将食材做成汤品，食用时连汤一起饮用。

**多吃新鲜蔬果。**新鲜蔬果中含有大量的维生素、纤维素和微量元素，这些营养成分有利于改善心肌功能和血液循环，促进胆固醇排出，对控制血压有益。

**掌握正确的喝水法。**高血压患者饮水最好采取少量多次的方式，可以在睡前30分钟、半夜醒来及清晨起床后喝大约120毫升水。要注意，高血压患者饮水的水温不可过高或过低。

**严格限制食盐量。**人体如果摄入的盐量过多，会造成体内水钠潴留，导致血管管腔变细，进而血管阻力增加，使血压上升。

高血压患者每日食盐量应限制在3～5克，还要避免食用腊肉、咸菜、罐头、火腿等高钠食物和加碱发酵食品。

## 高血脂患者的饮食原则

**脂肪酸比例要适当。**高血脂患者应减少饮食中饱和脂肪酸的摄入量，增加不饱和脂肪酸的摄入量。比如，多吃不饱和脂肪酸含量高的鱼类和植物油，减少动物肉类、内脏和动物油的摄入量。

**摄入足量的维生素C。**维生素C能促进胆固醇的代谢，升高高密度脂蛋白胆固醇的含量，从而降低总胆固醇。高血脂患者每天应吃多种维生素C含量高的食物，如柑橘类水果、土豆、包菜、花椰菜和绿叶蔬菜。

**多吃富含膳食纤维的食物。**膳食纤维可有效降低人体内低密度脂蛋白胆固醇的含量，起到稳定血脂的作用。含膳食纤维丰富的食物有木耳、新鲜蔬果、谷物类，每日摄入量建议为25～35克。

**适量饮茶。**茶叶中含有的茶多酚可增加血管柔韧性，预防动脉硬化。适量饮茶还能消除油腻，达到减肥的目的。注意，高血脂患者不宜饮浓茶。

**忌食胆固醇过高的食物。**高血脂患者每日胆固醇的摄入量不宜高于300毫克，应忌食动物内脏、软体动物、贝壳类、奶油、黄油、羊油、猪油及牛油等食物。

**慎吃甜食。**高血脂患者如果在正餐之外过度进食含糖量较高的水果、巧克力等甜食，就会使糖类摄取过量，造成体内脂肪堆积和血脂升高，进一步引发动脉粥样硬化和心血管疾病。

## 糖尿病患者的饮食原则

**多选择升糖值低、含糖量低的食物。**食物的升糖值和含糖量会直接影响人体进食后血糖值的波动。低糖饮食对控制血糖具有重要作用。升糖值低的食物包括粗杂粮、豆类、芹菜、黄瓜、茄子、生菜、海带、香菇、猕猴桃、苹果等。

**合理安排一日三餐的热量。**糖尿病人应至少保证一日三餐，一般按早、中、晚餐各1/3的比例分配每日所需总热量，或按早餐1/5、中餐和晚餐各2/5的热量进行分配。

**少量多餐。**糖尿病患者常以控制餐后血糖升高为主，若通过增加药物控制餐后血糖，反而容易引起低血糖，所以少量多餐可以减少降糖药物的用量，防止血糖波动。患者可以在三次正餐之间加餐二或三次，若血糖稳定，还可以在两餐间进食少量水果，但水果的量不宜太多。

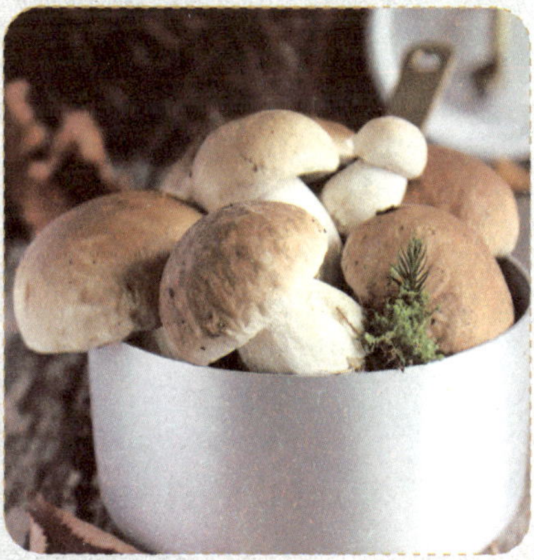

**减少钠的摄入量。**糖尿病人体内钠离子浓度升高，会加重心、肾负担，严重时会引发高血压、冠心病、脑血管病变和肾脏疾病。糖尿病人每日食盐量应为4～5克。除了食盐中的钠，其他含钠的食物也应加以控制，如酱油、火腿、香肠等。

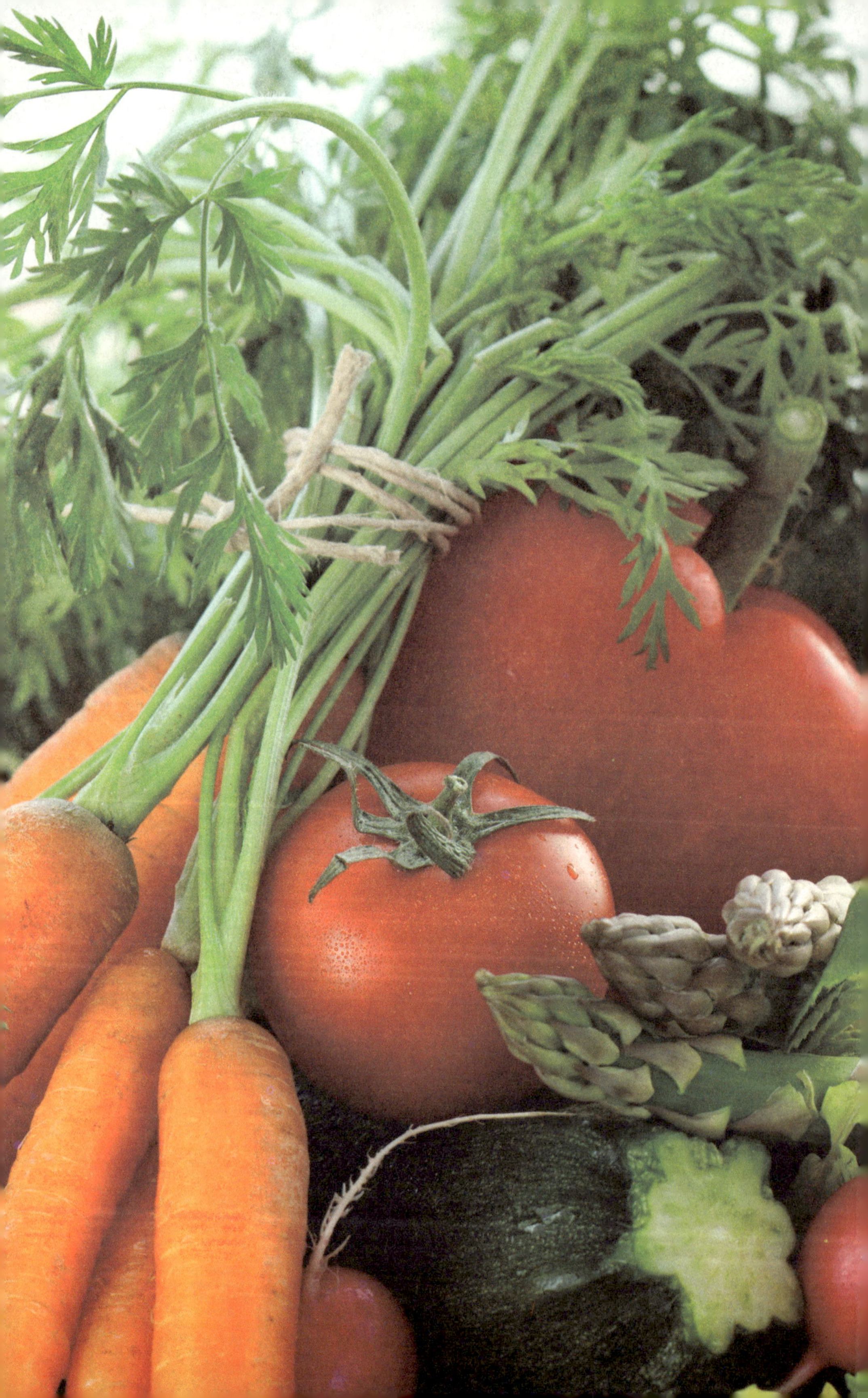

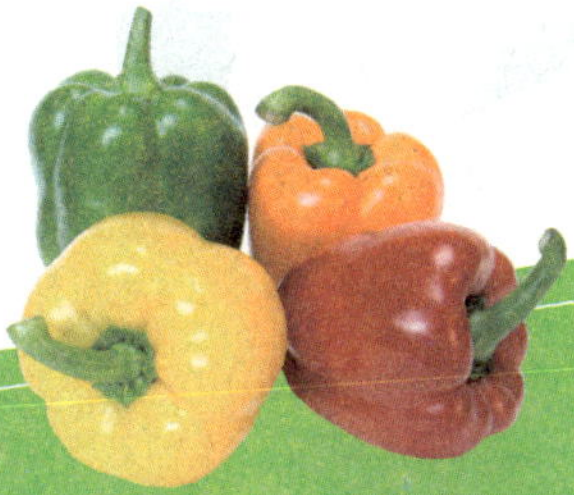

# Part 2 远离“三高”，精选优质食材

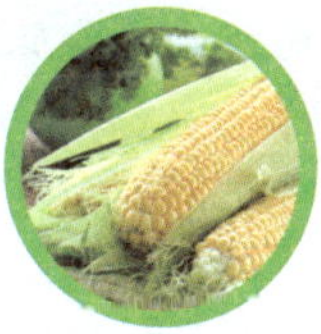

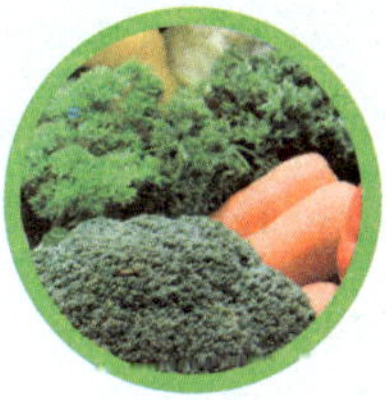

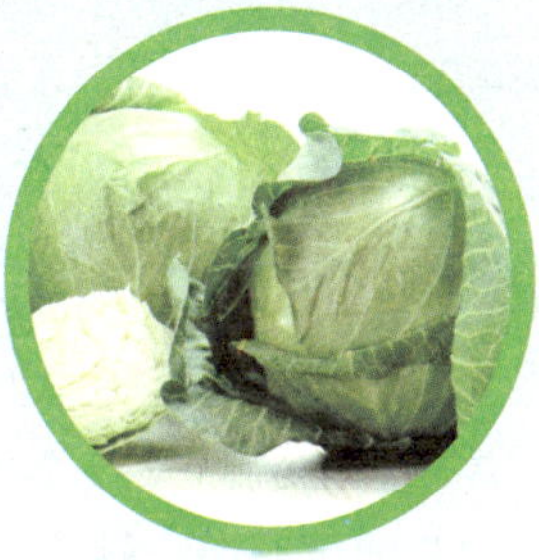

当高血压、高血脂、高血糖危害到我们的健康时，我们决不能等闲视之。追本溯源，很多人正是因为饮食不当而患上“三高”的。那么，想要远离和控制“三高”，自然也要从吃开始。

本章对有益于“三高”人食用的常见食材进行深度解析，详尽介绍每一种食材的降“三高”功效和食用建议，配备科学、健康、美味的降“三高”食谱，让你吃对食物，远离“三高”。

# 燕麦

**降低胆固醇、血糖**

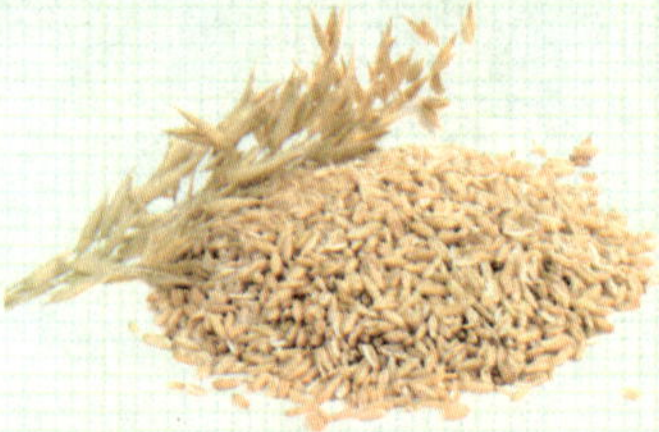

热量：1534.06千焦 / 100克

### 食疗功效

燕麦中富含可溶性纤维，能大量吸纳体内胆固醇，并将其排出体外；它还可抑制小肠对淀粉的吸收，减缓胃肠道对葡萄糖的吸收速度，延缓餐后血糖升高。另外，它所含的维生素E能改善血液循环，预防动脉硬化。

### 食用建议

相同重量的燕麦麸热量仅是燕麦片的一半，“三高”人群为减少热量的摄入，可选择用燕麦麸代替燕麦片食用。

## 调养食谱 冬瓜燕麦片沙拉

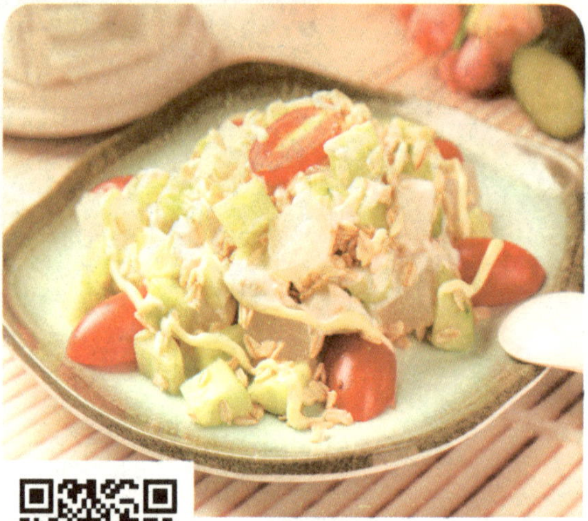

**原料：**去皮黄瓜80克，去皮冬瓜80克，圣女果30克，酸奶20克，熟燕麦70克

**调料：**盐2克，沙拉酱10克

**做法：**

①圣女果对半切开，洗好的黄瓜、冬瓜切成丁。

②锅中注水烧开，倒入冬瓜，加盐，焯煮片刻，捞出放入凉水中。

③待冬瓜凉后捞出，沥干水分放入碗中，倒入黄瓜、熟燕麦，拌匀。

④将圣女果摆放在盘子周围，倒入拌好的食材，浇上酸奶，挤上沙拉酱即可。

**能量计算** 总热量约1268.63千焦，蛋白质12.6克
脂肪6.0克，糖类54.2克

## 调养食谱 荞麦菜卷

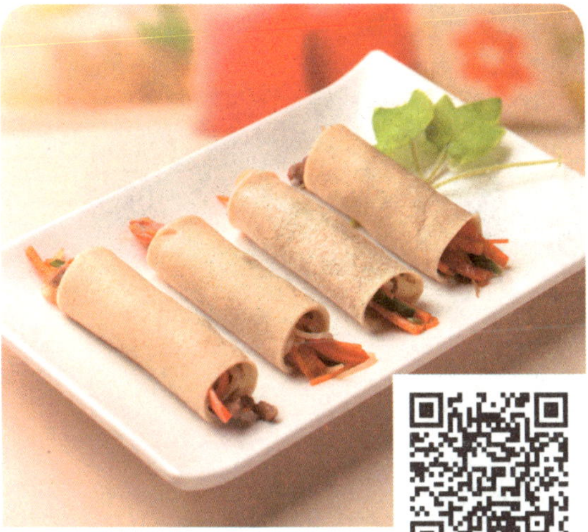

◐ 原料：荞麦粉110克，鸡蛋1个，牛肉100克，绿豆芽70克，胡萝卜80克，彩椒85克，蒜末、葱花各少许

◐ 调料：蚝油5克，生抽5毫升，盐3克，鸡粉4克，料酒、水淀粉各8毫升，食用油适量

◐ 做法：

①彩椒、胡萝卜切丝；牛肉切丝，加生抽、盐、鸡粉、水淀粉、食用油，腌制10分钟；碗中倒入荞麦粉、鸡蛋、清水、盐，搅匀制成面糊；煎锅中注入食用油烧热，倒入面糊，摊至成面皮。

②开水锅中放入食用油、胡萝卜丝、绿豆芽、彩椒、盐，焯至断生后捞出。

③用油起锅，放入蒜末爆香，加入牛肉丝、料酒、生抽、蚝油，炒香；放入胡萝卜丝、绿豆芽、彩椒，炒匀；加入鸡粉、盐调味，放入葱花，略炒片刻。

④面皮切成长方片，放入馅料，卷起制成荞麦菜卷即可。

**能量计算** 总热量约1200.08千焦，蛋白质19.3克，脂肪5.4克，糖类64.1克

# 荞麦

**预防高血脂，调节血压**

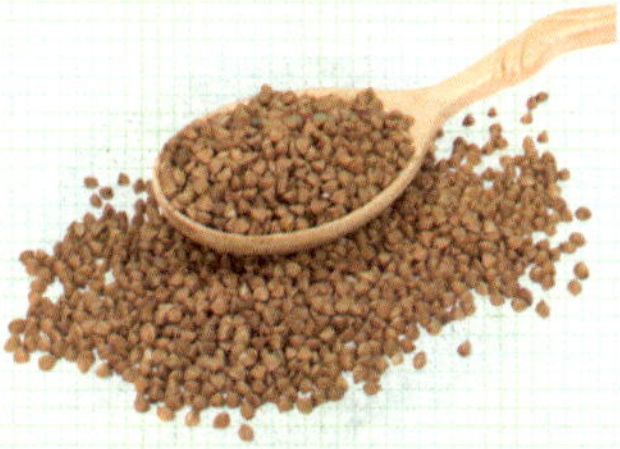

热量：1354.32千焦 / 100克

### 食疗功效

荞麦富含膳食纤维，能促进胃肠蠕动，吸附体内多余的脂肪，预防高血脂；荞麦中含有的镁还能促进钠盐代谢，有助于调节血压，帮助机体维持正常的血压，减少高血压的发生；荞麦中的芦丁物质，还有促进血液循环的作用。

### 食用建议

选购荞麦原材料，宜以大小均匀、有光泽的荞麦粒为优；荞麦还可磨成粉加工成面食食用，如荞麦面。

# 黑米

**控制血压，调控血糖**

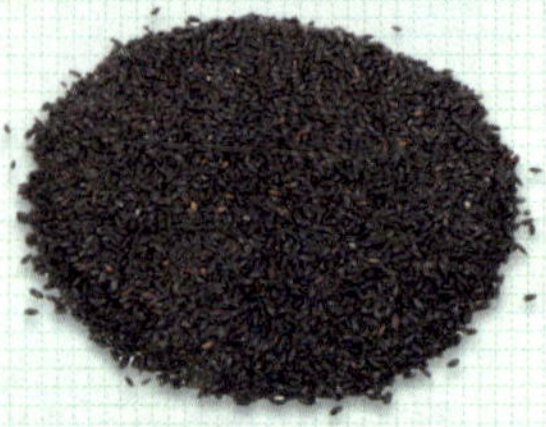

热量：1425.38千焦 / 100克

### 食疗功效

黑米中含膳食纤维较多，升糖指数较低，糖尿病患者食用黑米不会造成血糖的剧烈波动；黑米中的钾、镁等矿物质有利于控制血压，减少“三高”人群患心脑血管疾病的风险；黑米富含维生素E，具有预防高血脂的功效。

### 食用建议

黑米的米粒不易煮烂，故应浸泡后再煮；黑米的淘洗次数要少，泡米水与米同煮可以保存其营养成分。

## 调养食谱 黑米莲子粥

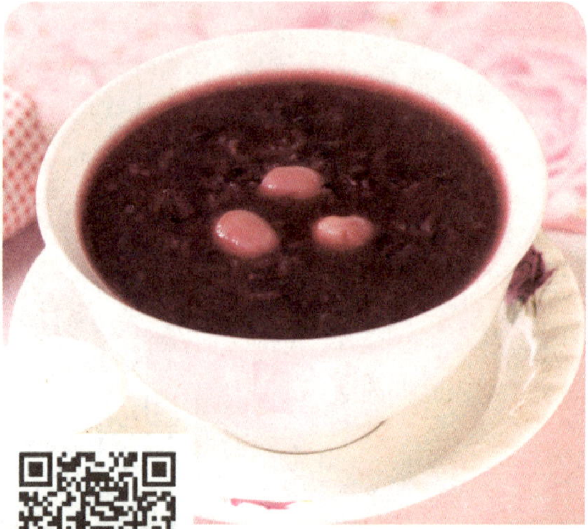

**原料：** 水发大米120克，水发莲子95克，水发黑米75克

**做法：**

①砂锅中注入适量清水烧开，倒入清洗干净的莲子，放入洗好的黑米，加入大米，搅拌均匀。

②盖上盖，烧开后用小火煮40分钟至食材熟透。

③揭开盖，搅拌均匀，使粥更浓稠。

④关火，将煮好的黑米莲子粥盛入碗中即可。

**能量计算** 总热量约4145.72千焦，蛋白质43.4克，脂肪31.5克，糖类211.5克

## 调养食谱 南瓜糙米饭

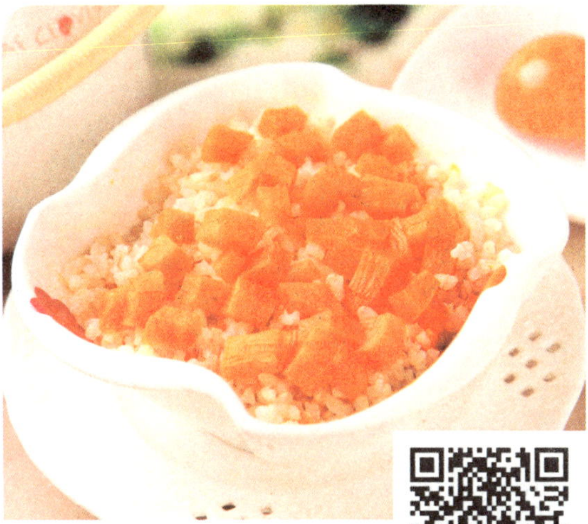

◐ 原料：南瓜丁140克、水发糙米180克

◐ 调料：盐少许

◐ 做法：

①蒸碗中放入洗净的糙米，倒入南瓜丁，搅散。

②蒸碗中注入适量清水，加入少许盐，拌匀。

③蒸锅上火烧开，放入蒸碗，盖上盖，用大火蒸约35分钟至食材熟透。

④揭盖，取出蒸碗即可。

**能量计算** 总热量约2897.58千焦，蛋白质13.9克 脂肪4.5克，糖类145.1克

# 糙米

**控制热量的摄入**

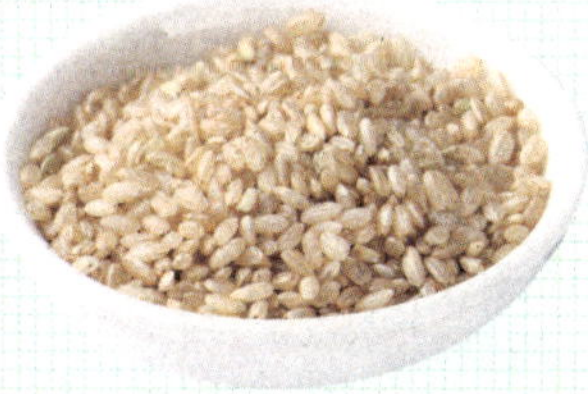

热量：1538.24千焦 / 100克

### 食疗功效

糙米中的锌、铬、锰、钒等微量元素有利于提高胰岛素的敏感性，对糖尿病患者很有帮助；糙米中还含有大量纤维素，有降低胆固醇、净化血液、帮助新陈代谢及排毒等作用，有助于高血脂患者降低体内血脂。

### 食用建议

糙米的表层有一层皮，俗称“米糠”，虽然其口感不佳，但营养丰富，“三高”人群食用最好不要将其去掉。

# 玉米

降低血清胆固醇

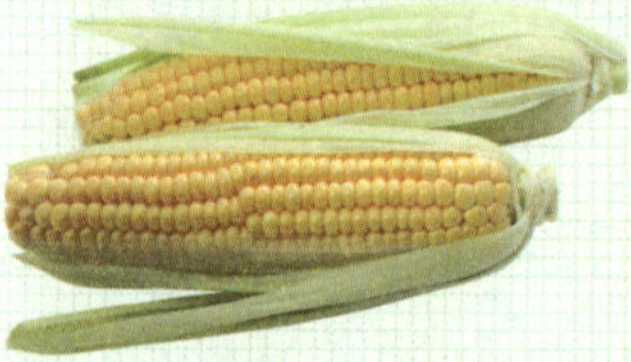

热量：468.16千焦／100克

## 食疗功效

玉米中含有的钙及不饱和脂肪酸能促进细胞分裂，对高脂血症及高血压等都有一定的防治作用；玉米中含有的硒、镁、磷等矿物质可以调节血糖水平，改善血液循环，降低血液黏稠度，预防高血糖及并发症的发生。

## 食用建议

挑选鲜玉米时可以用手掐一下，有浆且颜色较白者，口感和营养最好。如不出浆，则说明玉米较老。

## 调养食谱 橘子豌豆炒玉米

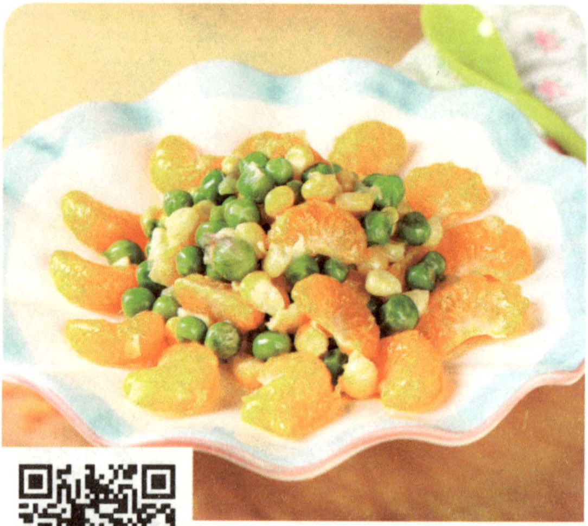

**原料：** 鲜玉米粒70克，豌豆95克，橘子肉120克，葱段少许

**调料：** 盐1克，鸡粉1克，水淀粉、食用油各适量

**做法：**

①锅中注入清水烧开，加盐、食用油，倒入鲜玉米粒，拌煮至断生。
②放入洗好的豌豆，拌煮半分钟；倒入橘子肉，拌煮半分钟，捞出。
③锅中倒入适量食用油烧热，放入葱段，爆香。
④放入焯过水的食材，翻炒匀；加入适量盐、鸡粉，炒至食材入味；倒入水淀粉，炒匀即可。

**能量计算** 总热量约1768.98千焦，蛋白质23.0克
脂肪2.0克，糖类90.7克

调养食谱

## 薏米南瓜汤

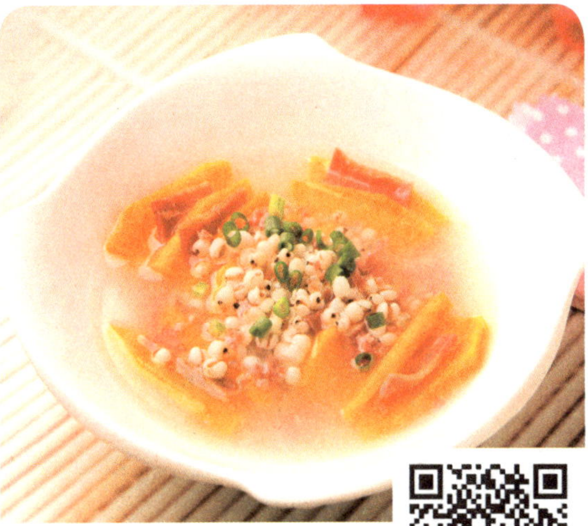

◐ 原料：南瓜150克，水发薏米100克，火腿15克，火腿末、葱花各少许

◐ 调料：盐2克

◐ 做法：

①将洗净去皮的南瓜切片，火腿切片，都摆在蒸碗中待用。

②砂锅中注入清水，倒入薏米，大火煮开后转小火煮2小时至熟。

③在南瓜和火腿片上撒入盐，倒入薏米汤。

④蒸锅中注水烧开，放入蒸碗，大火蒸25分钟至食材熟透。

⑤取出蒸碗，撒上火腿末、葱花即可。

**能量计算** 总热量约1763.12千焦，蛋白质16.0克，脂肪5.0克，糖类81.4克

## 薏米

扩张血管，调控血压

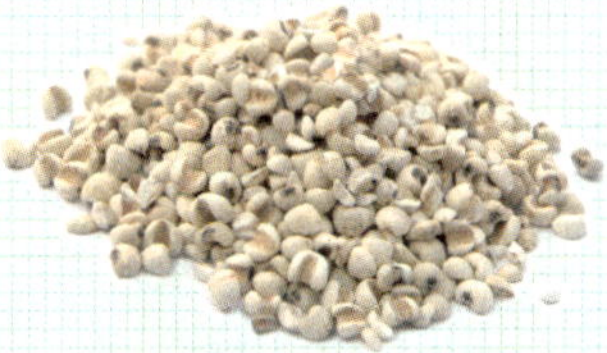

热量：1508.98千焦 / 100克

### 食疗功效

薏米富含B族维生素和维生素E，可扩张血管，对高血压、高血脂都有一定的食疗作用；薏米能利水消肿、健脾祛湿、舒筋除痹，对“三高”引起的浮肿、肌肉疲乏等有缓解作用，且对高血糖引起的肾病有辅助治疗效果。

### 食用建议

薏米在煮之前需以温水浸泡2～3小时，使其充分吸收水分，再与其他谷物或肉类一同煮时则易熟。

# 苦瓜

**降血糖**

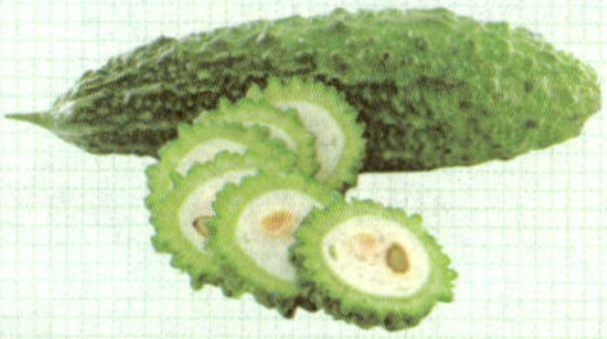

热量：91.96千焦 / 100克

### 食疗功效

苦瓜中含有丰富的维生素C和矿物质钾，可有效降低血压；还含有苦味苷和苦味素，能吸收脂肪，进而降低高血脂的发生率；苦瓜中含有类似胰岛素的物质——多肽-P，能使血液中的葡萄糖转换为热量，进而降低人体血糖水平。

### 食用建议

高血糖人群可将苦瓜晒干后泡茶饮用，具有一定的降糖效果。苦瓜还可榨汁食用，这样有利于肠道脂肪的分解。

## 调养食谱 鱼香苦瓜丝

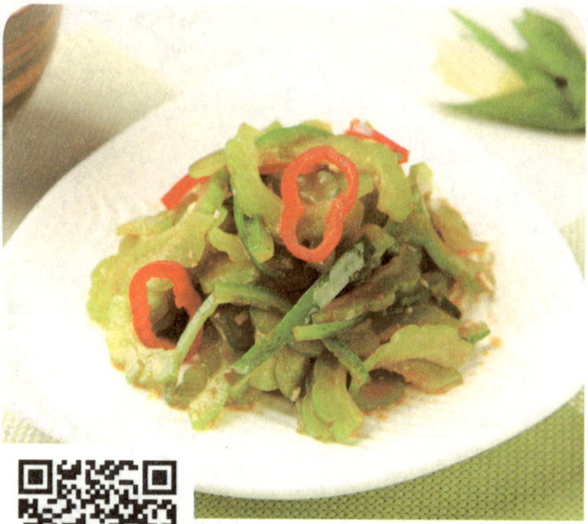

**原料：**苦瓜180克，青椒30克，姜末、蒜末、葱花各少许

**调料：**白糖3克，盐2克，鸡粉2克，食粉少许，生抽5毫升，陈醋6毫升，辣椒油7毫升，芝麻油6毫升

**做法：**

①苦瓜切开去瓤，再切成粗丝；青椒切开去籽，再切成丝。

②锅中注水烧开，放入青椒，拌匀，捞出；沸水锅中加入食粉，倒入苦瓜煮至断生，捞出放入冷水中浸泡后再沥干。

③大碗中倒入苦瓜、青椒，撒上姜末、蒜末、葱花，加入调料拌匀至入味即可。

**能量计算** 总热量约171.80千焦，蛋白质2.2克，脂肪0.3克，糖类10.6克

## 调养食谱 黄瓜腐竹汤

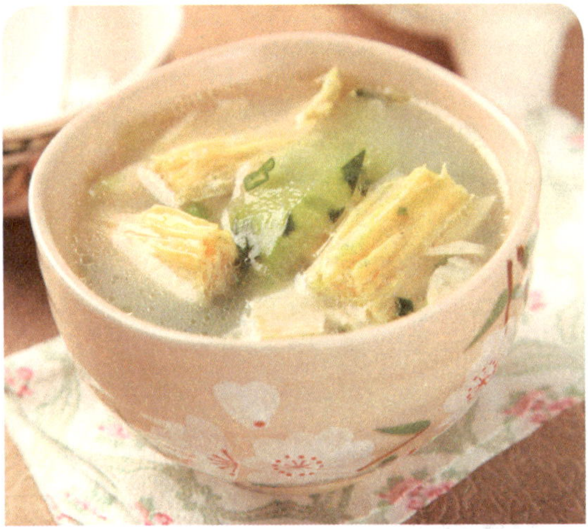

◐ **原料：** 水发腐竹200克，黄瓜220克，葱花少许

◐ **调料：** 盐3克，鸡粉2克，胡椒粉、食用油各适量

◐ **做法：**

①黄瓜去皮，去瓤，切成小块；泡发好的腐竹洗净，切成段。

②用油起锅，放入黄瓜，翻炒片刻。

③倒入适量清水烧开，放入腐竹，加入盐、鸡粉调味，用小火煮约3分钟至腐竹熟透。

④加入少许胡椒粉，搅拌匀。

⑤把煮好的汤装入碗中，撒上葱花即成。

**能量计算** 总热量约3207.73千焦，蛋白质73.12克，脂肪35.16克，糖类42.06克

# 黄瓜

**降低血压、血脂**

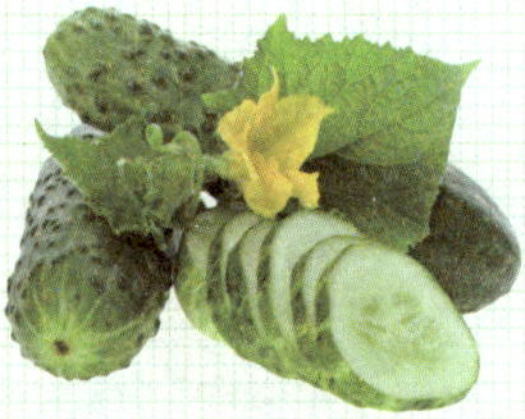

热量：66.88千焦／100克

### 食疗功效

黄瓜中所含的葡萄糖苷、果糖等物质不参与糖类代谢，有降低血糖的作用；黄瓜中含有的纤维素对促进人体肠道内腐败物质的排出和血液胆固醇的降低有一定作用，具有降血压、降血脂的双重功效。

### 食用建议

黄瓜可以用蒜末和醋凉拌后生食，还可与其他蔬果搭配后一同炒食，都具有较好的降脂、降压效果。

# 南瓜

调节胰岛素的分泌

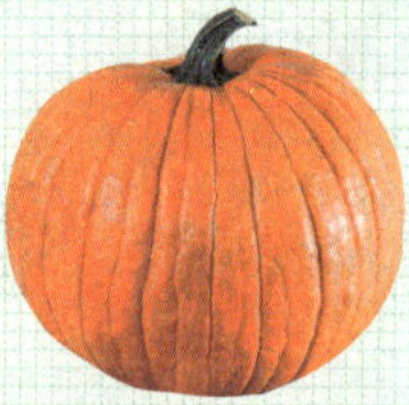

热量：96.14千焦 / 100克

### 食疗功效

南瓜富含果胶，能调节胰岛素的分泌，助人体维持正常的血糖；其含有的膳食纤维还能结合体内多余的脂肪，帮助降低血液胆固醇，预防高血脂和高血压的发生。此外，南瓜中含有的大量维生素E，可以缓解“三高”症状。

### 食用建议

将南瓜晒干，烘烤后磨成南瓜粉，每次取30～40克，用适量温开水冲调后服用，对降低“三高”指标非常有益。

## 调养食谱 珍珠南瓜

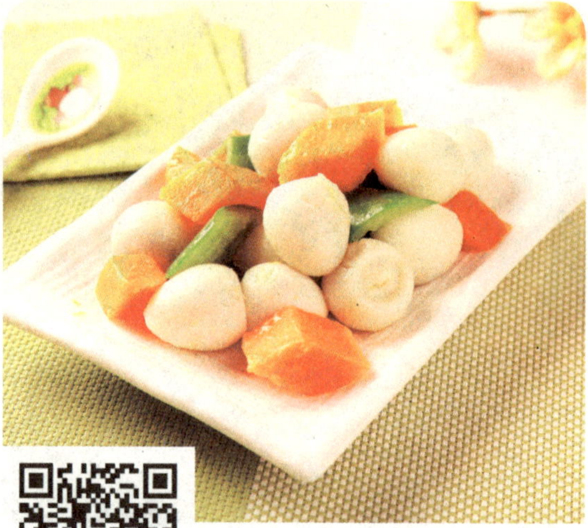

**原料：** 熟鹌鹑蛋100克，南瓜300克，青椒20克

**调料：** 盐2克，鸡粉2克，水淀粉4毫升，食用油适量

**做法：**

①去皮洗净的南瓜切成粗条，改切成菱形块；青椒切开去籽，切小块。

②锅中注水烧开，倒入南瓜，煮至断生后捞出。

③沸水锅中倒入鹌鹑蛋、青椒，焯熟后捞出。

④热锅注油，倒入鹌鹑蛋、青椒、南瓜，加入少许盐、鸡粉，炒匀调味。

⑤倒入水淀粉，翻炒匀即可。

**能量计算** 总热量约963.91千焦，蛋白质15.2克，脂肪11.5克，糖类19.2克

## 调养食谱 果味冬瓜

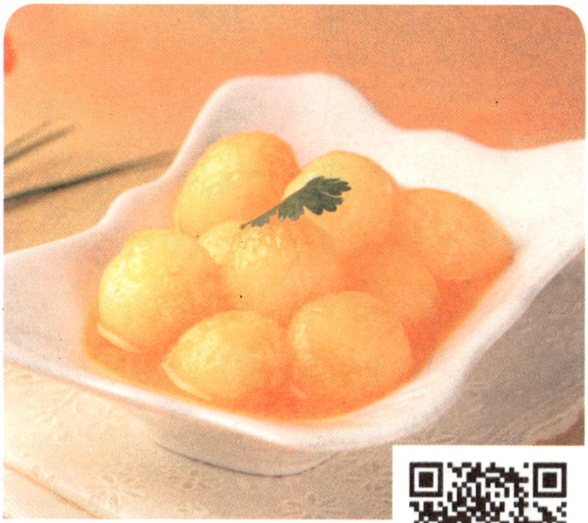

**原料：** 冬瓜600克，橙汁50毫升

**调料：** 蜂蜜15克

**做法：**

①将去皮洗净的冬瓜去除瓜瓤，掏取瓜肉，制成冬瓜丸子。

②锅中注水烧开，倒入冬瓜丸子，用中火煮约2分钟至断生，捞出。

③用干毛巾吸干丸子表面的水分，放入碗中，倒入备好的橙汁，淋入少许蜂蜜。

④快速搅匀，静置约2小时至其入味。

⑤制作好的菜肴摆盘即成。

**能量计算** 总热量约575.59千焦，蛋白质2.9克
脂肪1.6克，糖类32.5克

## 冬瓜

**清热利尿，排钠降压**

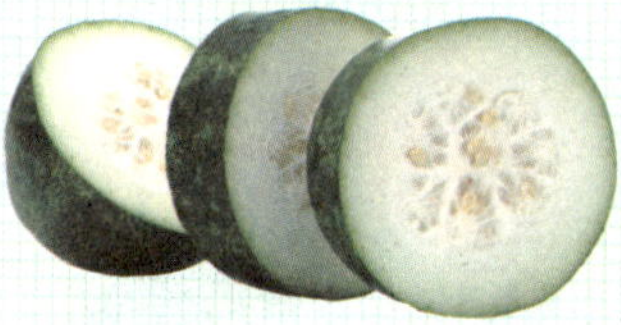

热量：50.16千焦 / 100克

### 食疗功效

冬瓜热量较低，是高钾低钠的食物，可以减少细胞中钠的含量，从而降低血压；冬瓜中膳食纤维的含量较高，能降低体内胆固醇、防止动脉硬化；冬瓜中含有的丙醇二酸，能控制体内糖类转化为脂肪，防止脂肪堆积，预防肥胖。

### 食用建议

选购冬瓜时，应选择皮色青绿、形状端正、表皮无斑点或外伤、无腐烂的为佳。冬瓜与肉煮汤时，宜用小火慢炖。

# 西红柿

**降低胆固醇**

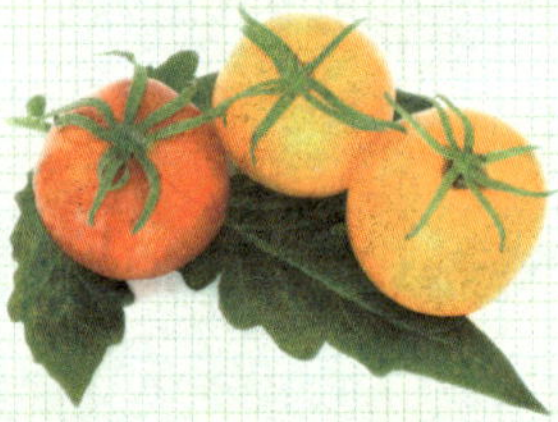

热量：83.60千焦 / 100克

### 食疗功效

西红柿中含有的番茄红素，具有防止体内胰岛素功能降低的作用，能使血糖水平维持正常。另外，西红柿中含有的大量钾及碱性矿物质，能促进血液中钠盐的排出，有降压、利尿、消肿的作用，对高血压有辅助治疗作用。

### 食用建议

西红柿如果切法不当，会导致水分和营养流失。若依照纹理小心地切下去就能使种子与果肉不分离，减少汁液流失。

调养食谱

## 洋葱拌西红柿

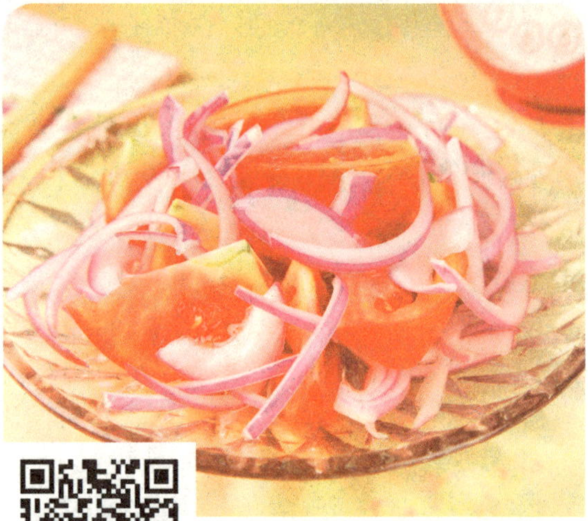

**原料：** 洋葱85克，西红柿70克

**调料：** 白糖4克，白醋10毫升

**做法：**

①将洗净的洋葱切成丝，洗好的西红柿切成瓣。

②把洋葱装入碗中，加入少许白糖、白醋，搅拌匀至白糖溶化，腌制约20分钟。

③碗中倒入西红柿，搅拌匀即可

**能量计算** 总热量约180.16千焦，蛋白质1.7克
脂肪0.7克，糖类8.2克

## 调养食谱 香菇白菜黄豆汤

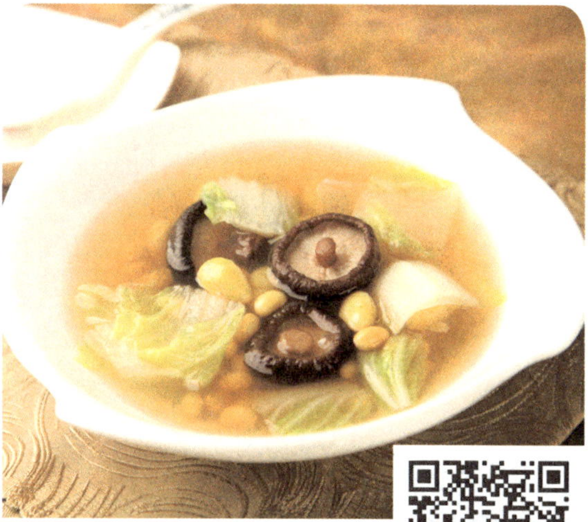

**原料：** 水发香菇60克，白菜50克，水发黄豆70克，白果40克

**调料：** 盐2克，鸡粉2克，胡椒粉适量

**做法：**

①将洗好的白菜切成段。

②锅中注入适量清水烧开，倒入洗好的白果、黄豆、香菇，搅拌均匀。

③盖上锅盖，烧开后用小火煮约20分钟至食材熟软。

④揭开锅盖，倒入白菜，拌煮至断生。

⑤加入适量盐、鸡粉、胡椒粉，搅匀调味即可。

**能量计算** 总热量约1727.18千焦，蛋白质31.9克，脂肪12.0克，糖类57.7克

# 香菇

**保持血管弹性，稳定血糖**

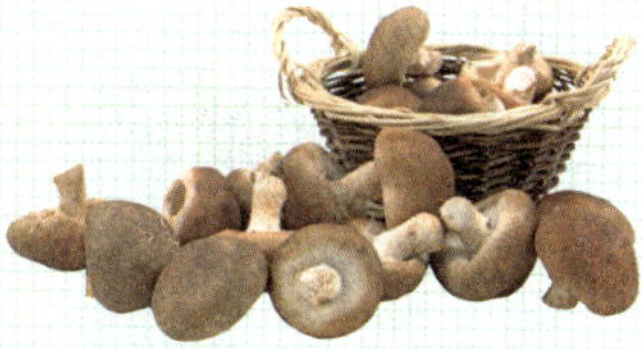

热量：108.68千焦／100克

### 食疗功效

香菇中含有的嘌呤、胆碱、酪氨酸等，能起到降血压、降胆固醇、降血脂的作用；香菇中含有的香菇多糖可调节糖代谢、促进肝糖原合成、减少肝糖原分解，有助于高血糖患者稳定血糖；香菇中还含有一定的干扰素，对高血压患者有利。

### 食用建议

香菇不宜用冷水浸泡，在80℃的热水中浸泡，才能催化香菇中的核糖核酸，发挥食疗功效。

# 茄子

**维持血管弹性，降糖降脂**

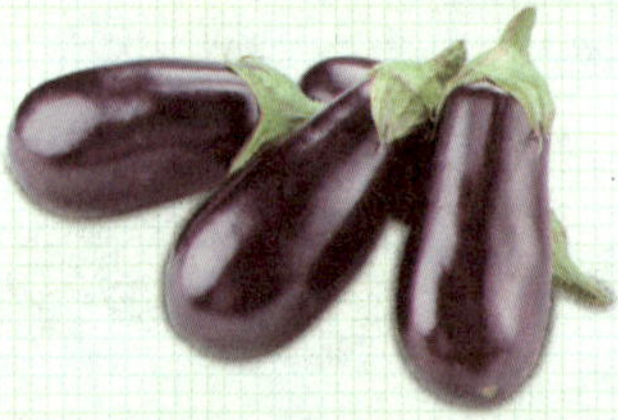

热量：96.14千焦 / 100克

### 食疗功效

茄子的含糖量较低，其所含的膳食纤维可增强人体饱腹感，有助于糖尿病患者稳定餐后血糖；茄子含有的维生素C和皂草苷，具有降低胆固醇的功效；茄子含有的维生素P，可保持血管弹性，能防治血管硬化，缓解“三高”症状。

### 食用建议

茄子既可以蒸熟凉拌，也可以炒食，但相比之下，凉拌茄子的热量和脂肪含量低，更适合“三高”人群食用。

## 调养食谱 鸡丝茄子土豆泥

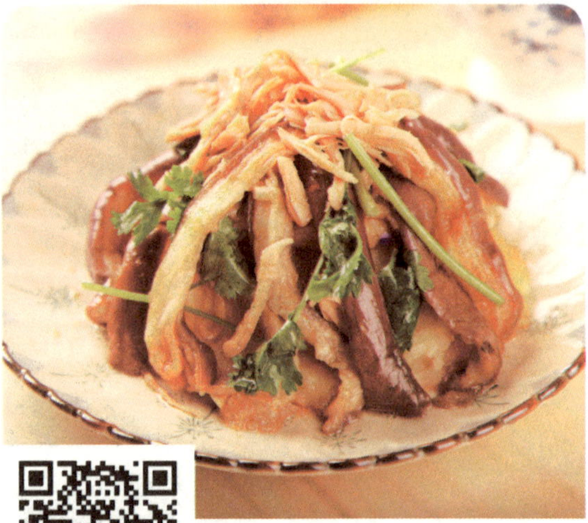

**原料：** 土豆200克，茄子80克，鸡胸肉150克，香菜35克，蒜末、葱花各少许

**调料：** 盐2克，生抽4毫升，芝麻油适量

**做法：**

①将去皮洗净的土豆切片。

②蒸锅上火烧开，放入土豆片和备好的茄子、鸡胸肉，用大火蒸约25分钟至食材熟透。

③将放凉后的土豆片压碎呈泥状，待用；茄子和鸡胸肉撕条，装入碗中，撒上香菜，加盐、生抽、芝麻油、蒜末、葱花，拌匀。

④土豆泥放入盘中，铺平，再盛入拌好的食材即可。

**能量计算** 总热量约1539.49千焦，蛋白质34.0克
脂肪8.1克，糖类42.1克

调养食谱

## 彩椒木耳烧花菜

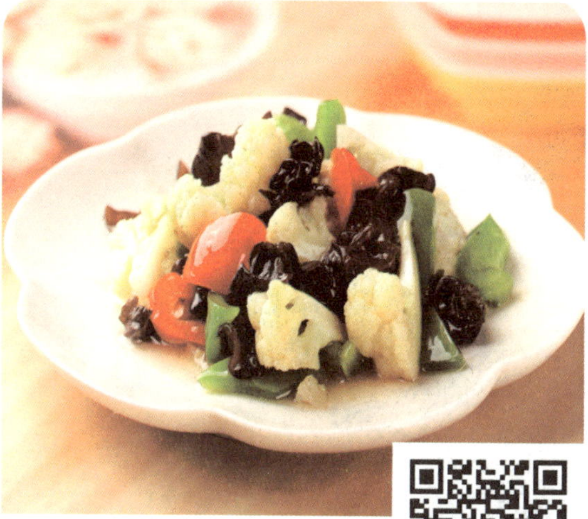

**原料：** 花菜130克，彩椒70克，水发木耳40克，姜片、葱段各少许

**调料：** 盐、鸡粉各3克，蚝油5克，料酒4毫升，水淀粉、食用油各适量

**做法：**

①将洗净的木耳、彩椒切小块，花菜切小朵。

②锅中注水烧开，加盐、鸡粉，分别焯煮木耳块、彩椒块、花菜至断生，捞出沥干水分。

③用油起锅，放入姜片、葱段，爆香。

④倒入焯过水的食材，淋入料酒，加入鸡粉、盐、蚝油，炒匀；倒入水淀粉，炒至食材熟透，盛出即可。

**能量计算** 总热量约528.77千焦，蛋白质8.5克 脂肪1.0克，糖类36.7克

# 黑木耳

抑制餐后血糖上升

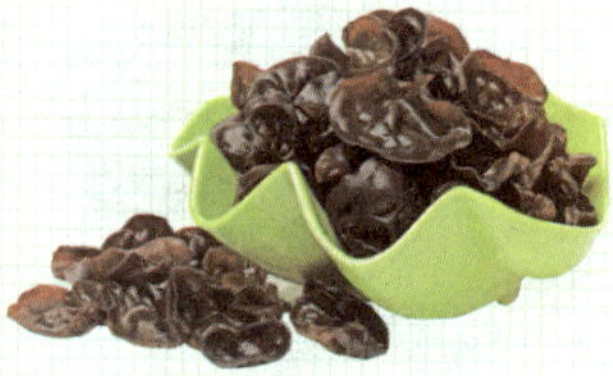

热量：1107.70千焦／100克

### 食疗功效

黑木耳中含有的酸性多糖能促进胰岛素的分泌，起到降低血糖的作用；其所含的钙、维生素C、硒等营养物质，可以抑制血小板聚集，有效降低血压；其所含的果胶物质还可促进胃肠蠕动，加速胆固醇的排出。

### 食用建议

干木耳用温水泡发，可缩短泡发时间，并使木耳肥大松软。木耳焯熟后用来凉拌，适合“三高”人群食用。

# 青椒

调节血糖水平

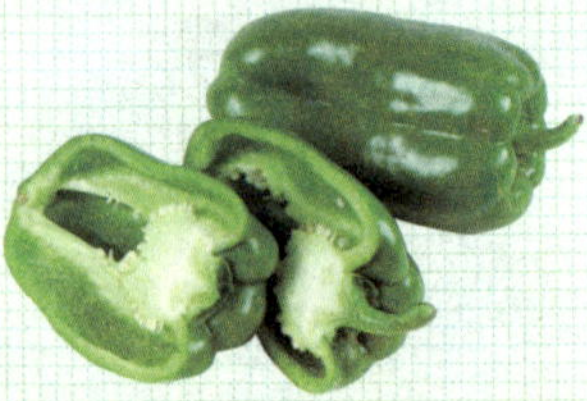

热量：104.50千焦 / 100克

### 食疗功效

青椒的热量和脂肪含量都低，适宜“三高”人群食用。青椒中的硒元素具有类似胰岛素的作用，可以调节血糖水平；青椒富含维生素C，能预防高血脂和心血管疾病；青椒中含有的辣椒素还可促进钾、钠代谢，起到降血压的作用。

### 食用建议

青椒炒食，可采用大火快炒的方式，这样能最大限度地减少维生素的流失，同时减轻青椒对脾弱体质者的损害。

## 调养食谱 青椒炒莴笋

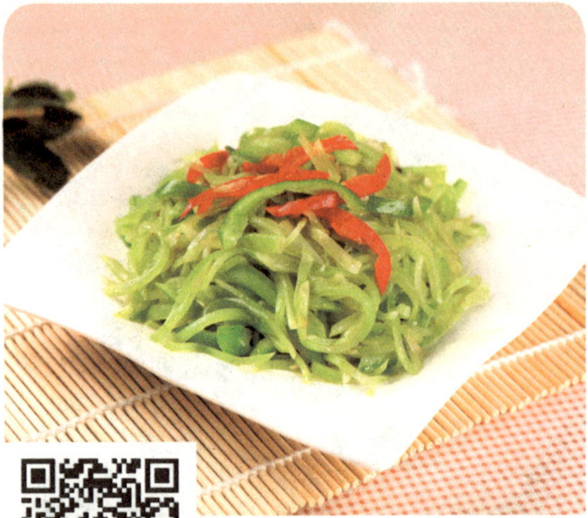

**原料：** 青椒50克，莴笋160克，红椒30克，姜片、蒜末、葱末各少许

**调料：** 盐、鸡粉各2克，水淀粉、食用油各适量

**做法：**

①将去皮洗净的莴笋切丝，洗好的青椒、红椒切丝。

②用油起锅，放入姜片、蒜末、葱末，爆香；倒入莴笋丝，翻炒至食材变软；加入盐、鸡粉，炒匀调味。

③放入青椒丝、红椒丝，翻炒匀。

④倒入水淀粉，炒至食材熟透即可。

**能量计算** 总热量约407.55千焦，蛋白质6.8克 脂肪3.9克，糖类23.2克

调养食谱

## 酱炒西葫芦

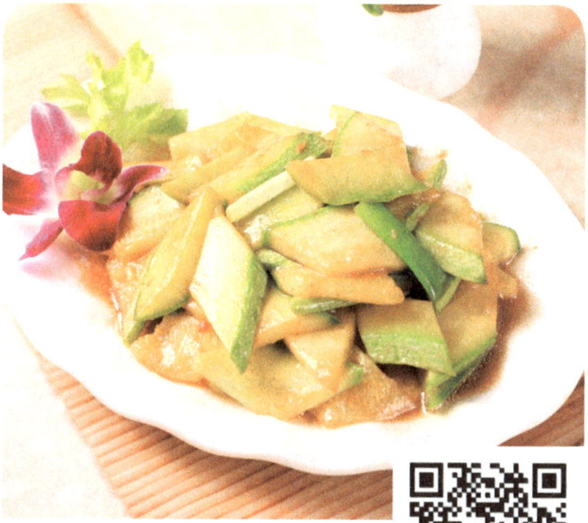

◐ 原料：西葫芦300克，姜片、蒜片、葱段各少许

◐ 调料：盐2克，鸡粉少许，黄豆酱25克，水淀粉、食用油各适量

◐ 做法：

①将洗净的西葫芦切开，再斜刀切段，改切菱形片。

②用油起锅，撒上姜片、蒜片，爆香；倒入西葫芦，炒匀；加入黄豆酱，大火炒至食材断生。

③加盐、鸡粉，加入水淀粉勾芡。

④撒上葱段，炒出香味即可。

**能量计算** 总热量约225.72千焦，蛋白质2.4克
脂肪0.6克，糖类11.4克

# 西葫芦

预防高血糖

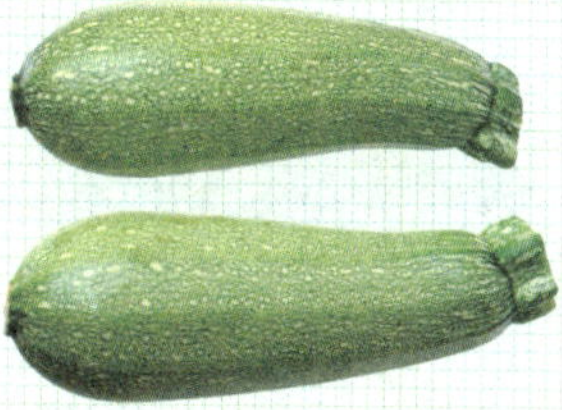

热量：79.42千焦 / 100克

### 食疗功效

西葫芦的热量较低，富含蛋白质、铁和磷，属于高钾、低钠的食物，对高血压病人有重要功效；其含有的维生素C，可以增强胰岛素的作用，有效预防高血糖；其含有的膳食纤维，有助于“三高”人群热量的控制。

### 食用建议

西葫芦不宜烹调较长时间，以免影响口感；西葫芦放入炒锅后，立即淋入少许醋或加点番茄酱，可使口感爽脆。

# 包菜

维持体液平衡，预防高血压

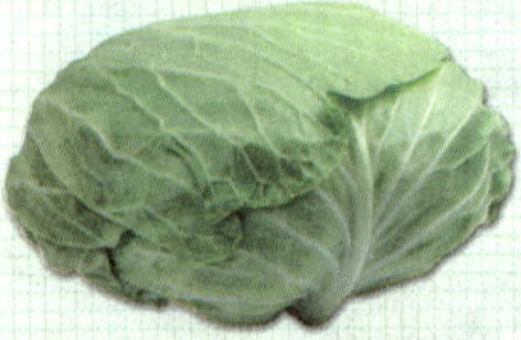

热量：100.32千焦 / 100克

### 食疗功效

包菜富含膳食纤维，能够促进胃肠蠕动，促进体内多余脂肪的分解，防止其沉积于血管而引发高血脂等疾病，并能起到降脂减肥的作用；包菜含有的钾元素能促进体内多余钠盐的排出，维持体液平衡，预防高血压的发生。

### 食用建议

凉拌包菜可以很好地保留其营养物质，但其含有的脂溶性维生素不易被人体吸收，因此，凉拌前应加入适量热油。

## 调养食谱 西红柿炒包菜

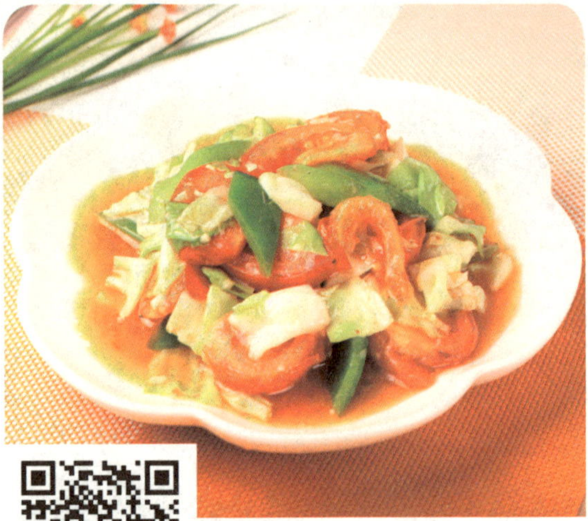

**原料：** 西红柿120克，包菜200克，圆椒60克，蒜末、葱段各少许

**调料：** 番茄酱10克，盐4克，鸡粉2克，白糖2克，水淀粉4毫升，食用油适量

**做法：**

①圆椒切小块，西红柿切瓣，包菜切成小块。
②锅中注水烧开，倒入食用油、盐、包菜，拌煮至断生，捞出。
③用油起锅，倒入蒜末、葱段，爆香；放入西红柿、圆椒、包菜，翻炒；放入番茄酱、盐、鸡粉、白糖，炒匀调味。
④淋入适量水淀粉，炒匀即可。

**能量计算** 总热量约302.63千焦，蛋白质5.2克 脂肪1.4克，糖类13.9克

## 调养食谱 胡萝卜瘦肉粥

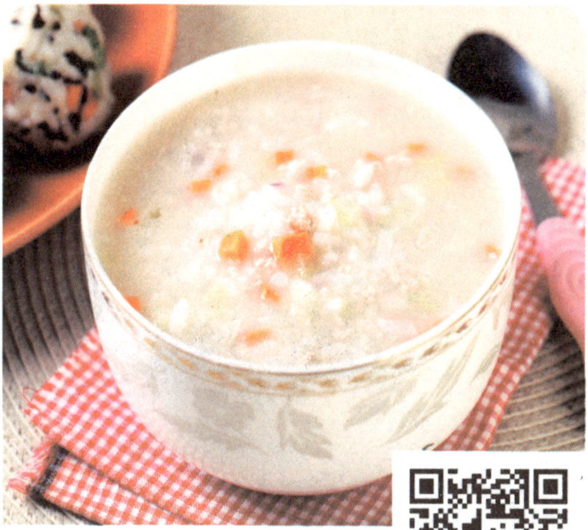

**原料：** 水发大米70克，瘦肉45克，胡萝卜25克，洋葱15克，西芹20克

**调料：** 盐1克，鸡粉1克，胡椒粉2克，芝麻油适量

**做法：**

①将洗好的洋葱、胡萝卜、西片均切成粒，瘦肉剁成末。

②砂锅中注水烧开，倒入大米，烧开后转小火煮约30分钟至大米熟软；倒入瘦肉末，拌煮至变色。

③倒入西芹、胡萝卜、洋葱，拌煮至断生。

④加入鸡粉、盐、胡椒粉调味，淋入少许芝麻油，拌煮至食材入味即可。

**能量计算** 总热量约1356.41千焦，蛋白质14.9克
脂肪3.5克，糖类59.5克

# 胡萝卜

**修复血管细胞，降压强心**

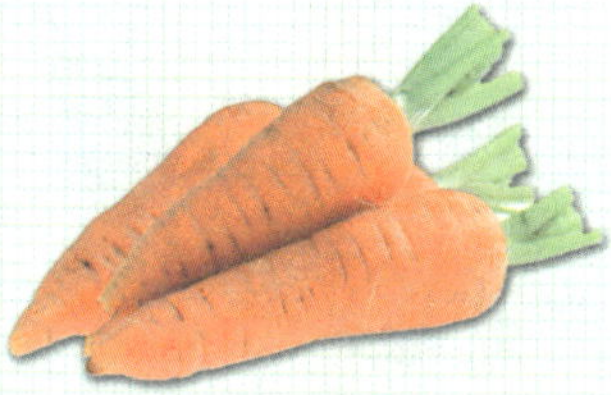

热量：163.02千焦／100克

### 食疗功效

胡萝卜中含有大量的β－胡萝卜素，可防止动脉血管中低密度脂蛋白受自由基氧化而沉积；胡萝卜含有的槲皮素和山柰酚，还能增加冠状动脉血流量，促进肾上腺素的合成，具有降压、强心的作用，是高血压患者的食疗佳品。

### 食用建议

胡萝卜可生食、炒、炖或煮，尤其经过加热、过油等操作会更有利于维生素A的吸收。

# 丝瓜

**清热解毒，降低血脂**

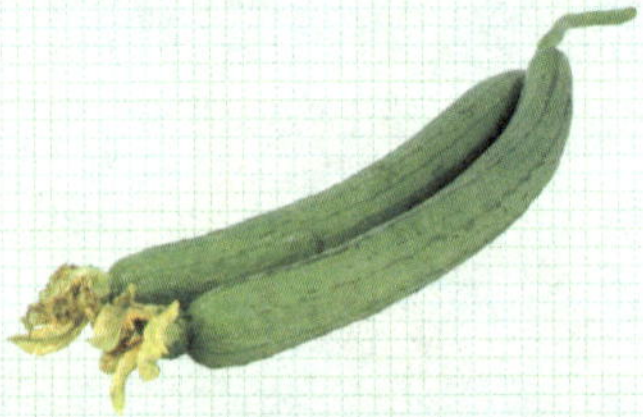

热量：83.60千焦 / 100克

### 食疗功效

丝瓜是低热量食物，适合糖尿病患者食用，且丝瓜还可刺激人体干扰素的合成，增强机体免疫力；丝瓜中含有大量的维生素C和B族维生素，可以增强血管弹性，有助于降低人体血压，还可预防高血压引起的脑溢血等症。

### 食用建议

丝瓜汁水丰富，宜现切现做，以免营养成分流失。烹制丝瓜时应尽量清淡，这样才能显示其嫩滑爽口的特点。

## 调养食谱 肉末蒸丝瓜

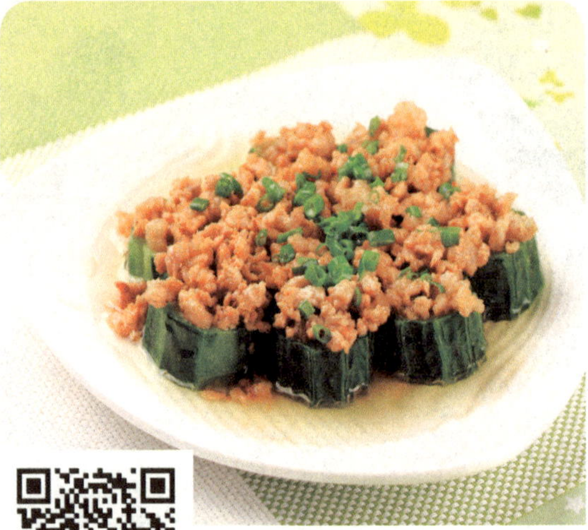

**原料：** 肉末80克，丝瓜150克，葱花少许

**调料：** 盐、鸡粉、老抽各少许，生抽、料酒各2毫升，水淀粉、食用油各适量

**做法：**

①将去皮洗净的丝瓜切成小段。

②用油起锅，倒入肉末，炒至变色；淋入料酒，炒香；倒入生抽、老抽，炒匀上色；加入鸡粉、盐、水淀粉，炒匀，制成酱料。

③蒸盘中摆放好丝瓜段，再放上酱料，铺匀。

④蒸锅上火烧开，放入蒸盘，大火蒸约5分钟至食材熟透。

⑤取出蒸盘，撒上葱花，浇上热油即成。

**能量计算** 总热量约603.59千焦，蛋白质17.7克，脂肪5.3克，糖类8.5克

## 调养食谱 杏鲍菇扣西蓝花

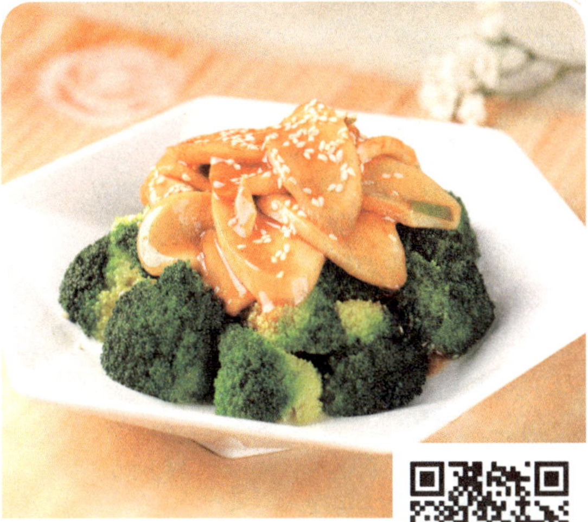

◐ **原料：** 杏鲍菇120克，西蓝花300克，熟白芝麻、姜片、葱段各少许

◐ **调料：** 盐5克，鸡粉2克，蚝油8克，陈醋6毫升，生抽5毫升，料酒10毫升，淀粉5毫升，食用油适量

◐ **做法：**

①杏鲍菇切片，西蓝花切小块。

②锅中注水烧开，倒入食用油，加入盐、西蓝花，煮1分钟后捞出，装盘。

③杏鲍菇倒入沸水锅中，加料酒，煮沸后捞出。

④用油起锅，放姜片、葱段，爆香；倒入杏鲍菇，淋入料酒、生抽、蚝油，炒匀；倒入清水，加盐、鸡粉、陈醋、水淀粉，炒匀。

⑤盛出食材放入装西蓝花的盘中，撒上熟白芝麻即可。

**能量计算** 总热量约569.32千焦，蛋白质13.9克

脂肪1.9克，糖类22.9克

## 西蓝花

**降低血压，增强免疫力**

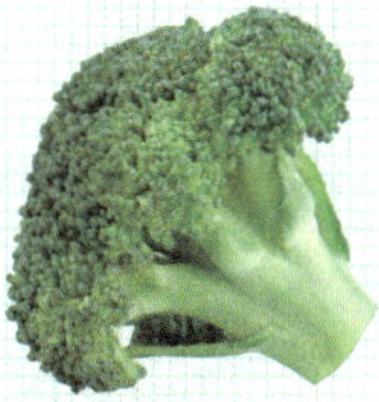

热量：150.48千焦 / 100克

### 食疗功效

西蓝花含水量高达90%，且热量较低，能预防肥胖引起的“三高”；西蓝花中含有的维生素K能维护血管的韧性，使其不易破裂；西蓝花中还含有丰富的维生素C，能增强肝脏的解毒能力，提高“三高”人的机体免疫力。

### 食用建议

西蓝花焯水后，烧煮时间不宜过长，才不致丧失营养成分；此外，烹调西蓝花不宜加较多盐，以免影响口感。

# 紫甘蓝

**促进脂肪燃烧，降血压**

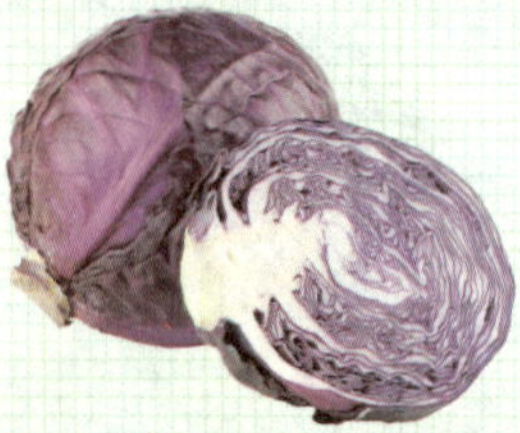

热量：79.42千焦 / 100克

### 食疗功效

紫甘蓝中含有大量纤维素，能促进肠道蠕动，降低胆固醇水平；其含有的铁元素能够提高血液中氧气的含量，预防肥胖诱发高血脂。此外，紫甘蓝还含有具有抗氧化作用的维生素E，能防止细胞被氧化，从而降低血脂。

### 食用建议

紫甘蓝可以煮、炒或做泡菜等，但最好的食用方法仍是凉拌，不仅口感清爽，营养成分也不会流失。

## 调养食谱 醋熘紫甘蓝

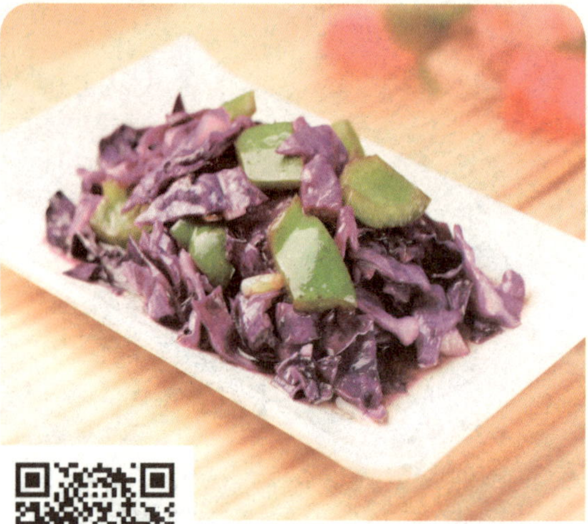

**原料：** 紫甘蓝150克，彩椒40克，蒜末、葱段各少许

**调料：** 盐、白糖各3克、陈醋8毫升、水淀粉、食用油各适量

**做法：**

①将洗净的紫甘蓝、彩椒切成小块。
②锅中注水烧开，加入盐，倒入紫甘蓝和彩椒，煮至断生后捞出。
③用油起锅，放入蒜末、葱段，爆香。
④倒入紫甘蓝和彩椒，大火翻炒至食材八成熟。
⑤转小火，加入盐、白糖，淋入陈醋，炒匀。
⑥倒入水淀粉，用中火炒至食材熟透、入味即可。

**能量计算** 总热量约150.90千焦，蛋白质2.3克
脂肪0.4克，糖类11.9克

## 调养食谱 黑芝麻拌莴笋丝

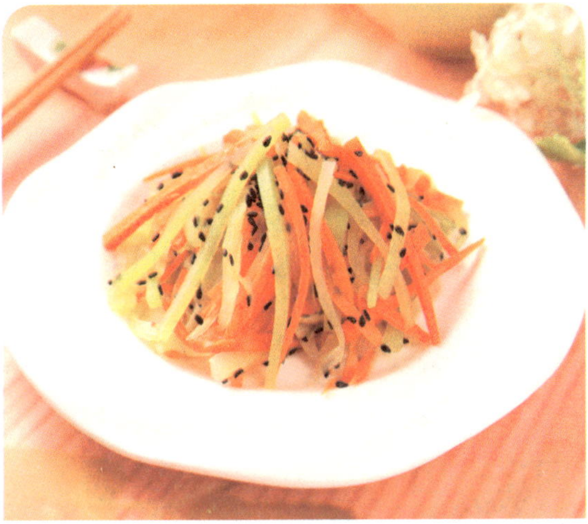

◐ 原料：去皮莴笋200克，去皮胡萝卜80克，熟黑芝麻25克

◐ 调料：盐2克，鸡粉2克，白糖5克，醋10毫升，芝麻油少许

◐ 做法：

①将洗好的莴笋、胡萝卜切成丝。

②锅中注水烧开，放入莴笋丝和胡萝卜丝，焯煮至断生，捞出装碗待用。

③加入熟黑芝麻，放入盐、鸡粉、白糖、醋、芝麻油，拌匀。

④将拌好的菜肴装在盘中，撒上熟黑芝麻即可。

**能量计算** 总热量约795.87千焦，蛋白质7.6克，脂肪11.9克，糖类18.6克

# 莴笋

**激活胰岛细胞，调节血糖**

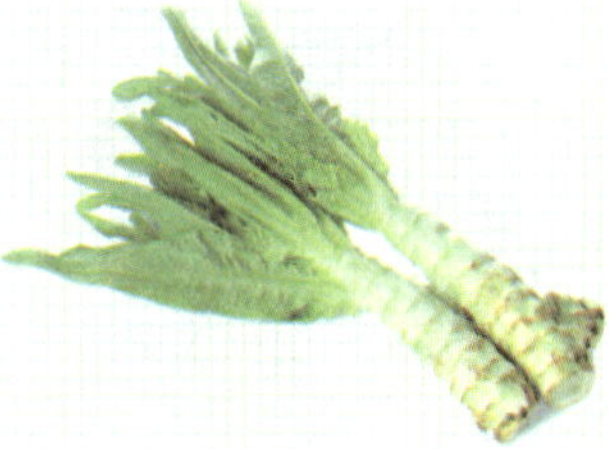

热量：62.70千焦 / 100克

### 食疗功效

莴笋中含有大量植物纤维素，能促进肠壁蠕动，帮助大便排泄；莴笋含有丰富的钾，有助于调节体内钠、钾的平衡，促进排尿，减少心房的压力，对高血压和心脏病患者有益处。

### 食用建议

莴笋适用于烧、拌、炝、炒等烹调方法，且大火快炒能使其脆嫩可口、颜色鲜亮。莴笋怕咸，少放盐才好吃。

# 洋葱

**降低血液黏度**

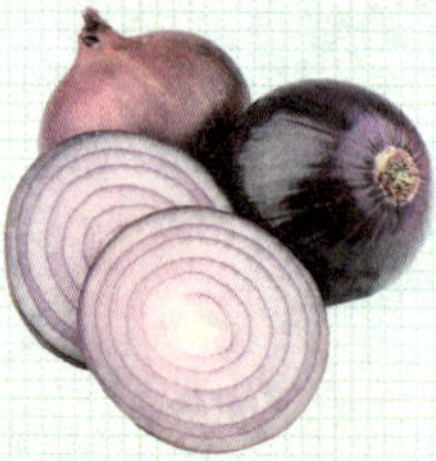

热量：167.20千焦 / 100克

### 食疗功效

洋葱中含有的前列腺素A能扩张血管、降低血液黏度，因而能降低血压，预防高血压诱发血栓；同时还能促进钠盐的排泄，调控血压。此外，洋葱有一定的提神作用，它能供给脑细胞热能。

### 食用建议

切洋葱前把刀放在冷水中浸一会儿，再切就不会辣眼睛了。洋葱片与苹果醋拌匀后食用，可帮助稳定血压。

## 调养食谱　西红柿洋葱汤

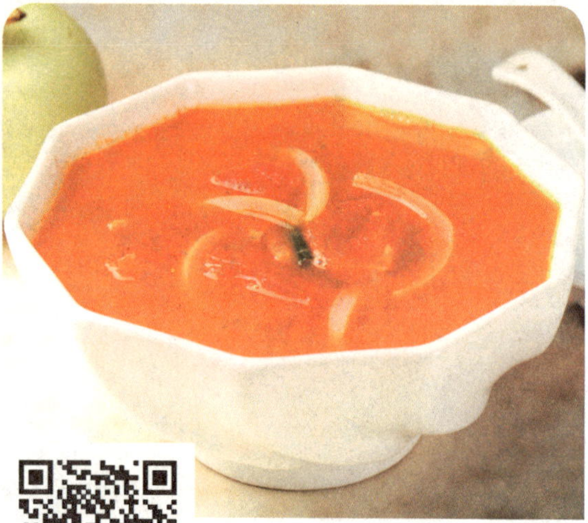

**原料：** 西红柿150克，洋葱100克

**调料：** 盐2克，番茄酱15克，鸡粉、食用油各适量

**做法：**

①将去皮洗净的洋葱切成丝，西红柿切成小块。

②锅中倒入食用油烧热，放入洋葱丝，翻炒匀；倒入西红柿，翻炒片刻。

③锅中注入适量清水，盖上锅盖，烧开后煮2分钟至食材熟透。

④揭开锅盖，加入鸡粉、盐、番茄酱，拌匀调味即可。

**能量计算**　总热量约282.15千焦，蛋白质2.45克
脂肪0.5克，糖类10.0克

## 调养食谱 生菜南瓜沙拉

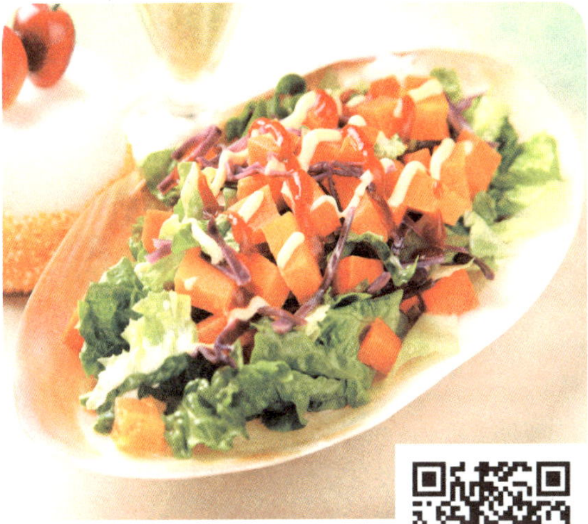

◐ **原料：** 生菜70克，南瓜70克，胡萝卜50克，牛奶30毫升，紫甘蓝50克

◐ **调料：** 沙拉酱、番茄酱各适量

◐ **做法：**

①将洗净去皮的胡萝卜、南瓜切丁，生菜切块，紫甘蓝切丝。

②锅中注水烧开，倒入胡萝卜、南瓜，汆煮至断生；倒入紫甘蓝，略煮。

③捞出所有食材放入凉水中。

④将食材装入碗中，放入生菜，拌匀。

⑤将拌好的蔬菜倒入盘中，淋入牛奶，挤上适量沙拉酱、番茄酱即可。

**能量计算** 总热量约293.02千焦，蛋白质3.5克，脂肪1.5克，糖类13.7克

# 生菜

**促进血液循环**

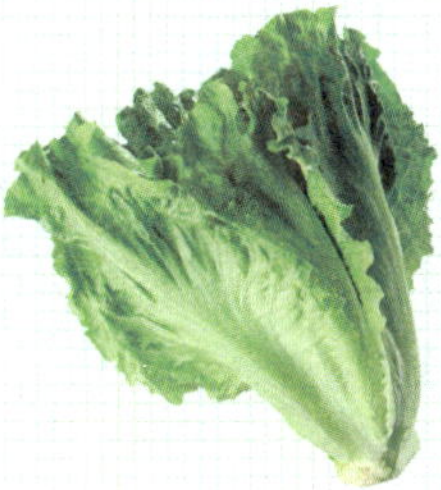

热量：62.70千焦／100克

### 食疗功效

生菜中含有甘露醇，能利尿、促进血液循环，有助于缓解高血脂引起的血栓；生菜中还含有膳食纤维、维生素、镁、磷、钙等营养物质，常食能消除体内多余脂肪，防止胆固醇在血管中沉积，并能改善肠胃功能，增进食欲。

### 食用建议

生菜无论是炒还是煮，时间都不要太长，这样可以保持脆嫩的口感。注意，“三高”人群比较适合生食生菜。

# 白菜

减少糖的吸收

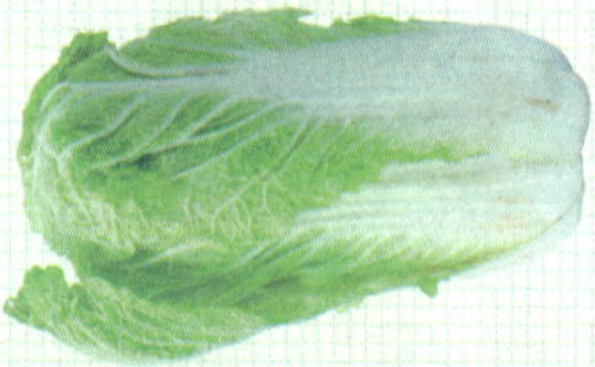

热量：71.06千焦 / 100克

### 食疗功效

白菜富含膳食纤维、铁、钾、维生素A等营养物质，能阻止胆固醇在血管壁上的沉积，加速脂肪分解，有降血脂的功效；常食白菜，能增强机体的饱腹感，减少机体对糖分的吸收，有助于控制血糖。

### 食用建议

白菜宜顺丝切，这样白菜易炒熟。炒白菜之前可以先放入沸水里煮2~3分钟，能去除白菜的苦味。

## 调养食谱　板栗煨白菜

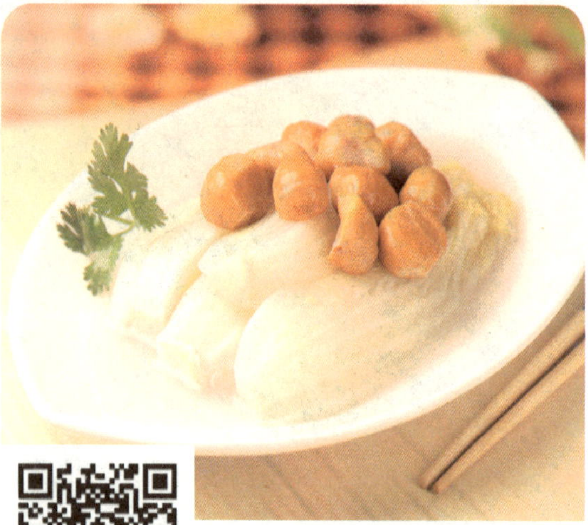

**原料：** 白菜400克，板栗肉80克，高汤180毫升

**调料：** 盐2克，鸡粉少许

**做法：**

①将洗净的白菜切开，再改切瓣。

②锅中注入适量清水烧热，倒入高汤，放入洗净的板栗肉，用大火略煮。

③待汤汁沸腾，放入白菜，加入盐、鸡粉，拌匀调味。

④盖上盖，用大火烧开后转小火焖约15分钟至食材熟透。

⑤揭盖，撇去浮沫，盛出煮好的菜肴即可。

**能量计算** 总热量约902.88千焦，蛋白质4.0克 脂肪1.1克，糖类46.6克

## 调养食谱　腰果炒空心菜

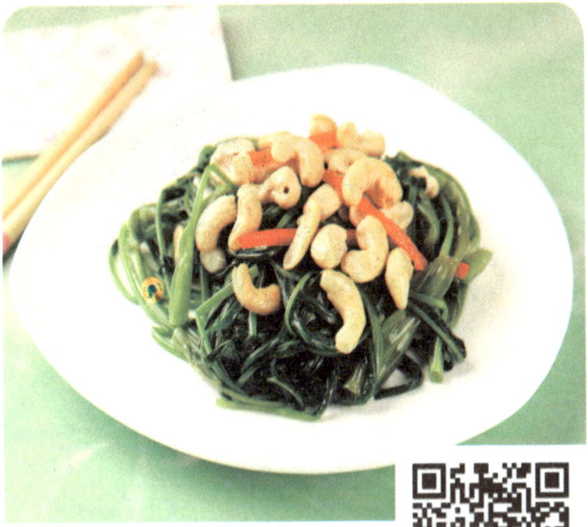

◐ 原料：空心菜100克，腰果70克，彩椒15克，蒜末少许

◐ 调料：盐2克，白糖、鸡粉、食粉各3克，水淀粉、食用油各适量

◐ 做法：

①将洗净的彩椒切细丝，洗净的空心菜切去根部。
②锅中注水烧开，撒上食粉，倒入腰果略煮，捞出；另起锅注水烧开，放入空心菜，焯至断生后捞出。
③锅中注油烧至三成热，倒入腰果，小火炸约6分钟至其散出香味，捞出备用。
④用油起锅，倒入蒜末爆香，倒入彩椒丝、空心菜，加入盐、白糖、鸡粉、水淀粉，炒匀。
⑤盛出菜肴装盘，点缀上熟腰果即成。

**能量计算**　总热量约1698.75千焦，蛋白质14.3克，脂肪26.0克，糖类36.7克

# 空心菜

**促进胃肠蠕动，去脂排毒**

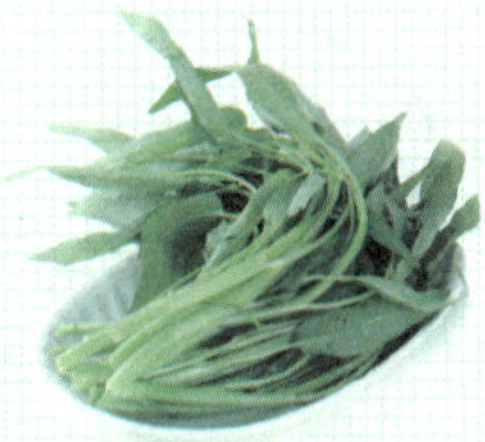

热量：96.14千焦 / 100克

### 食疗功效

空心菜富含粗纤维素，能促进胃肠蠕动，有助于去脂、排毒，对降血脂有益；空心菜中还含有类似胰岛素的物质和硒，有益于高血糖患者控制血糖；空心菜含有丰富的钾，有助于肠道内多余盐分排出体外，从而降低血压。

### 食用建议

空心菜适用于炒、拌等方式。空心菜遇热容易变黄，烹调时宜大火快炒，避免营养元素的流失。

# 韭菜

**扩张血管，维持血管弹性**

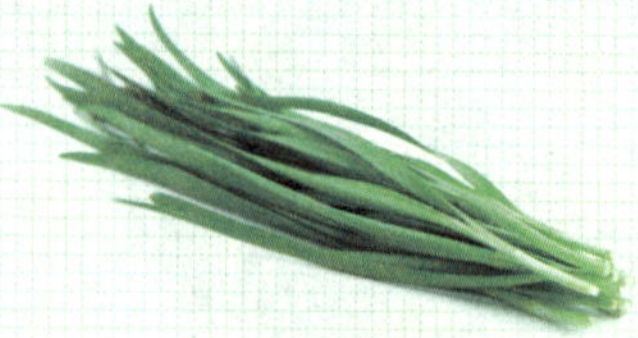

热量：108.68千焦 / 100克

### 食疗功效

非菜中含有挥发油、硫化物以及钙、磷、镁、锌等营养成分，可促进血液循环，降低人体血糖；韭菜中含有的钾和蒜氨酸能排钠降压，蒜氨酸还能扩张血管，促进血液循环，维持血管弹性，对高血压患者极为有利。

### 食用建议

韭菜宜与维生素$B_1$含量丰富的肉类食品搭配食用，营养较为全面。此外，韭菜中的硫化物遇热易挥发，应快炒。

## 调养食谱 南瓜香菇炒韭菜

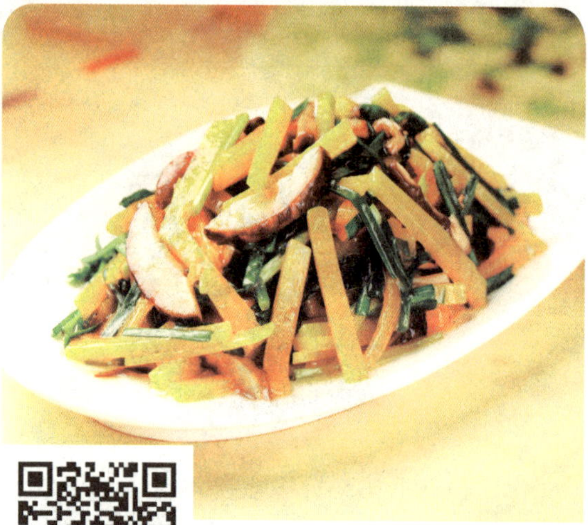

**原料：**南瓜200克，韭菜90克，水发香菇45克

**调料：**盐2克，鸡粉少许，料酒4毫升，水淀粉、食用油各适量

**做法：**

①将洗净的韭菜切成段，香菇切成粗丝，去皮南瓜切成丝。

②锅中注水烧开，加入盐，倒入香菇、南瓜，煮约1分钟至断生，捞出，沥干。

③用油起锅，倒入韭菜段，翻炒匀；再倒入南瓜、香菇，淋入料酒，加入盐、鸡粉，翻炒均匀。

④倒入少许水淀粉，炒至食材熟软、入味即成。

**能量计算** 总热量约317.68千焦，蛋白质4.6克，脂肪0.7克，糖类17.1克

## 调养食谱 杧果梨丝沙拉

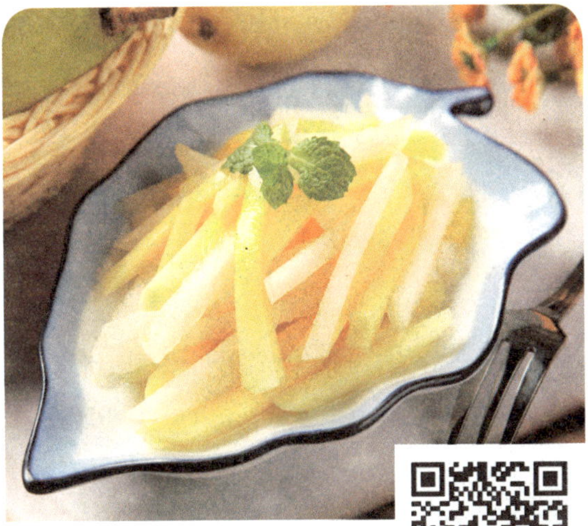

**原料：** 去皮杧果100克，去皮梨子100克，蜂蜜少许

**做法：**

①洗净的杧果切片，改切成丝。

②洗好的梨了去内核，切片，改切成丝。

③碗中放入杧果、梨子，挤入适量蜂蜜，用筷子搅拌均匀。

④拌好的水果倒入盘子中即可。

**能量计算** 总热量约392.92千焦，蛋白质0.9克 脂肪0.3克，糖类26.2克

## 梨

镇静安神，缓解症状

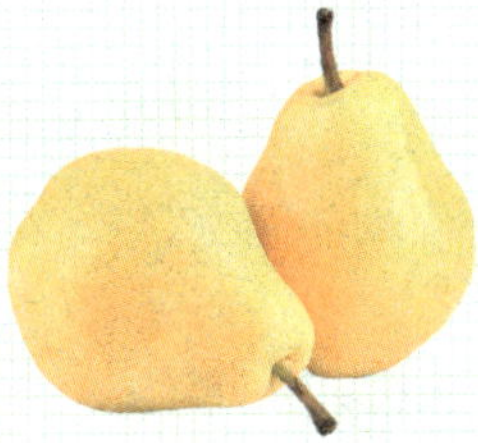

热量：209.0千焦 / 100克

### 食疗功效

梨富含鞣酸、叶酸和维生素，可增强心肌活力、净化器官和软化血管，辅助治疗高血压；梨有镇静安神的作用，对高血压引起的头晕目眩等症有较好的改善作用；梨所含的热量较小，有利于血脂的控制。

### 食用建议

梨含果酸多，不宜与碱性药物同食。梨不应与螃蟹同吃，以防引起腹泻。

# 菠萝

促进脂肪分解

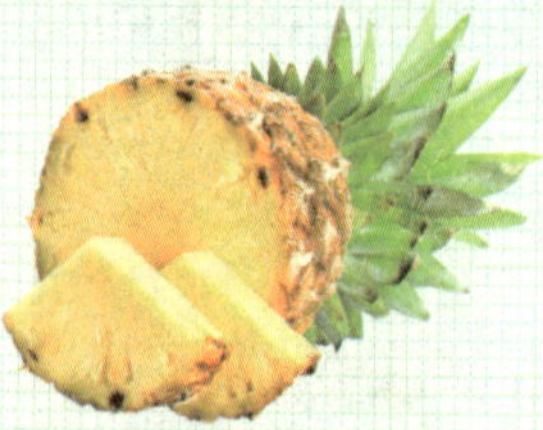

热量：183.92千焦 / 100克

## 食疗功效

菠萝含糖量低，能改善胰岛素的分泌，具有降血糖的作用；菠萝含有的活性物质还能帮助消化蛋白质，溶解阻塞于组织中的纤维蛋白质和血凝块，改善血液循环，对“三高”引起的血管硬化有一定的缓解作用。

## 食用建议

由于菠萝中含有刺激性的苷类物质，所以应将果皮去掉，果肉在稀盐水或糖水中浸泡一会儿，这样食用后味道更佳。

## 调养食谱 菠萝莲子羹

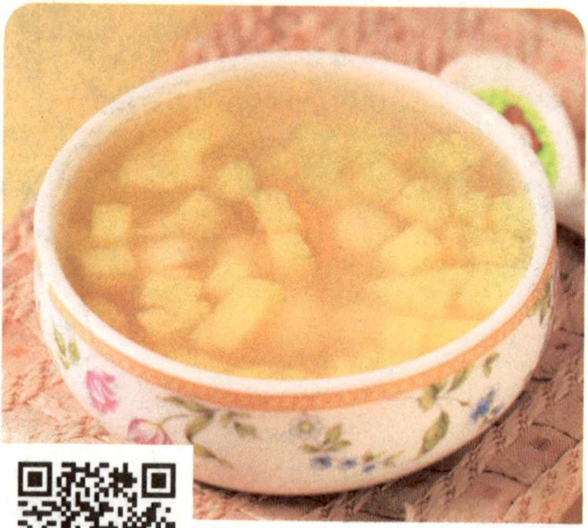

**原料：** 水发莲子150克，菠萝55克，太子参少许

**调料：** 冰糖、水淀粉各适量

**做法：**

①将洗净的菠萝肉切片，再切条，改切成丁块。

②砂锅中注水烧热，倒入太子参、莲子，盖上盖，烧开后改用中火煮约20分钟。

③揭开盖，倒入冰糖，加盖用中火续煮约5分钟至其溶化。

④揭开盖，倒入菠萝，拌匀；倒入水淀粉勾芡，至汤汁浓稠即可。

**能量计算** 总热量约2251.35千焦，蛋白质26.1克，脂肪3.1克，糖类106.7克

## 调养食谱　苹果银耳莲子汤

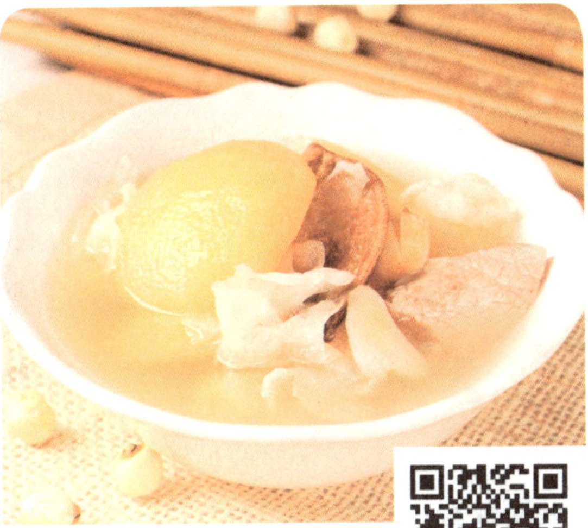

◐ 原料：水发银耳180克，苹果140克，水发莲子80克，瘦肉75克，干百合15克，陈皮、姜片各少许，水发干贝25克

◐ 调料：盐2克

◐ 做法：

①将去皮洗净的苹果切小瓣，莲子去除莲心，瘦肉切块。

②锅中注水烧开，放入肉块，氽煮去除血渍，捞出。

③砂锅中注水烧热，倒入肉块、苹果、莲子、银耳、干贝、干百合，放入姜片、陈皮，搅散，加盖烧开后转小火煮约120分钟至食材熟透。

④揭盖，加入盐，拌煮至汤汁入味即可。

**能量计算**　总热量约3509.53千焦，蛋白质47.7克脂肪9.2克，糖类200.7克

## 苹果

降低血液胆固醇

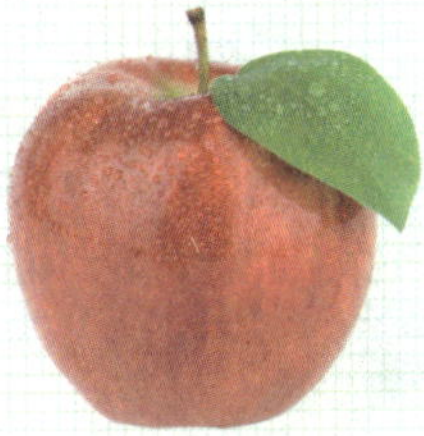

热量：225.72千焦 / 100克

### 食疗功效

苹果的热量低、膳食纤维含量高，食用可减少血液中胆固醇含量，增加胆汁分泌，因而可避免胆固醇沉积而形成血脂；苹果含有独特的果酸，可以加速新陈代谢，减少体内脂肪蓄积，降低肥胖的发生率，可间接预防“三高”。

### 食用建议

苹果的吃法很多，可削皮吃、做水果汤吃、榨汁吃、制作苹果醋等。

# 葡萄

减少血小板凝聚

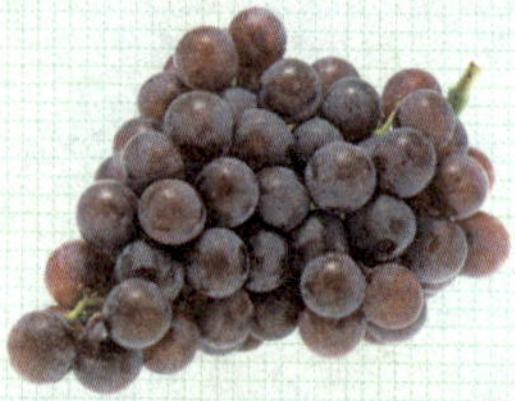

热量：179.74千焦／100克

### 食疗功效

葡萄中含有大量的钾，可以抑制钠对血压的副作用；葡萄中含有的水杨酸可降低胆固醇，所含的鞣质酸可稀释血液脂肪，对预防血脂非常有利；葡萄中的黄酮类物质具有较强的生物活性，能减少血小板凝聚，阻止血栓形成。

### 食用建议

选购葡萄时，以外观新鲜、大小均匀整齐、颗粒饱满、青籽和瘪籽较少、外有白霜者为佳。

调养食谱

## 香蕉葡萄汁

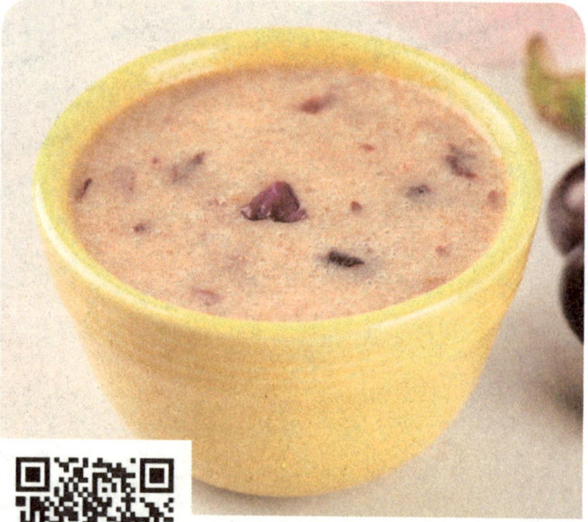

**原料：** 香蕉150克，葡萄120克

**做法：**

①香蕉去皮，果肉切成小块。

②取榨汁机，将洗好的葡萄倒入搅拌杯中，再加入香蕉，倒入适量纯净水。

③盖上盖，选择“榨汁”功能，开始榨取果汁。

④揭开盖，将果汁倒入杯中即可。

**能量计算** 总热量约786.26千焦，蛋白质2.7克，脂肪0.5克，糖类45.4克

调养食谱

## 山楂白糖粥

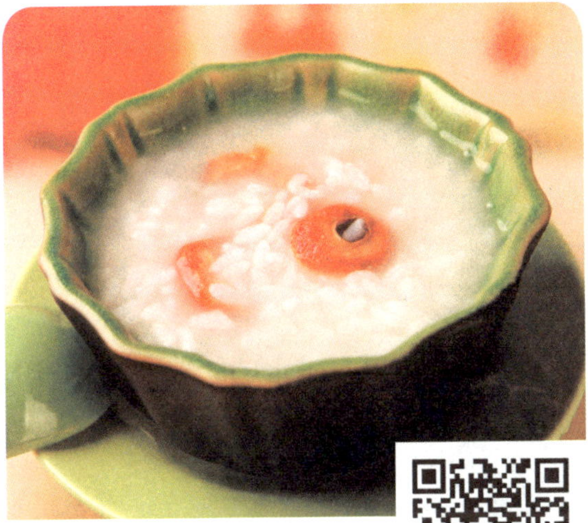

◐原料：水发大米120克，干山楂25克

◐调料：白糖4克

◐做法：

①砂锅中注入适量清水烧热，倒入备好的山楂干、大米，搅拌均匀。
②盖上锅盖，烧开后用小火煮约40分钟至食材熟软。
③揭开锅盖，加入白糖，拌煮至糖分溶化。
④煮好的粥盛入碗中即可。

**能量计算** 总热量约1835.02千焦，蛋白质9.0克，脂肪1.1克，糖类99.0克

## 山楂

减少脂肪沉积

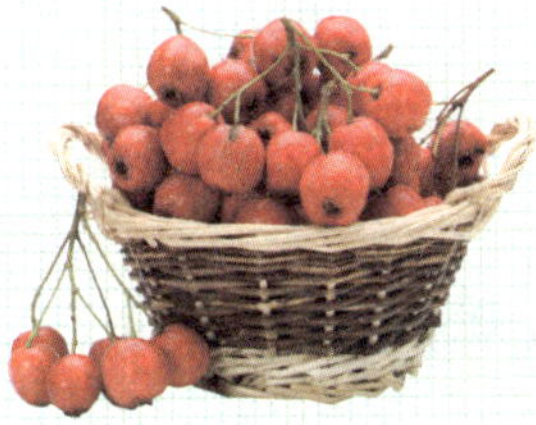

热量：426.36千焦 / 100克

### 食疗功效

山楂中含有的黄酮类物质可改善血清脂质异常情况，预防由于高血糖引起的肝脏中脂质的沉积，缓解高血糖症状；山楂中还含有丰富的维生素C、胡萝卜素、苹果酸等营养物质，可减少脂肪在血管壁上的沉积，有利于降低血脂。

### 食用建议

胃病患者应尽量少吃生山楂，最好将山楂煮熟后再吃。

# 橙子

**软化血管，预防高血压**

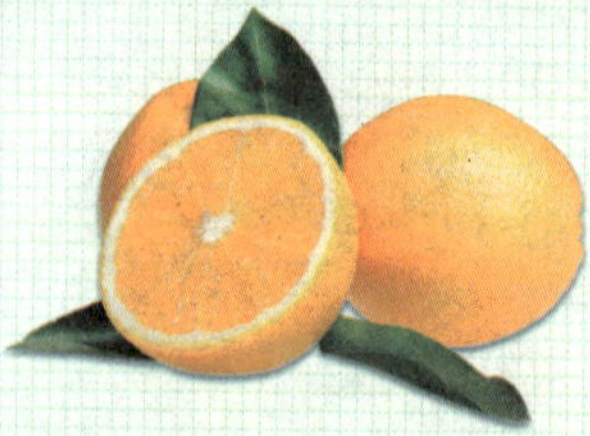

热量：200.64千焦／100克

### 食疗功效

橙子富含维生素C，有增强毛细血管韧性的作用，能软化和保护血管，促进血液循环，对高血压患者有利；橙子所含的胡萝卜素、黄酮类物质有抗氧化作用，对降低血脂有较好的食疗功效。

### 食用建议

质佳的橙子并不一定又圆又大，以中等大小、味道香浓、感觉沉重、皮薄富有光泽的为佳。

## 调养食谱 橙子南瓜羹

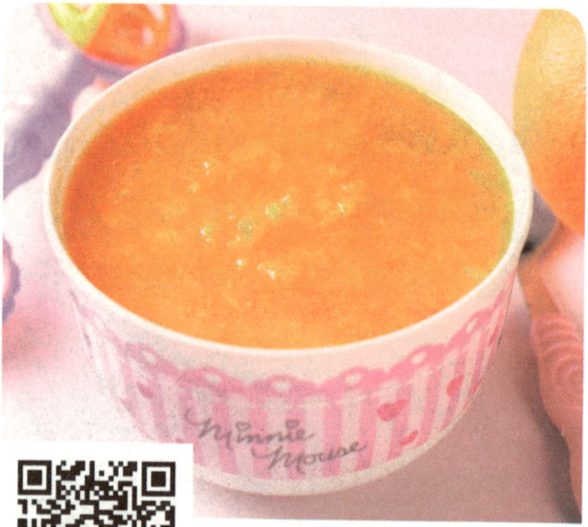

**原料：** 南瓜200克，橙子120克

**调料：** 冰糖适量

**做法：**

①将洗净去皮的南瓜切片，橙子取果肉剁碎。

②南瓜片装盘放入蒸锅中，烧开后改用中火蒸约20分钟至软烂。

③取出南瓜片，放凉后捣成泥状。

④锅中注水烧开，倒入适量冰糖，拌煮至溶化。

⑤倒入南瓜泥，快速搅散；倒入橙子肉，搅拌匀。

⑥用大火煮1分钟，撇去浮沫，装碗即可。

**能量计算** 总热量约419.67千焦，蛋白质2.4克，脂肪0.4克，糖类23.9克

## 调养食谱 猕猴桃大杏仁沙拉

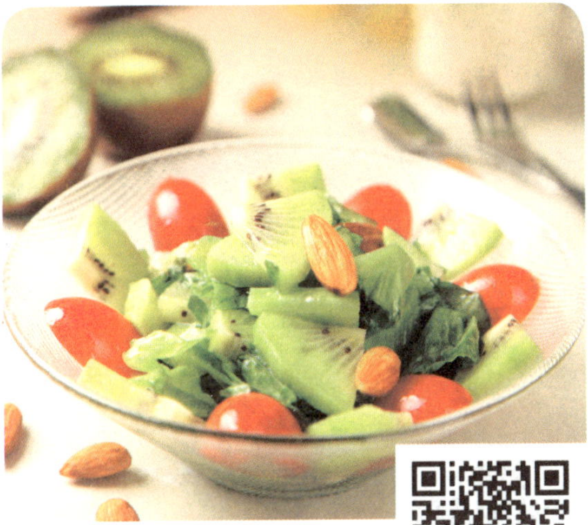

◐ **原料：** 猕猴桃130克，大杏仁10克，生菜50克，圣女果50克

◐ **调料：** 蜂蜜2克，橄榄油10毫升，柠檬汁10毫升，盐少许

◐ **做法：**

①圣女果对半切开，去皮的猕猴桃切成片，择洗好的生菜切成块。

②大碗中倒入生菜、杏仁、猕猴桃、圣女果，拌匀。

③倒入柠檬汁，加入少许盐、蜂蜜、橄榄油，搅匀。

④将拌好的食材装入盘中即可。

**能量计算** 总热量约600.25千焦，蛋白质4.6克
脂肪5.9克，糖类23.1克

# 猕猴桃

**刺激胰岛素分泌**

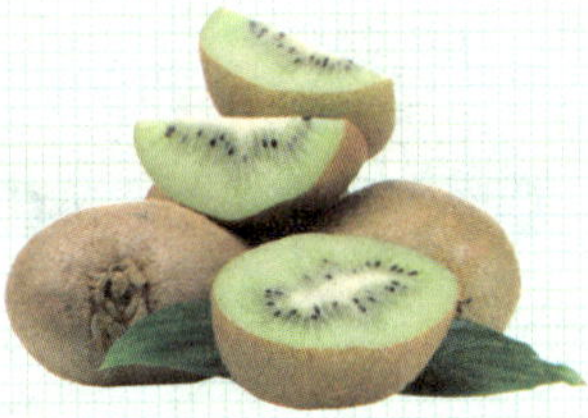

热量：254.98千焦 / 100克

### 食疗功效

猕猴桃中含有铬，能刺激胰岛细胞分泌胰岛素，有效降低高血糖患者的血糖水平。猕猴桃中的膳食纤维有1/3是果胶（特别是皮和果肉接触的部分），果胶可降低血液中胆固醇浓度，抑制胆固醇在动脉内壁沉积，防治高血脂。

### 食用建议

坚硬状态的猕猴桃并不好吃，口感酸涩。把猕猴桃和已经成熟的其他水果放在一起，这样可促进其成熟。

# 西瓜

**软化血管，降低血脂**

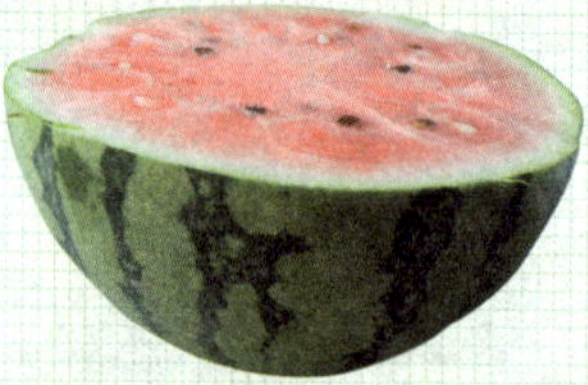

热量：108.68千焦 / 100克

### 食疗功效

西瓜中所含的维生素和矿物质能降低血脂、软化血管，可辅助治疗高血压等症；其含有的矿物质还具有利尿的作用，可将不溶性蛋白质转化为可溶性蛋白质，减轻肾炎患者的负担，对高血压并发肾炎患者有好处。

### 食用建议

西瓜可切块食用，也可榨汁食用，稍稍冰镇后食用效果更佳。西瓜皮也有一定的食疗作用，可与鸡蛋液搅拌后清炒。

调养食谱

## 西瓜绿豆粥

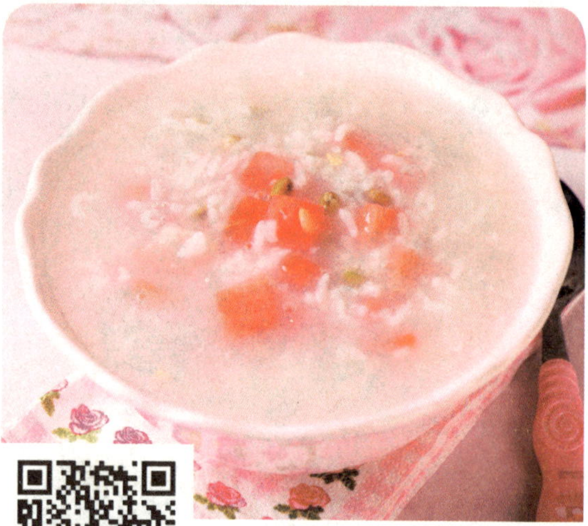

**原料：** 水发大米95克，水发绿豆45克，西瓜肉80克

**调料：** 白糖适量

**做法：**

①西瓜肉切薄片，再切条，改切成小块。

②砂锅中注入清水烧开，倒入洗好的大米、绿豆，搅拌均匀。

③盖上盖，烧开后用小火煮约30分钟至食材熟透。

④揭盖，加少许白糖，拌煮至溶化。

⑤倒入西瓜块，快速拌匀即可。

**能量计算** 总热量约2068.68千焦，蛋白质16.9克
脂肪1.2克，糖类107.9克

## 调养食谱　红薯栗子饭

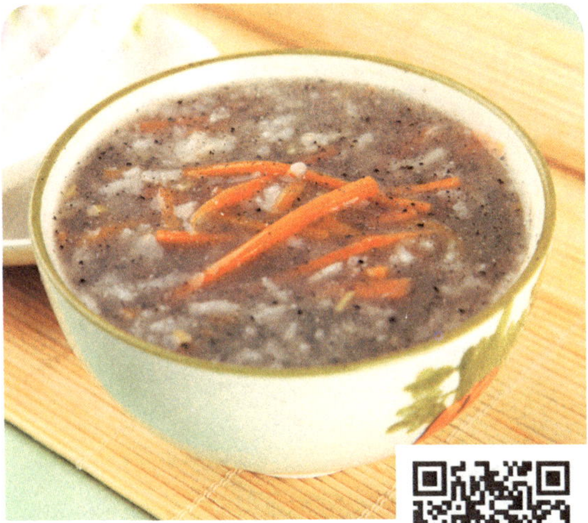

◐ **原料：** 红薯200克，胡萝卜120克，板栗肉15克，稀饭230克，黑芝麻粉35克

◐ **调料：** 芝麻油适量

◐ **做法：**

①锅中注入适量清水烧开，放入板栗肉煮至断生，捞出，沥干。

②胡萝卜、去皮红薯切细丝，放凉的板栗肉切细丝。

③砂锅中倒入芝麻油、板栗、胡萝卜、红薯，炒香；加入清水，大火煮至沸腾。

④放入稀饭，拌匀搅散，烧开后改用小火煮约15分钟至熟。

⑤倒入黑芝麻粉，拌匀煮沸，盛出即可。

**能量计算** 总热量约3021.30千焦，蛋白质16.7克，脂肪17.6克，糖类134.3克

# 红薯

**促进胃肠蠕动，通便排毒**

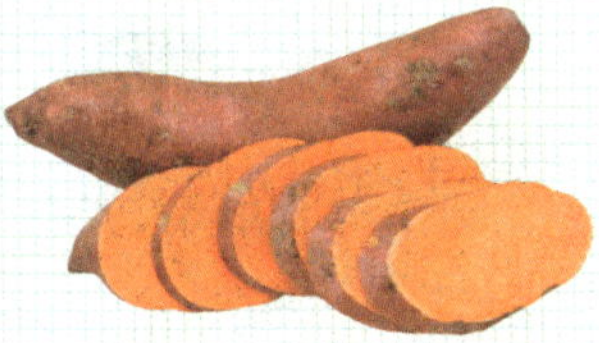

热量：413.82千焦 / 100克

### 食疗功效

红薯能有效阻止糖类变为脂肪，预防脂肪沉积引起的高血脂。红薯中含有的大量膳食纤维，在肠道内无法被消化吸收，但能增强肠道蠕动，促进胆固醇排出；同时，纤维素还能吸收一部分葡萄糖，使血液中的含糖量减少，有助于缓解糖尿病的症状。

### 食用建议

红薯容易刺激胃液分泌，引起腹胀打嗝，可将切成块状的红薯放在盐水里浸泡后再煮。

# 绿豆

防治高血压、高血脂

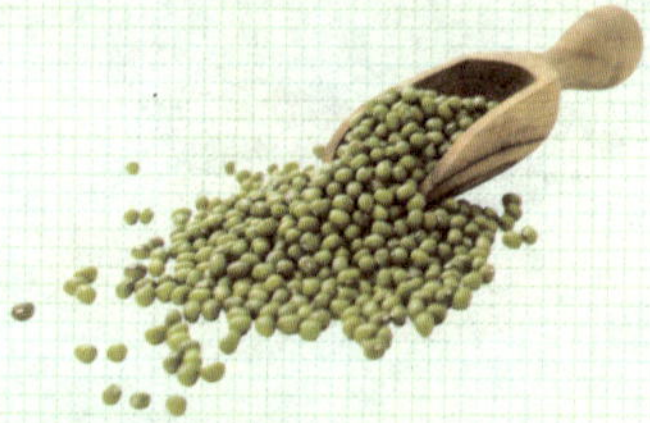

热量：1375.22千焦 / 100克

## 食疗功效

绿豆中含有的多糖能增加血清脂蛋白酶的活性，使三酰甘油水解达到降血脂的功效，从而防治高血脂和高血压；绿豆中含有的球蛋白和多种氨基酸，能促进体内胆固醇在肝脏中分解成胆酸，加速胆汁中胆盐分泌，具有防治高血脂的作用。

## 食用建议

优质绿豆的外皮呈蜡质，颗粒饱满、均匀，且很少有破碎，无虫，不含杂质。

## 调养食谱 陈皮绿豆汤

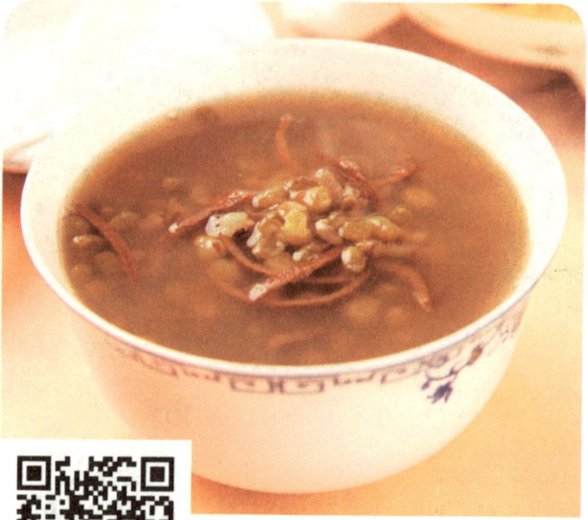

**原料：** 水发绿豆200克，水发陈皮丝8克

**调料：** 冰糖适量

**做法：**

①砂锅中注入适量清水烧开，倒入绿豆，搅拌匀。

②盖上锅盖，煮开后转小火煮40分钟至其熟软。

③揭盖，倒入陈皮，搅匀；盖上锅盖，续煮15分钟。

④揭开锅盖，倒入冰糖，拌煮至溶化。

⑤将煮好的绿豆汤盛入碗中即可。

**能量计算** 总热量约2641.76千焦，蛋白质43.2克，脂肪1.6克，糖类112.0克

## 调养食谱 黄豆小米粥

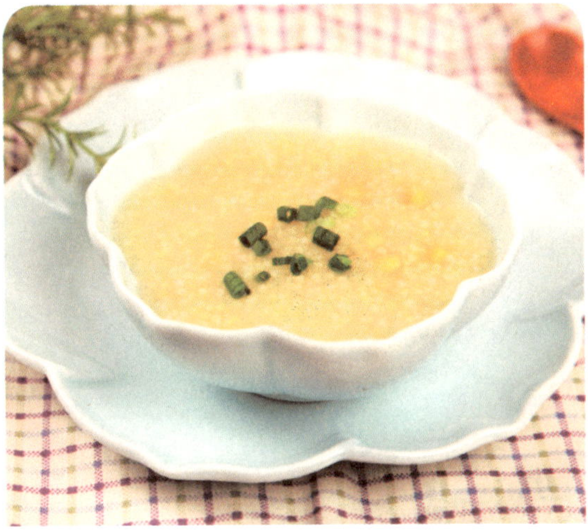

◐原料：小米120克，水发黄豆80克，葱花少许

◐调料：盐3克

◐做法：

①砂锅中注水烧开，倒入泡好洗净的小米、黄豆，拌匀。

②加盖，用大火煮开后转小火续煮60分钟至食材熟软。

③揭盖，加入盐，拌匀调味。

④煮好的粥盛入碗中，撒上葱花即可。

**能量计算** 总热量约2996.22千焦，蛋白质38.8克 脂肪16.5克，糖类17.5克

# 黄豆

**强化胰岛素的作用**

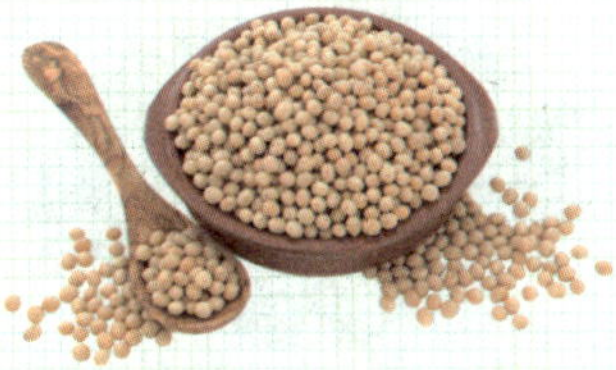

热量：1630.20千焦／100克

### 食疗功效

黄豆中含有的锌是胰岛素合成的必要物质，而含有的硒能强化胰岛素的作用，抑制血糖上升，对稳定血糖有利；黄豆中含有的大豆异黄酮，可降低血液中胆固醇的含量，且含有的卵磷脂还能把脂肪乳化成小颗粒，从而降低血脂。

### 食用建议

生黄豆中含有不利于健康的抗胰蛋白酶和凝血酶，所以黄豆不宜生食，夹生黄豆也不宜吃。

# 黑豆

血糖生成指数低

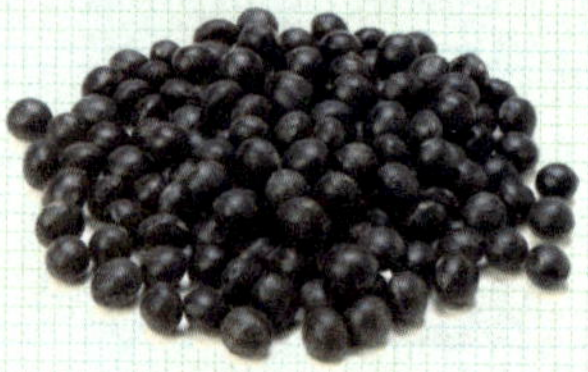

热量：1676.18千焦 / 100克

### 食疗功效

黑豆的血糖生成指数低，能缓解糖尿病患者的病情，常食黑豆还能减少主食的摄入量，起到间接降糖的作用；黑豆的油脂中主要为不饱和脂肪酸，它可促进血液中胆固醇的代谢，避免过多胆固醇堆积在体内，减少血脂的生成。

### 食用建议

黑豆以豆粒完整、大小均匀、颜色乌黑者为佳，表面有研磨般光泽的不要选购。

## 调养食谱 黑豆莲藕鸡汤

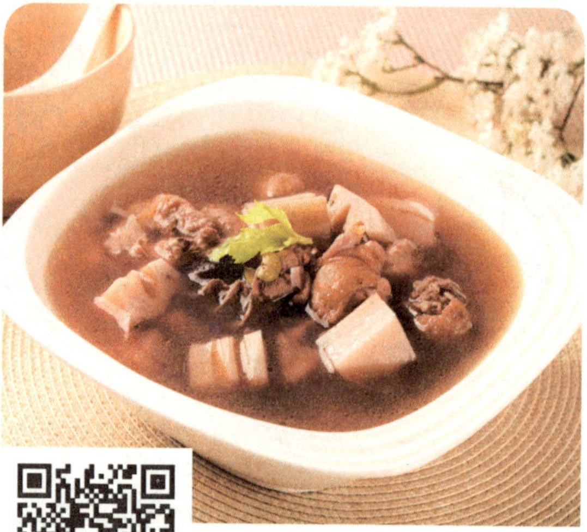

**原料：** 水发黑豆100克，鸡肉300克，莲藕180克，姜片少许

**调料：** 盐、鸡粉各少许，料酒5毫升

**做法：**

①洗净去皮的莲藕切丁，洗好的鸡肉切小块。

②锅中注水烧开，倒入鸡块，氽煮，去除血水后捞出，沥干水分。

③砂锅中注水烧开，放入姜片、鸡块、黑豆、藕丁；淋入料酒，煮沸后用小火炖煮约40分钟至食材熟透。

④加入盐、鸡粉，续煮至入味即可。

**能量计算** 总热量约3511.20千焦，蛋白质106.3克，脂肪23.2克，糖类64.0克

## 调养食谱 芝麻山药饭

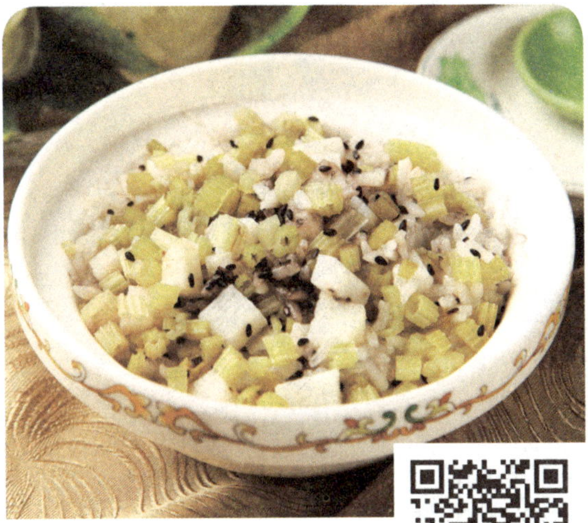

**原料：** 水发大米140克，熟黑芝麻30克，芹菜40克，山药120克

**做法：**

①将洗净去皮的山药切片，再切成条，改切成小丁块；洗净的芹菜切碎。

②蒸碗中倒入洗好的大米，放入山药、芹菜，搅拌均匀。

③撒上黑芝麻，注入适量清水。

④蒸锅上火烧开，放入蒸碗，用中火蒸约30分钟至食材熟透。

⑤取出蒸碗即可。

**能量计算** 总热量约2994.97千焦，蛋白质18.7克 脂肪15.2克，糖类132.7克

## 芝麻

维持血糖的稳定

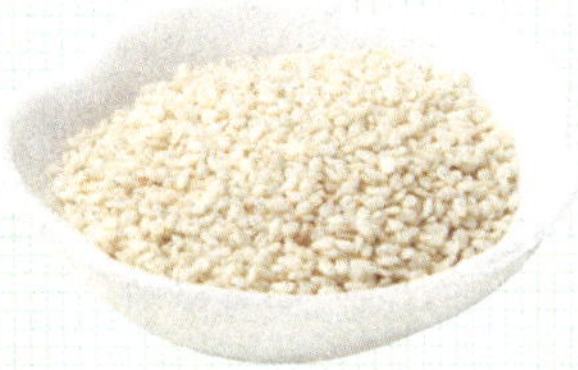

热量：2219.58千焦 / 100克

### 食疗功效

芝麻富含芝麻素和芝麻林酚素，能增加肝脏及肌肉中的糖原含量，减少糖原分解产生过多的热量，有助于血糖的稳定；其含有的维生素E，还可清除生物膜内产生的自由基，保护胰岛细胞，缓解糖尿病并发神经系统疾病。

### 食用建议

优质芝麻的色泽鲜亮、纯净，大而饱满，嘴尖而小。芝麻应存放在干燥的罐子里，密封后放在通风避光的地方。

# 红豆

降压、降脂、排毒

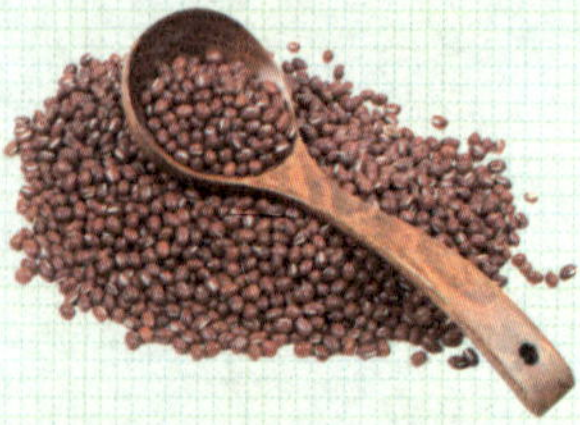

热量：1354.32千焦 / 100克

## 食疗功效

红豆中含有的维生素$B_1$、维生素$B_2$可帮助葡萄糖转变成能量，减少人体对葡萄糖的吸收，从而降低血糖，有助于高血糖患者稳定餐后血糖；红豆还是高钾低钠的食物，具有良好的降血压、清脂的作用。

## 食用建议

红豆选择有光泽、形态饱满、无虫蛀的为佳，应放在干燥通风处存储。红豆宜与其他谷类搭配做成豆饭或豆粥食用。

调养食谱

## 红豆煮苦瓜

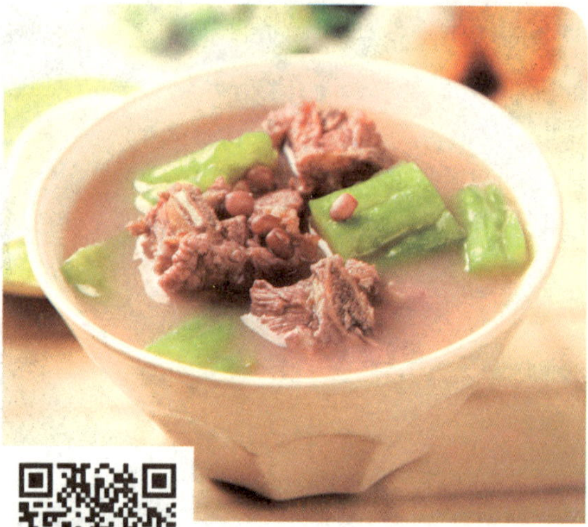

**原料：**水发红豆200克，猪骨300克，苦瓜100克，姜片、葱段各少许

**调料：**盐3克，鸡粉2克，料酒适量

**做法：**

①将洗净的苦瓜切开，去瓤，切成小块。

②锅中注水烧开，倒入猪骨，淋入料酒，略煮汆去血水，捞出。

③砂锅中注水烧开，倒入红豆、猪骨，放入姜片、葱段，淋入料酒，拌匀，加盖煮开后转小火煮40分钟。

④揭盖，倒入苦瓜块，续煮30分钟至食材熟透；加入盐、鸡粉，拌匀即可。

**能量计算** 总热量约6148.78千焦，蛋白质91.5克，脂肪70.6克，糖类133.8克

## 调养食谱 玉米拌豆腐

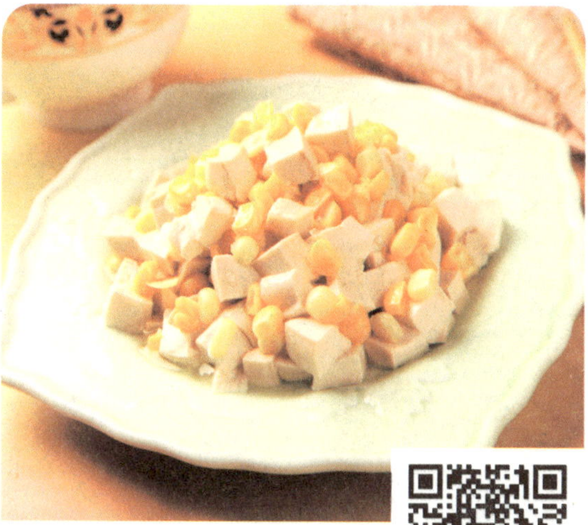

◐ 原料：鲜玉米粒150克，豆腐200克

◐ 调料：白糖3克

◐ 做法：

①洗净的豆腐切厚片，再切粗条，改切成丁。

②蒸锅注水烧开，放入装有鲜玉米粒和豆腐丁的盘子，加盖，用大火蒸30分钟至食材熟透。

③揭盖，取出蒸好的食材倒入盘中，趁热撒上白糖即可食用。

**能量计算** 总热量约1341.78千焦，蛋白质22.2克

脂肪9.2克，糖类42.6克

## 豆腐

补血益气，降血脂

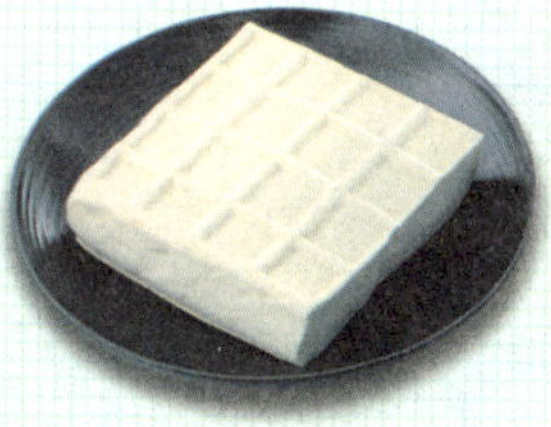

热量：342.76千焦 / 100克

### 食疗功效

豆腐富含优质蛋白，脂肪含量低，有补虚益气的作用，能保护血管细胞，非常适合高血压、高血脂人群食用。豆腐中所含的维生素E，能消除活性氧，预防血管壁氧化破坏。

### 食用建议

豆腐存放时间过久易腐败变质，购买后应浸泡于水中，并放入冰箱冷藏，烹调前再取出即可。

# 牛奶

平衡体液，调节血压

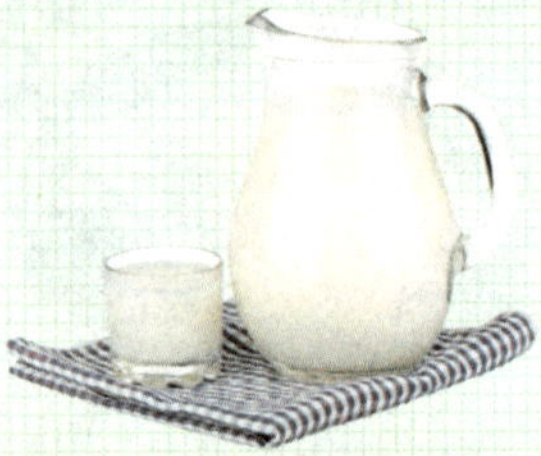

热量：225.72千焦 / 100克

## 食疗功效

牛奶中含有的完全蛋白质易于人体吸收，能满足“三高”人群对蛋白质的需求。牛奶富含矿物质钙，有助于平衡人体体液，稳定情绪，调节血压；还能促进机体产生更多的降解脂肪的酶，预防肥胖。

## 食用建议

牛奶的脂肪含量低，且在饮用前吃一些面包等食物，有助于对血压和血脂的控制，对缓解“三高”病症有利。

调养食谱

## 红枣牛奶饮

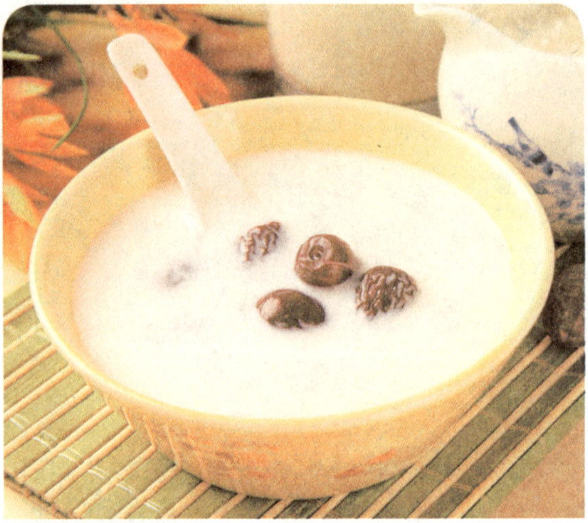

**原料：** 牛奶200毫升，红枣30克

**调料：** 白糖15克

**做法：**

①砂锅中注水烧开，倒入洗好的红枣，拌匀。

②盖上盖，用大火煮开后转小火续煮30分钟至熟软。

③揭盖，倒入牛奶，拌匀；加入白糖，搅拌至白糖完全溶化。

④盖上盖，用小火煮3分钟至入味。

⑤煮好的甜品汤盛入碗中即可。

**能量计算** 总热量约1030.79千焦，蛋白质7.0克，脂肪6.6克，糖类42.0克

## 调养食谱 水果酸奶沙拉

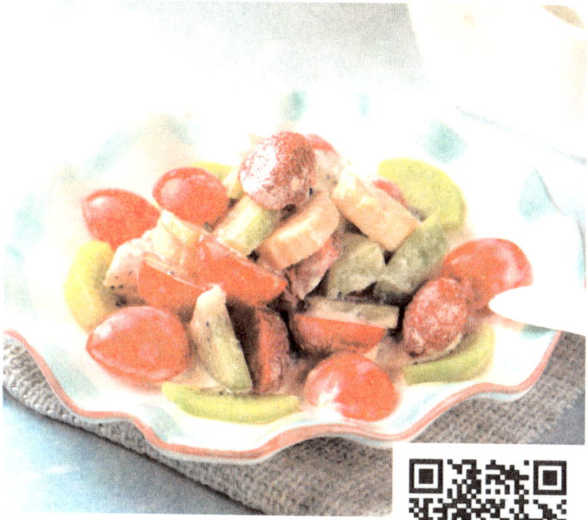

原料：火龙果120克，香蕉110克，猕猴桃、圣女果各100克，草莓95克，酸奶100毫升

调料：沙拉酱10克

做法：

①将洗净的圣女果、草莓切成小块；香蕉去皮，把果肉切成小块；洗净去皮的猕猴桃切成小块；火龙果取出果肉，切成小块。

②把切好的水果装入碗中，倒入酸奶，加入沙拉酱，搅至食材入味。

③拌好的水果沙拉倒入盘中即成。

**能量计算** 总热量约975.61千焦，蛋白质6.8克，脂肪4.5克，糖类47.6克

## 酸奶

**促进消化，降低血脂**

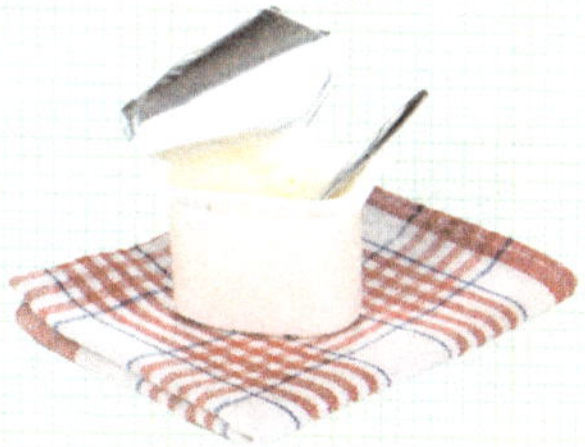

热量：300.96千焦 / 100克

### 食疗功效

酸奶富含乳酸菌等益生菌，具有促进消化、清除体内三酰甘油和胆固醇的作用，常食有助于降低血脂；且乳酸菌进入人体后还会产生大量的B族维生素，对调节机体内分泌平衡、保持血液畅通有利，能缓解“三高”症状。

### 食用建议

酸奶遇高温会降低其营养价值，应避免。酸奶可与其他果汁搭配食用，不仅营养均衡，而且口感更佳。

# 兔肉

补中益气，凉血解毒

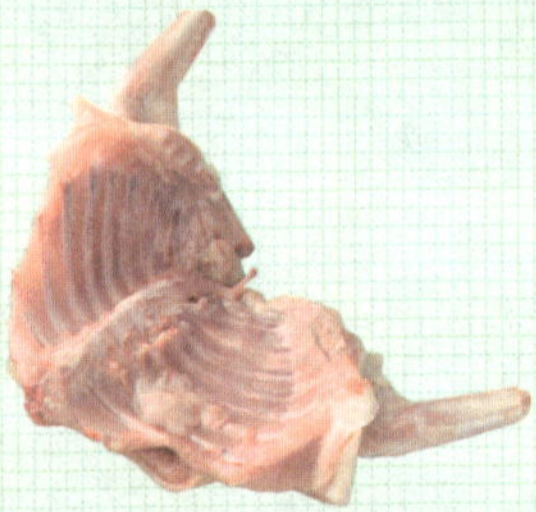

热量：698.06千焦 / 100克

### 食疗功效

兔肉入肝、大肠经，有补中益气、凉血解毒的功效，能消渴生津，适合高血糖患者食用；兔肉是典型的高蛋白、低脂肪食物，其胆固醇含量较低，符合“三高”人群的饮食特点。

### 食用建议

兔肉可煎、炸、蒸，还可红烧或清炖等。清炖兔肉的口味清淡，少油、盐，比较适合“三高”人群食用。

## 调养食谱 红枣板栗焖兔肉

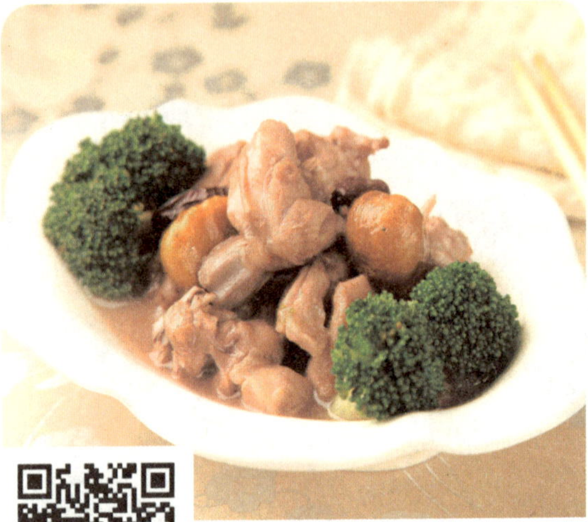

**原料：** 兔肉块230克，板栗肉80克，红枣15克，姜片、葱条各少许

**调料：** 料酒7毫升，盐、鸡粉各2克，胡椒粉3克，芝麻油3毫升，水淀粉10毫升、食用油适量

**做法：**

①锅中注入适量清水烧开，倒入兔肉块，汆去血水，淋入料酒，放入姜片、葱条，略煮，捞出。

②用油起锅，放入兔肉块，炒匀；倒入姜片、葱条，爆香；加入清水、红枣、板栗肉、料酒，烧开后用小火焖约40分钟。

③加盐拌匀，焖15分钟；加鸡粉、胡椒粉、芝麻油，水淀粉勾芡，大火收汁即可。

**能量计算** 总热量约1764.80千焦，蛋白质49.2克 脂肪5.7克，糖类46.0克

## 调养食谱 白玉菇炒牛肉

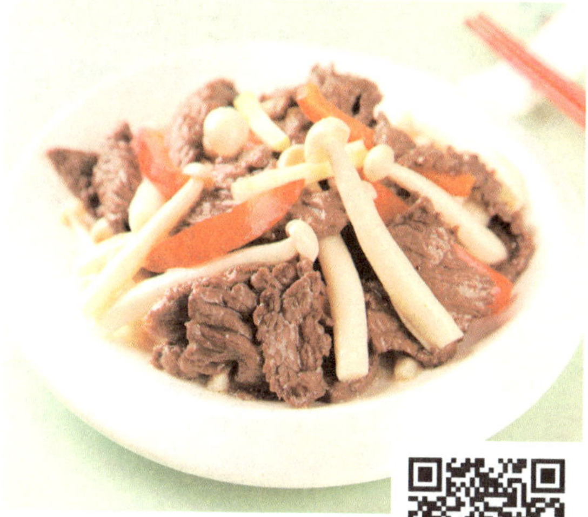

**原料：** 白玉菇100克，牛肉150克，红椒15克，姜片、蒜末、葱白各少许

**调料：** 盐3克，嫩肉粉1克，鸡粉、生抽、料酒、水淀粉、食用油各适量

**做法：**

①将白玉菇切去根部，再切两段；红椒切丝。

②牛肉切片，装碗，加盐、生抽、鸡粉、嫩肉粉、水淀粉抓匀，加食用油，腌制10分钟至入味。

③锅中注水烧开，加入食用油、盐，倒入白玉菇、红椒，焯熟后捞出。

④用油起锅，倒入姜片、蒜末、葱白，爆香；倒入牛肉，炒至转色；淋入料酒，倒入白玉菇、红椒，翻炒匀；加入盐、鸡粉、生抽，倒入水淀粉，炒匀即可。

**能量计算** 总热量约927.12千焦，蛋白质33.9克，脂肪5.4克，糖类18.0克

## 牛肉

**促进胰岛素的合成**

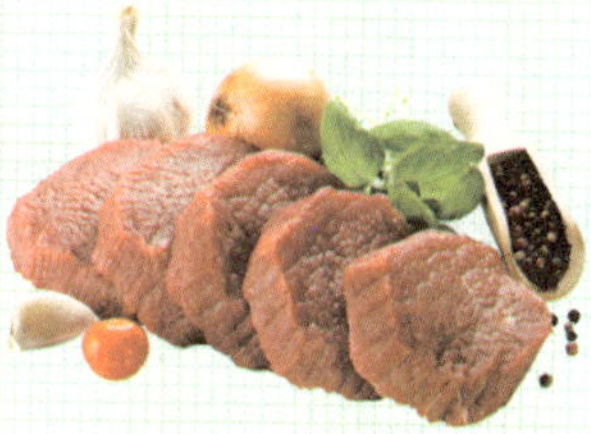

热量：522.50千焦／100克

### 食疗功效

牛肉富含锌和优质蛋白。锌除了能支持蛋白质的合成，还能提高胰岛素合成代谢的效率，帮助糖尿病患者控制血糖，缓解消瘦等症状；牛肉中含有丰富的蛋白质和氨基酸，能提高机体的抗病能力，可补中益气，预防感染性疾病。

### 食用建议

选购牛肉时，最好选择牛里脊肉或牛腿肉。牛肉与芹菜搭配食用，对“三高”人群很有益处，既能降压又能降脂。

# 鸭肉

润五脏，降胆固醇

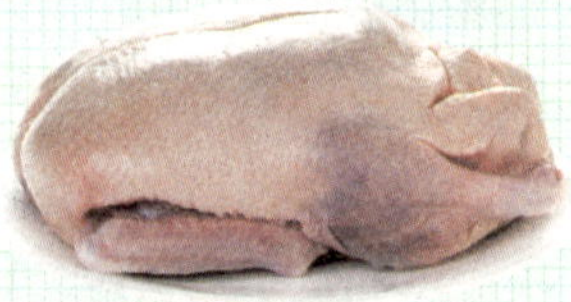

热量：1003.2千焦／100克

### 食疗功效

鸭肉有滋五脏之阴、清虚劳之热、补血行水、养胃生津、利小便、除水肿的功效。鸭肉中的脂肪大多为不饱和脂肪酸，有助于降低胆固醇，对防治心脑血管疾病有益；鸭肉中含有的B族维生素，还能促进热量代谢，有助于血脂的控制。

### 食用建议

鸭胸肉含脂肪最少，热量也较低，适合“三高”人群食用。鸭胗、鸭肝中的胆固醇含量较高，应尽量少吃或不吃。

调养食谱

## 鸭肉蔬菜萝卜卷

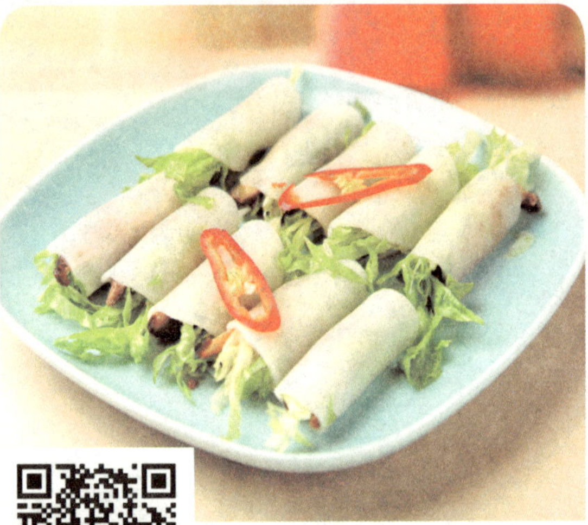

**原料：** 鸭肉140克，水发香菇45克，白萝卜100克，生菜65克

**调料：** 料酒8毫升，生抽3毫升，鸡粉2克，水淀粉10毫升，白糖3克，白醋12毫升，盐、食用油各适量

**做法：**

①香菇去蒂，切成丝；生菜切除根部，切细丝；鸭肉切片，再切丝；白萝卜去皮，切薄片。

②萝卜片装碗，加入盐、白糖、白醋，腌制20分钟至变软；鸭肉装碗，加入生抽、料酒、水淀粉，腌制15分钟至入味。

③用油起锅，倒入鸭肉、香菇，炒匀；加入料酒、生抽、鸡粉、水淀粉调味，盛出，制成馅料。

④取萝卜片，依次放入少许馅料、生菜，卷成蔬菜卷即可。

**能量计算** 总热量约1568.75千焦，蛋白质24.5克，脂肪28.1克，糖类9.0克

## 调养食谱 三油西芹鸡片

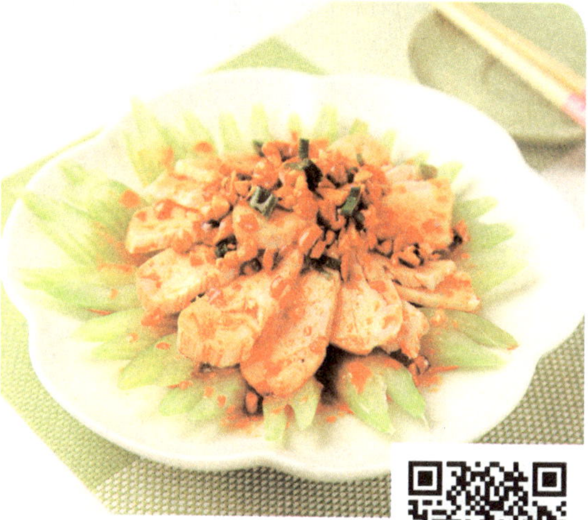

原料：鸡胸肉170克，西芹100克，花生碎30克，葱花少许

调料：盐2克，鸡粉2克，料酒7毫升，生抽4毫升，辣椒油6毫升

做法：

①锅中注水烧热，倒入鸡胸肉，淋入料酒，烧开后用中火煮约15分钟至熟，捞出。
②西芹切段，鸡胸肉切片。
③锅中注水烧开，倒入西芹，煮至熟，捞出。
④碗中加入盐、鸡粉、生抽、辣椒油、花生碎、葱花，拌匀，调成味汁。
⑤盘中倒入西芹、鸡肉，浇上味汁即可。

**能量计算** 总热量约1701.26千焦，蛋白质41.1克  
脂肪21.9克，糖类15.6克

# 鸡肉

**温中益气，补虚损**

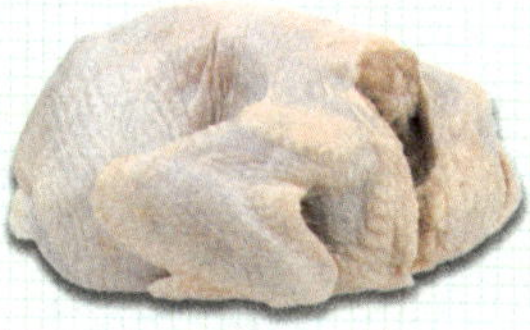

热量：698.06千焦 / 100克

### 食疗功效

鸡肉有温中益气、补精添髓、益五脏、补虚损的作用，适宜虚劳瘦弱的高血糖患者食用；鸡肉中含有的优质蛋白质，易被人体吸收，能增强“三高”人群的体质；鸡肉中还含有维生素A，能改善“三高”引起的视力下降。

### 食用建议

鸡肉与山药同炖，可利用山药中含有的黏蛋白阻止血脂在血管壁的沉积，起到预防高血压和高血脂的作用。

# 鸡蛋

**改善血液循环，降血脂**

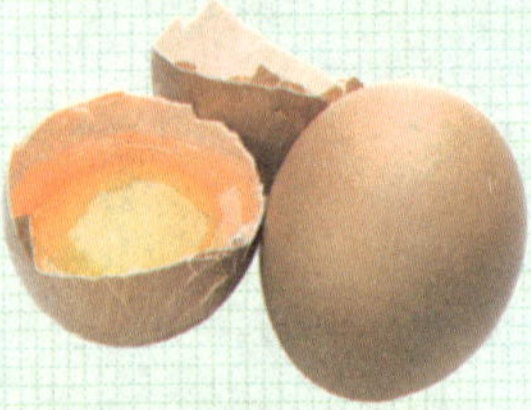

热量：601.92千焦 / 100克

### 食疗功效

鸡蛋富含优质蛋白质，具有修复肝脏组织的功效，对高血糖患者的肝脏有较好的保护作用；鸡蛋黄富含卵磷脂，可以乳化分解胆固醇和中性脂肪，使之排出体外，起到降血脂的作用。

### 食用建议

“三高”人群食用鸡蛋，一般以每天不超过2个为宜。鸡蛋不宜与柿子等同食，以免造成腹泻。

## 调养食谱 脱脂奶鸡蛋羹

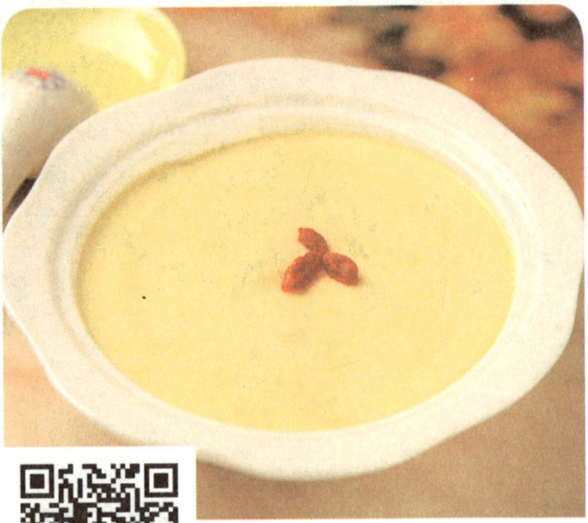

**原料：** 鸡蛋2个，脱脂牛奶150毫升

**做法：**

①鸡蛋打入碗中，搅散；倒入脱脂牛奶，加入适量清水，搅拌匀，制成蛋液。

②蒸碗中倒入调好的蛋液，至八分满，再覆上一层保鲜膜，静置一小会儿。

③蒸锅上火烧开，放入蒸碗，加盖，用大火蒸约10分钟至食材熟透。

④取出蒸碗，待稍微冷却后去除保鲜膜即可。

**能量计算** 总热量约808.83千焦，蛋白质17.7克 脂肪9.1克，糖类10.0克

## 调养食谱 豆腐蒸鹌鹑蛋

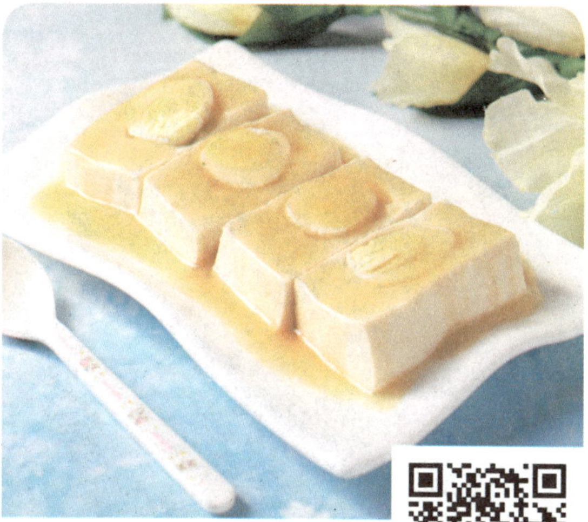

**原料：** 豆腐200克，熟鹌鹑蛋45克，肉汤100毫升

**调料：** 鸡粉2克，盐少许，生抽4毫升，水淀粉、食用油各适量

**做法：**

①将洗净的豆腐切条形，熟鹌鹑蛋对半切开。
②把豆腐装入蒸盘，挖小孔，放入鹌鹑蛋摆好压平，撒上少许盐。
③蒸锅上火烧开，放入蒸盘，用中火蒸约5分钟至熟。
④用油起锅，倒入肉汤，加入生抽、鸡粉、盐，倒入水淀粉搅匀，制成味汁，浇在豆腐上即可。

**能量计算** 总热量约1136.96千焦，蛋白质24.1克 脂肪14.3克，糖类12.9克

## 鹌鹑蛋

抑制血小板凝集

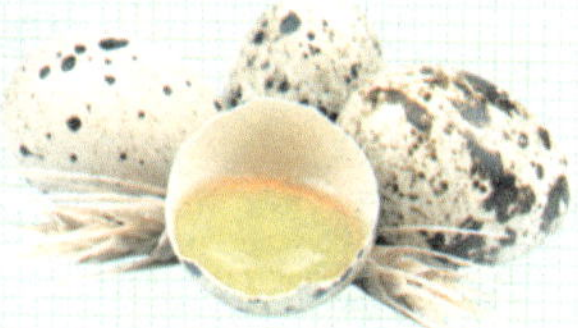

热量：668.80千焦 / 100克

### 食疗功效

鹌鹑蛋虽小，但营养丰富，其卵磷脂含量是普通鸡蛋的三四倍。卵磷脂有保护血管壁、抑制血小板凝集、阻止血栓形成的作用，可防治高血压、高血脂并发血栓等症。鹌鹑蛋还富含B族维生素，可辅助治疗高血糖引起的水肿。

### 食用建议

鹌鹑蛋可以直接煮食，其与牛奶一起食用，营养更丰富，适宜胃弱体虚型高血脂患者食用。

# 蛤蜊

加速胆固醇的排泄

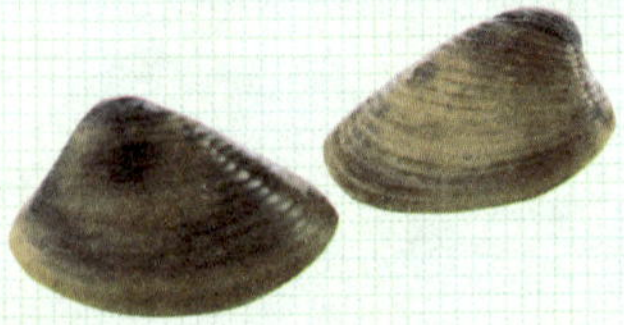

热量：259.16千焦 / 100克

### 食疗功效

蛤蜊肉中含一种具有降低血清胆固醇作用的不饱和脂肪酸，它兼有抑制胆固醇在肝脏合成和加速排泄胆固醇的独特作用，从而使体内胆固醇水平下降；蛤蜊肉中含有的牛磺酸还可以帮助胆汁合成，有助于胆固醇代谢，防治高血脂。

### 食用建议

蛤蜊的烹调方式有很多，而蒸、炖比较适合“三高”人群。蛤蜊本身的味道极为鲜美，所以不要多放盐、鸡粉等调料。

## 调养食谱 小白菜蛤蜊汤

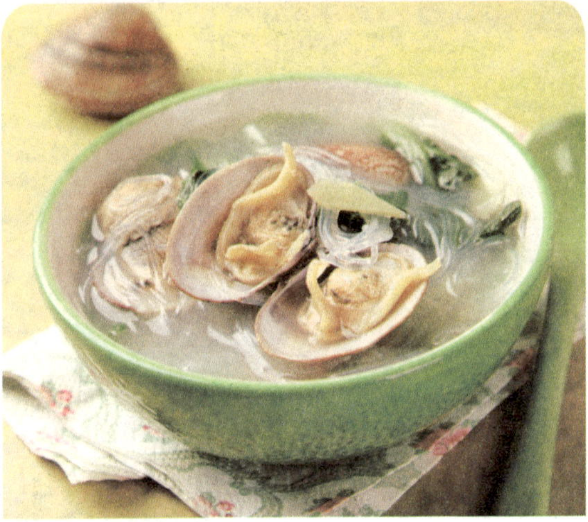

**原料：** 小白菜段60克，蛤蜊250克，水发粉丝30克，姜片少许

**调料：** 鸡粉、盐、胡椒粉、料酒、淡奶、食用油各适量

**做法：**

①锅中注入食用油烧热，放入姜片，爆香；倒入蛤蜊，翻炒均匀；淋入料酒，炒匀。

②锅中加入清水，煮约2分钟。

③放入粉丝，加入鸡粉、盐、胡椒粉，拌匀调味。

④倒入洗净切好的小白菜，煮至熟软。

⑤加入少许淡奶，搅拌均匀即可。

**能量计算** 总热量约665.04千焦，蛋白质9.2克 脂肪1.1克，糖类29.0克

## 调养食谱 金枪鱼蔬菜小米粥

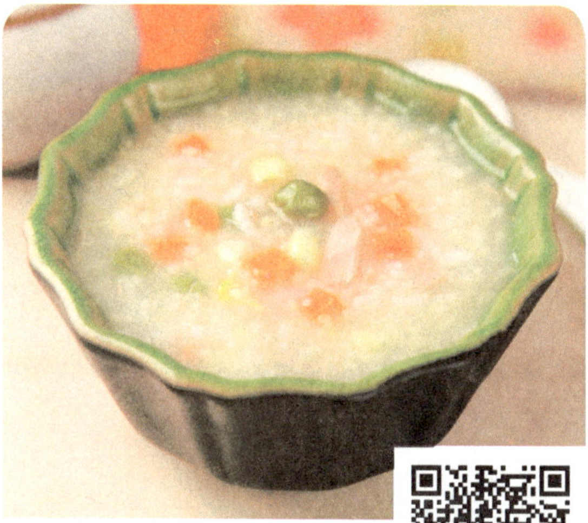

◐ 原料：罐装金枪鱼肉60克，水发大米100克，水发小米80克，胡萝卜丁55克，鲜玉米粒40克，豌豆60克

◐ 调料：盐2克

◐ 做法：

①砂锅中注入适量清水烧热，倒入小米、大米、鲜玉米粒、豌豆，放入胡萝卜、金枪鱼，拌匀。

②盖上盖，烧开后用小火煮约30分钟至食材熟透。

③揭开盖，加入适量盐，搅拌至食材入味。

④盛出煮好的粥即可。

**能量计算** 总热量约4916.93千焦，蛋白质45.2克
脂肪4.5克，糖类191.4克

# 金枪鱼

**促进糖的分解**

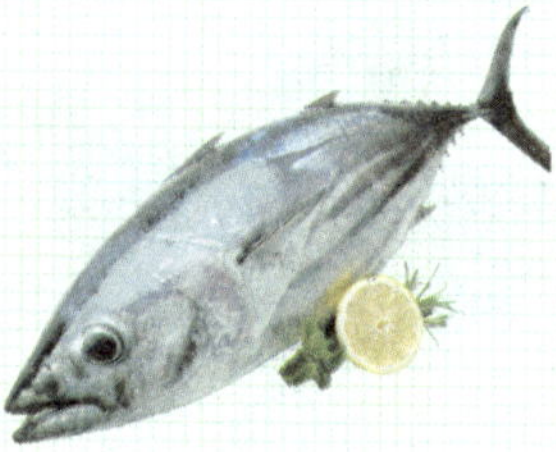

热量：413.82千焦 / 100克

### 食疗功效

金枪鱼中含有的脂肪酸大多为不饱和脂肪酸，所含的氨基酸种类齐全，还含有丰富的维生素及铁、钾、钙、镁、碘等多种矿物质，能改善胰岛细胞的功能，增强机体对糖分的分解，维持正常的血糖水平。

### 食用建议

金枪鱼的针骨粗大，熬汤的营养效果特别好。用金枪鱼制作成生鱼片，适合“三高”人群食用。

# 海参

**增强胰岛细胞的活性**

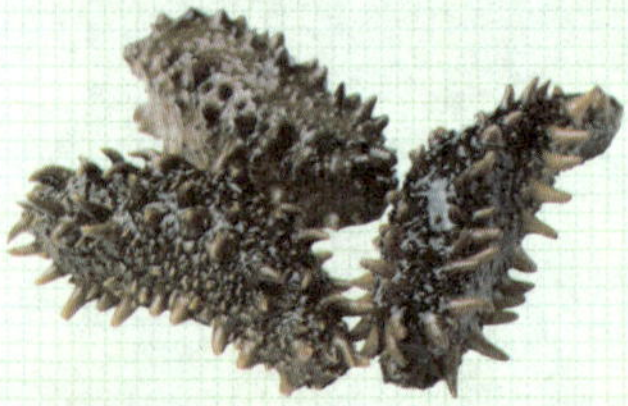

热量：326.04千焦 / 100克

### 食疗功效

海参含有蛋白质、钙、钾、锰等活性物质，脂肪含量极低，能调节体内脂质代谢，符合“三高”人群的饮食特点；海参中含有的多糖、烟酸、皂苷等物质能刺激体内营养物质的代谢，增强胰岛细胞的活性，有助于降低血糖。

### 食用建议

泡发海参时，切莫沾污油脂、碱、盐，否则会妨碍海参吸水膨胀。

## 调养食谱 桂圆炒海参

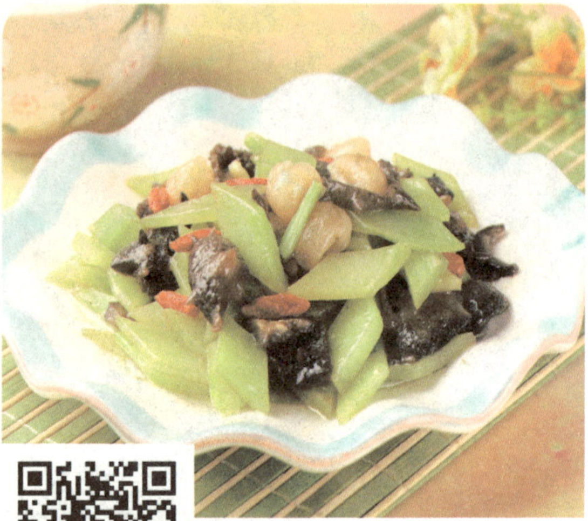

**原料：** 莴笋200克，水发海参200克，桂圆肉50克，枸杞、姜片、葱段各少许

**调料：** 盐、鸡粉各4克，料酒10毫升，生抽5毫升，水淀粉5毫升，食用油适量

**做法：**

①将洗净去皮的莴笋切薄片，海参洗净。

②锅中注水烧开，加入盐、鸡粉，放入海参，淋入料酒，拌匀，煮约1分钟。

③倒入莴笋，淋入食用油，拌煮约1分钟，捞出。

④用油起锅，放入姜片、葱段，爆香；倒入汆过水的食材，炒匀；加入盐、鸡粉、生抽，炒匀调味。

⑤倒入水淀粉勾芡，放入桂圆肉、枸杞，炒匀即可。

**能量计算** 总热量约896.61千焦，蛋白质16.5克 脂肪0.5克，糖类38.0克

## 调养食谱 带鱼南瓜汤

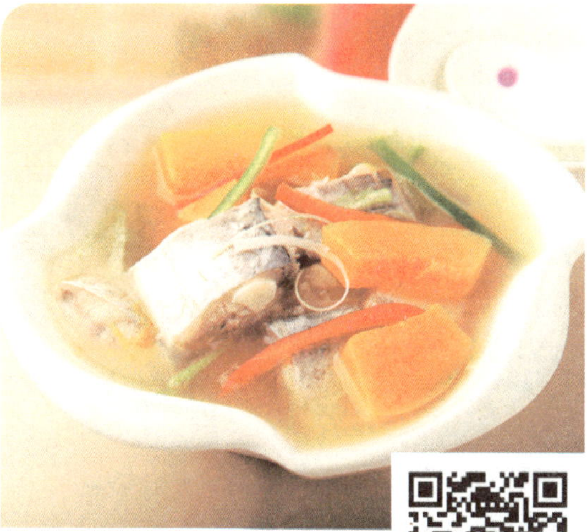

◐原料：带鱼270克，南瓜170克，青椒丝、红椒丝、葱丝、蒜末各少许

◐调料：盐、鸡粉各2克，料酒6毫升，生抽4毫升

◐做法：

①将洗净去皮的南瓜切成小段，处理干净的带鱼切成小段。

②砂锅中注水烧开，放入带鱼，淋入料酒，烧开后用小火煮约15分钟。

③倒入蒜末、南瓜，小火续煮至熟。

④加入盐、鸡粉、生抽，拌匀；放入青椒丝、红椒丝，拌匀。

⑤撒上葱丝，拌匀，用大火略煮一会儿即可。

**能量计算** 总热量约1589.65千焦，蛋白质49.0克 脂肪13.4克，糖类17.4克

# 带鱼

**预防高血压**

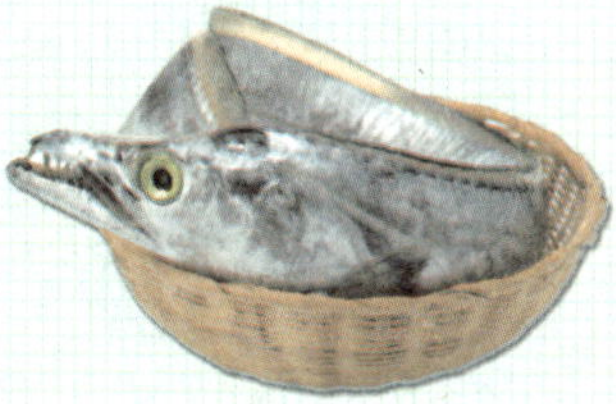

热量：530.86千焦 / 100克

### 食疗功效

带鱼中含有的镁元素，能保持血管弹性，对心血管系统有很好的保护作用，有利于预防高血压；带鱼还富含不饱和脂肪酸，具有降低胆固醇的作用，对高血脂有一定的食疗功效。

### 食用建议

带鱼储存前应洗净，沥干水分，然后抹上少许盐放入冰箱冷冻，这样既可让带鱼入味，又可以保存较长时间。

# 鳕鱼

**促进胆固醇的分解**

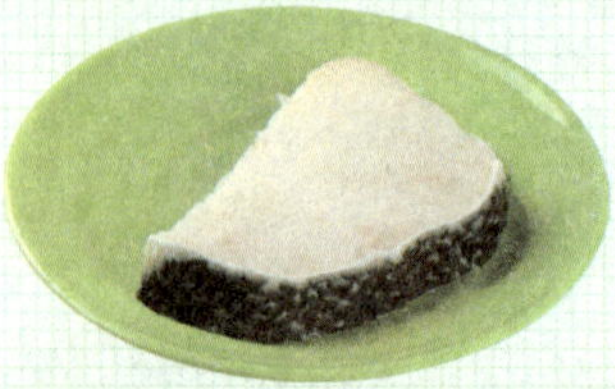

热量：367.84千焦 / 100克

### 食疗功效

鳕鱼中含有的蛋白质、维生素和矿物质等营养成分，易被人体吸收，能增强“三高”人群的体质；鳕鱼中含有的镁元素能与钾、磷等元素起协同作用，预防游离钙在血管壁的沉积，对预防高血压非常有利。

### 食用建议

新鲜鳕鱼以颜色雪白且未解冻的为佳，可精选鱼身中间部位切下的“全片鳕鱼”。

## 调养食谱 番茄汁鳕鱼

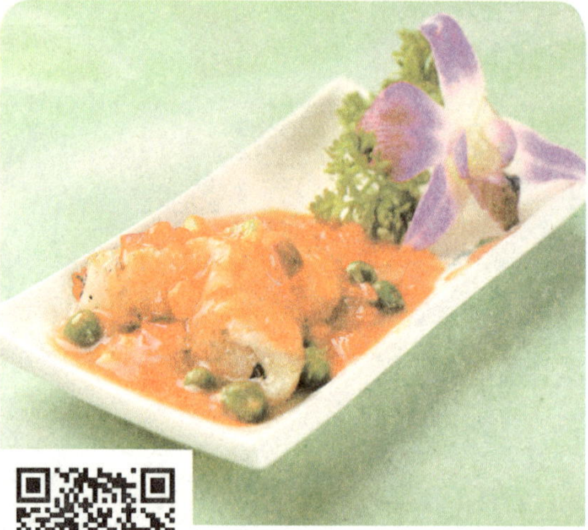

**原料：** 鳕鱼200克，西红柿100克，洋葱30克，豌豆40克，鲜玉米粒40克

**调料：** 盐2克，生粉3克，料酒3毫升，番茄酱10克，水淀粉、橄榄油各适量

**做法：**

①将去皮洗净的洋葱切成粒，西红柿切小块。

②鳕鱼装入碗中，加入料酒、盐、生粉，拌匀。

③锅中倒入橄榄油烧热，倒入鳕鱼，用小火煎至两面焦黄色，盛出。

④锅中注水烧开，倒入鲜玉米粒、豌豆，焯熟后捞出。

⑤锅中注油烧热，倒入洋葱、西红柿、玉米、豌豆，炒匀；加入清水，煮沸；加入盐、番茄酱、水淀粉，炒匀。

⑥鳕鱼装入盘中，浇上汤汁即可。

**能量计算** 总热量约1544.51千焦，蛋白质52.1克，脂肪2.7克，糖类39.8克

## 调养食谱　牡蛎豆腐汤

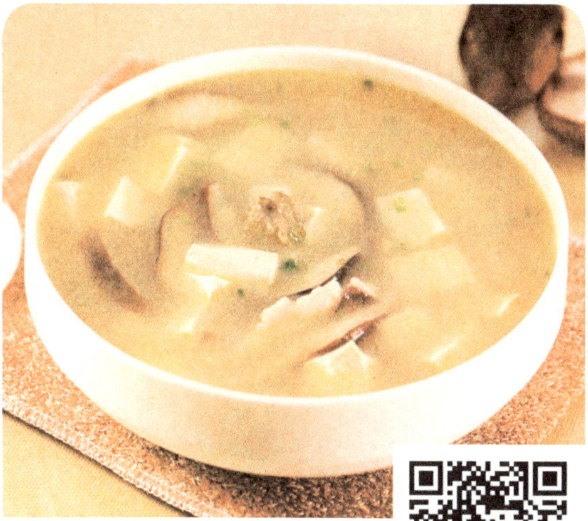

◐ 原料：豆腐200克，牡蛎肉120克，鲜香菇40克，姜片、葱花各少许

◐ 调料：盐3克，鸡粉、胡椒粉各少许，料酒4毫升，食用油适量

◐ 做法：

①将洗净的香菇切成粗丝，豆腐切成小方块。

②锅中注水烧开，加入盐、豆腐，煮约半分钟，捞出；再倒入牡蛎肉，煮至断生后捞出。

③用油起锅，放入姜片，爆香；倒入香菇、牡蛎肉、料酒，炒透；注入适量清水，大火煮沸；倒入豆腐，加入盐、鸡粉调味。

④待汤沸腾时撒入胡椒粉，续煮至入味；盛出汤料，撒上葱花即成。

**能量计算**　总热量约994.84千焦，蛋白质30.2克　脂肪7.5克，糖类10.5克

# 牡蛎

**降脂、降糖，促伤口愈合**

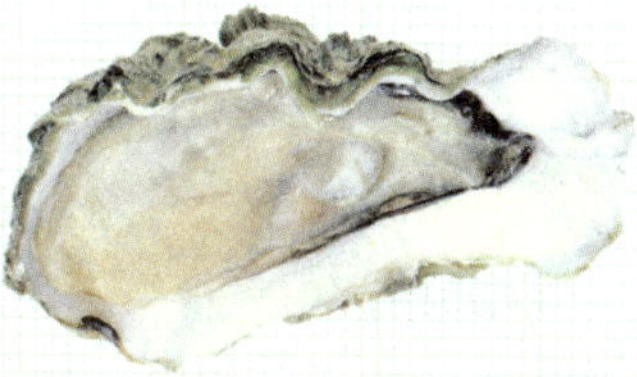

热量：305.14千焦 / 100克

### 食疗功效

牡蛎含有丰富的锌，能调节胰岛素和受体的水平，有降低血糖的作用；锌还能加速伤口或溃疡的愈合。牡蛎的牛磺酸含量也较高，有降低血脂的作用。

### 食用建议

购买牡蛎时，外壳饱满、裙边小的牡蛎肉质新鲜、肥美；用手可以掰开外壳或自然张开，表示牡蛎不新鲜。

# 鳝鱼

**调节血糖水平**

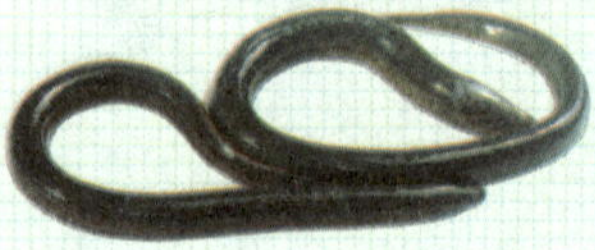

热量：372.02千焦 / 100克

### 食疗功效

鳝鱼中所含的特殊物质“鳝鱼素”能调节血糖，加之所含脂肪极少，对高血糖有较好的食疗作用。此外，常食鳝鱼还可增进视力，预防高血糖引起的视力问题；且对促进皮肤新陈代谢有益，可保护皮肤。

### 食用建议

将鳝鱼背朝下铺在砧板上，用刀背从头至尾拍打一遍，这样可使其在烹调时受热均匀，更易入味。

## 调养食谱 鳝鱼羹面

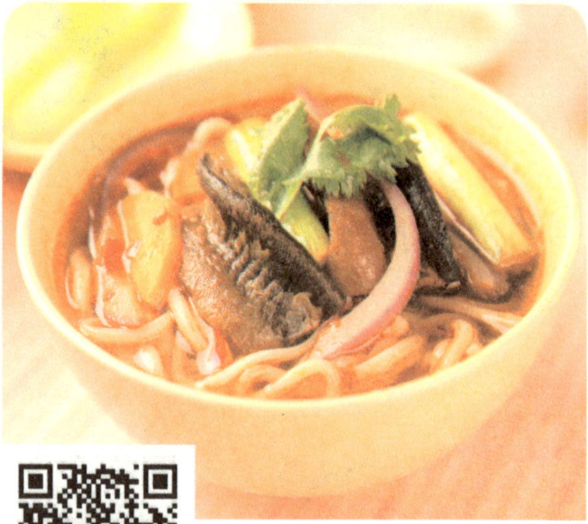

**原料：** 油面170克，鳝鱼肉50克，洋葱20克，蒜苗30克，胡萝卜40克，青椒8克，蒜末少许，柴鱼片汤500毫升

**调料：** 豆瓣酱10克，鸡粉少许，料酒2毫升，生抽5毫升，食用油适量

**做法：**

①将洋葱切成细丝，蒜苗切成长段，胡萝卜切成薄片，鳝鱼肉成切片。

②锅中注水烧开，放入油面，拌匀，中火煮约4分钟至熟，捞出装碗。

③用油起锅，放入蒜末，爆香；倒入鳝鱼片，淋入料酒，炒香；倒入蒜苗、洋葱、胡萝卜，加入豆瓣酱，炒出香辣味；注入柴鱼片汤，煮沸。

④加入生抽、鸡粉，调成汤料，浇在面条上即可。

**能量计算** 总热量约3632.42千焦，蛋白质46.4克 脂肪23.1克，糖类123.1克

## 调养食谱 三文鱼炒时蔬

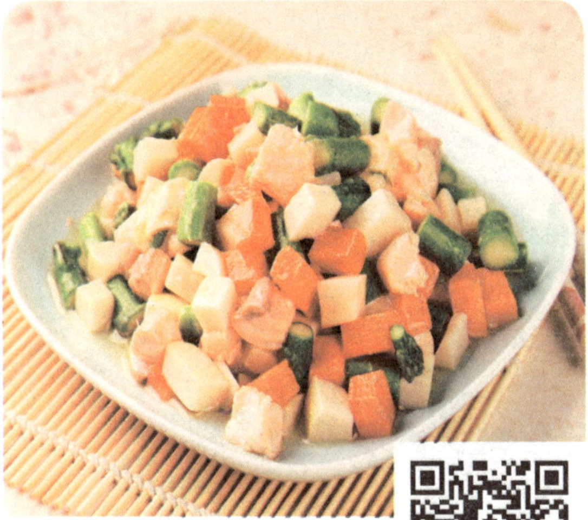

◐ 原料：三文鱼180克，芦笋95克，胡萝卜75克，杏鲍菇40克，奶酪35克

◐ 调料：盐3克，胡椒粉、食用油各适量

◐ 做法：

①将洗净的胡萝卜切成丁，芦笋切成小段，杏鲍菇切成丁，奶酪切成小块。

②三文鱼切小块，装碗，加入盐、胡椒粉，搅匀，腌制10分钟至入味。

③锅中注水烧开，倒入杏鲍菇、胡萝卜、芦笋，加入盐、食用油，焯熟后捞出。

④用油起锅，倒入三文鱼，炒至变色；加入奶酪，倒入食材，炒至奶酪化开；加入盐、胡椒粉，炒匀即可。

**能量计算** 总热量约1752.26千焦，蛋白质42.2克，脂肪22.6克，糖类13.9克

## 三文鱼

改善胰岛功能

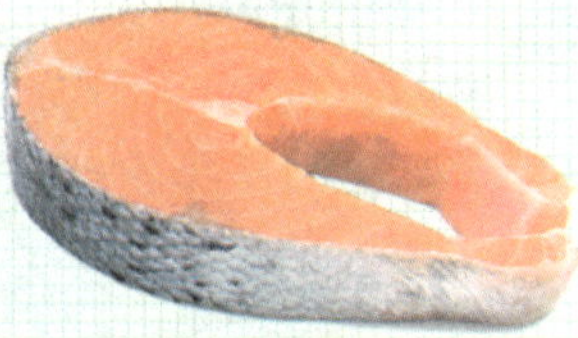

热量：581.02千焦 / 100克

### 食疗功效

三文鱼中含有较为均衡的维生素和矿物质，能为“三高”人群提供丰富的钙、铁、磷和锌等营养素；其含有的不饱和脂肪酸可改善人体胰岛功能。常食三文鱼，对维持血糖水平的稳定非常有利。

### 食用建议

三文鱼可以生食、煎炸或炒，但由于高温会破坏三文鱼中的活性物质，降低其营养价值，建议“三高”人群生食三文鱼。

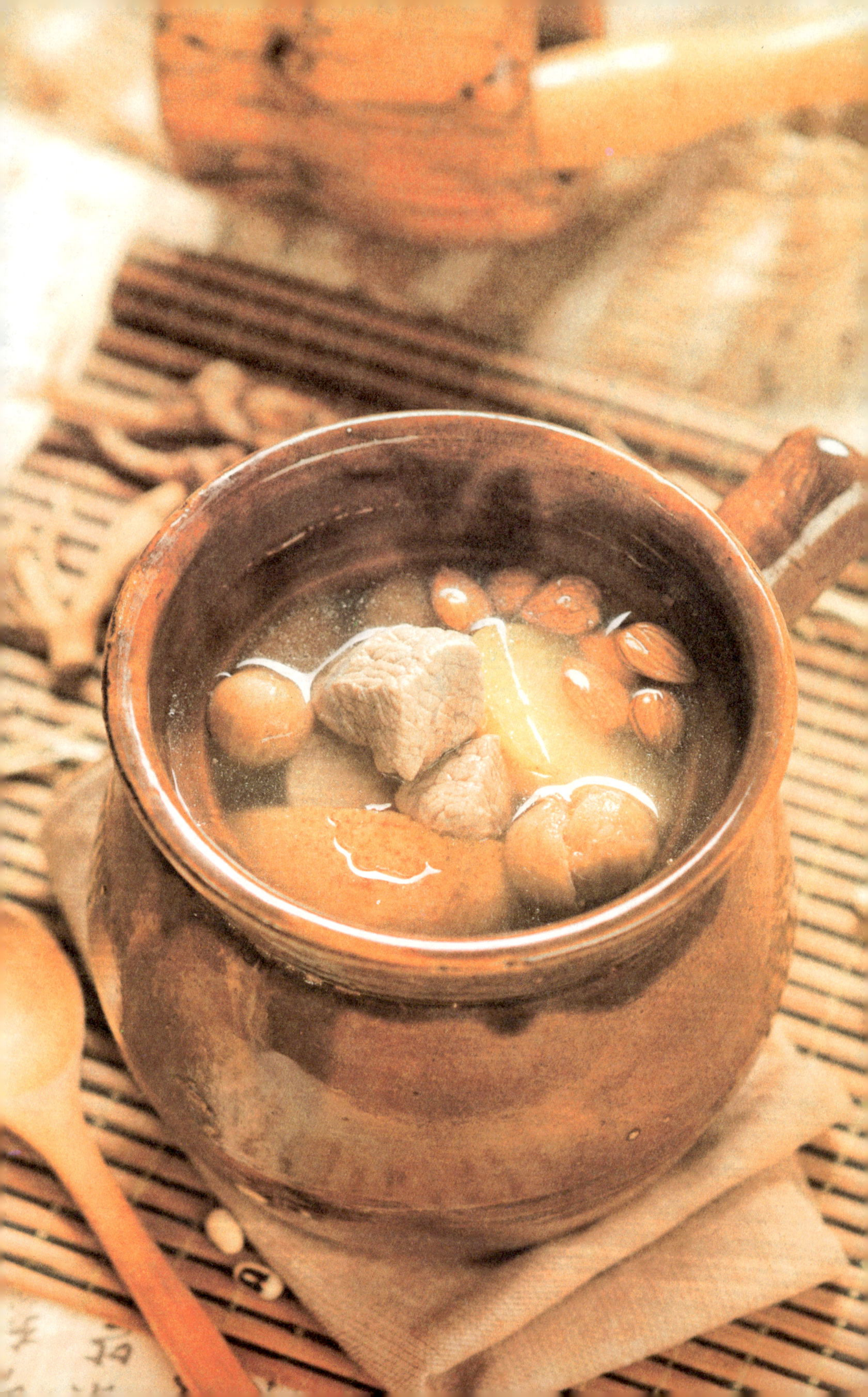

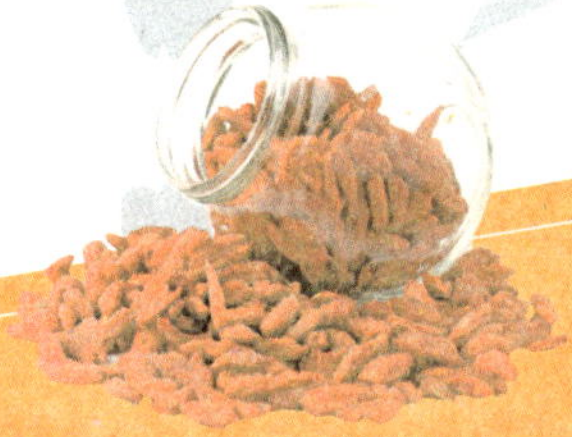

# Part 3 防治“三高”，选对中药材更关键

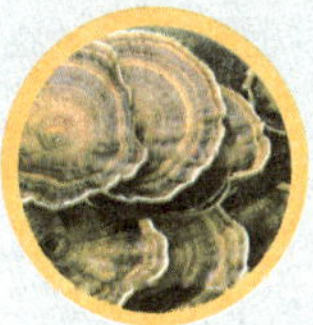

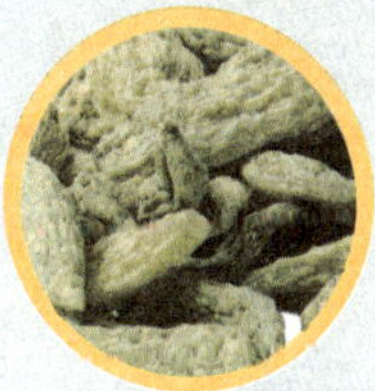

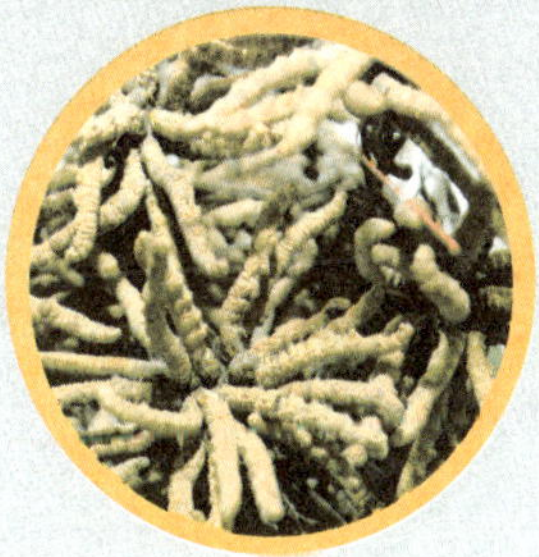

药膳强调“膳”，既不同于一般的中药方剂，又有别于普通的饮食。药膳以食物为主，适当搭配中药材，既能达到调养身体、防治疾病的目的，又能满足人们“厌于药，喜于食”的天性。

对此，本章精选适合“三高”人群日常调养的常见中药材，分别对其每日适用量、功效主治及使用宜忌进行了详细介绍，并提供安全、简便、有效的药膳方。

# 黄芪

EAT 每日适用量 9～30克

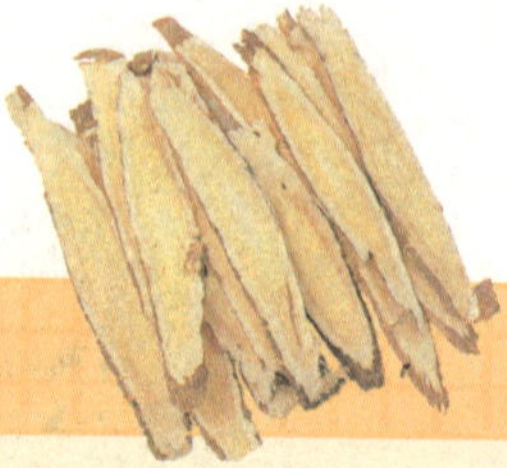

## 降低血压、调节血糖

### 功效主治

黄芪性微温、味甘，归脾、肺经，具有利水消肿、补肺健脾的功效，可用于辅助治疗体虚浮肿、慢性肾炎等症。现代医学证明，黄芪有降低血液黏稠度、双向调节血糖、抗自由基损伤、抗衰老、抗缺氧、抗肿瘤、增强机体免疫力的作用，可防治心脏病、高血压、糖尿病等症。

### 使用宜忌

久服黄芪上火时，可加适量知母、玄参来消解。黄芪与银耳煮水食用，可益气滋阴、降压降糖。

## 调养食谱 黄芪鲤鱼汤

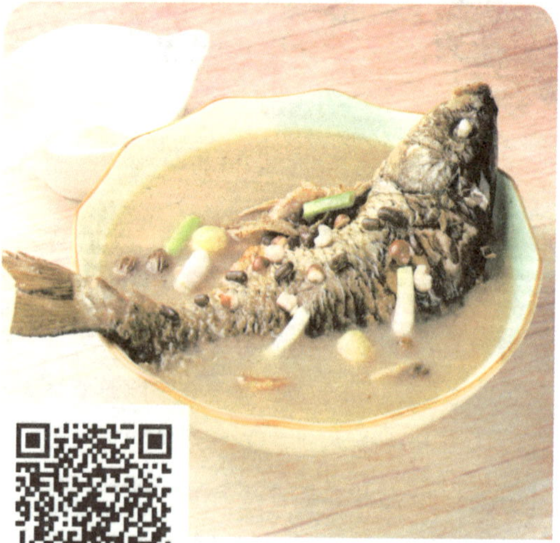

**能量计算** 总热量约3877.37千焦，蛋白质114.8克，脂肪25.4克，糖类67.5克

● **原料：** 鲤鱼500克，水发红豆90克，黄芪20克，莲子40克，砂仁20克，芡实30克，姜片、葱段各少许

● **调料：** 料酒10毫升，盐2克，鸡粉2克，食用油适量

● **做法：**

①用油起锅，倒入姜片，爆香。

②放入处理干净的鲤鱼，煎出香味；将鲤鱼翻面，煎至焦黄色，盛出备用。

③锅中注入适量开水，放入红豆、莲子、黄芪、砂仁、芡实，用小火煮至药材析出有效成分。

④放入鲤鱼，加入料酒、盐、鸡粉调味，续煮15分钟至食材熟透。

⑤煮好的汤料盛入碗中，放入葱段即可。

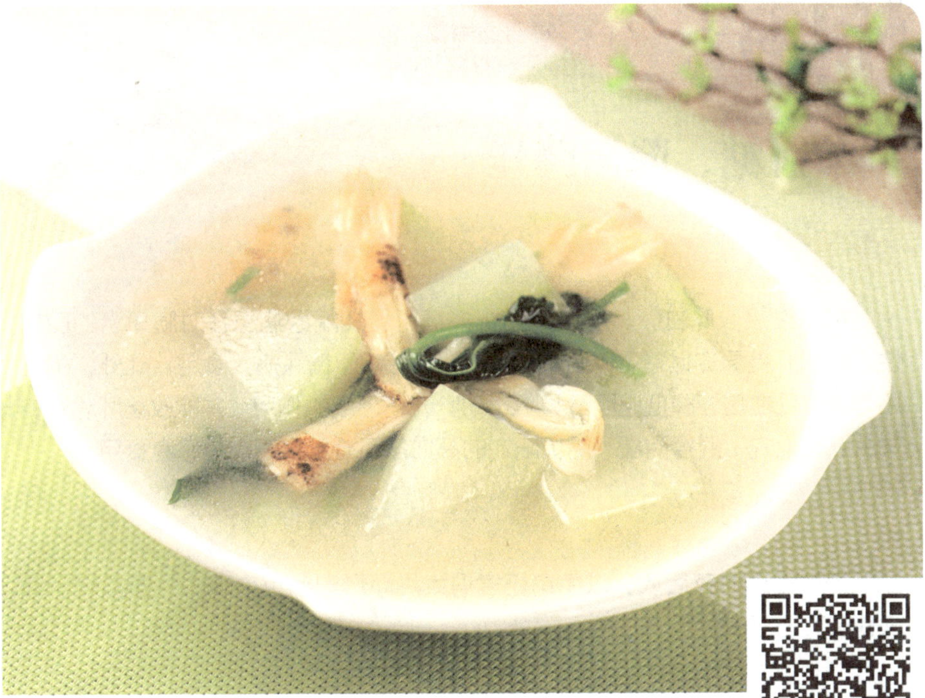

## 调养食谱　黄芪红薯叶冬瓜汤

●原料：黄芪15克，冬瓜200克，红薯叶40克

●调料：盐、鸡粉各2克，食用油适量

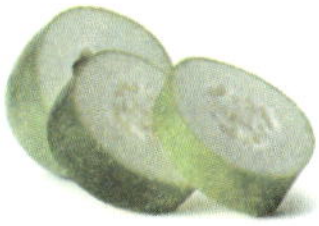

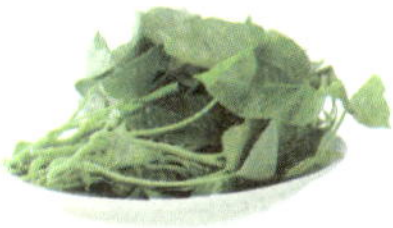

●做法：

①将洗净去皮的冬瓜切小块。

②砂锅中注水烧开，放入洗好的黄芪、冬瓜，搅拌匀，煮沸后用小火煮约20分钟至食材熟透。

③加入盐、鸡粉，倒入洗好的红薯叶，淋少许食用油，搅拌匀，再续煮片刻至红薯叶断生。

④将煮好的冬瓜汤盛入碗中即可。

**能量计算**　总热量约188.94千焦，蛋白质45.9克，脂肪0.7克，糖类8.8克

# 枸杞

EAT 每日适用量 6～12克

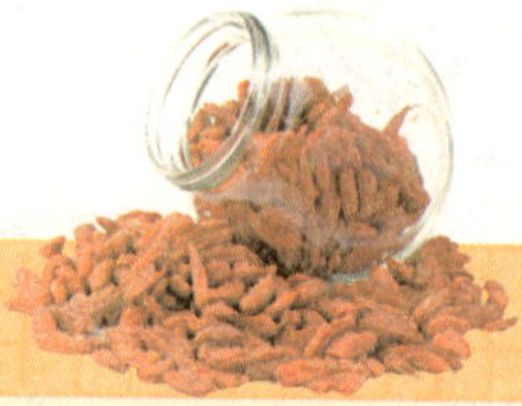

## 调节血糖、降脂降压

### 功效主治

枸杞性平、味甘，其所含的枸杞多糖可增加糖尿病患者对胰岛素的敏感性，增加肝糖原的储备，降低血糖水平，适合2型糖尿病人食用。此外，枸杞还具有降低血压、降低胆固醇和防止动脉硬化形成的作用，并能改善肝功能，适合肝阳上亢、肝肾阴虚、阴虚阳亢的高血压及心脑血管疾病患者食用。

### 使用宜忌

枸杞煮汤时宜后放，以免枸杞煮得太烂而影响汤色美观。外邪实热、脾虚有湿及泄泻者忌服。

### 调养食谱 枸杞核桃粥

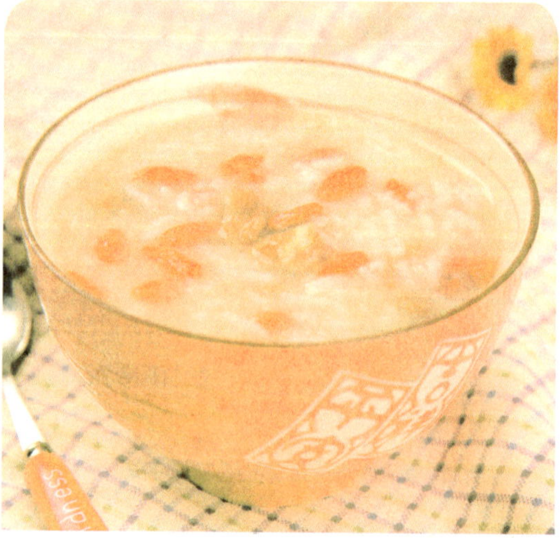

●原料：水发粳米100克，核桃仁20克，枸杞10克

●调料：白糖10克

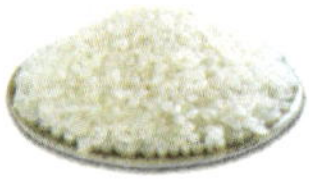

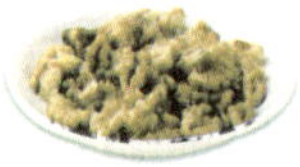

●做法：

①砂锅中注入适量清水烧开，倒入粳米、核桃仁，拌匀。

②盖上盖，烧开后用小火煮约60分钟至食材熟透。

③揭盖，撒上洗净的枸杞，加入白糖，搅拌匀，用中火略煮至白糖溶化。

④将煮好的枸杞粥盛入碗中即可。

**能量计算** 总热量约2065.76千焦，蛋白质13.3克，脂肪12.4克，糖类87.6克

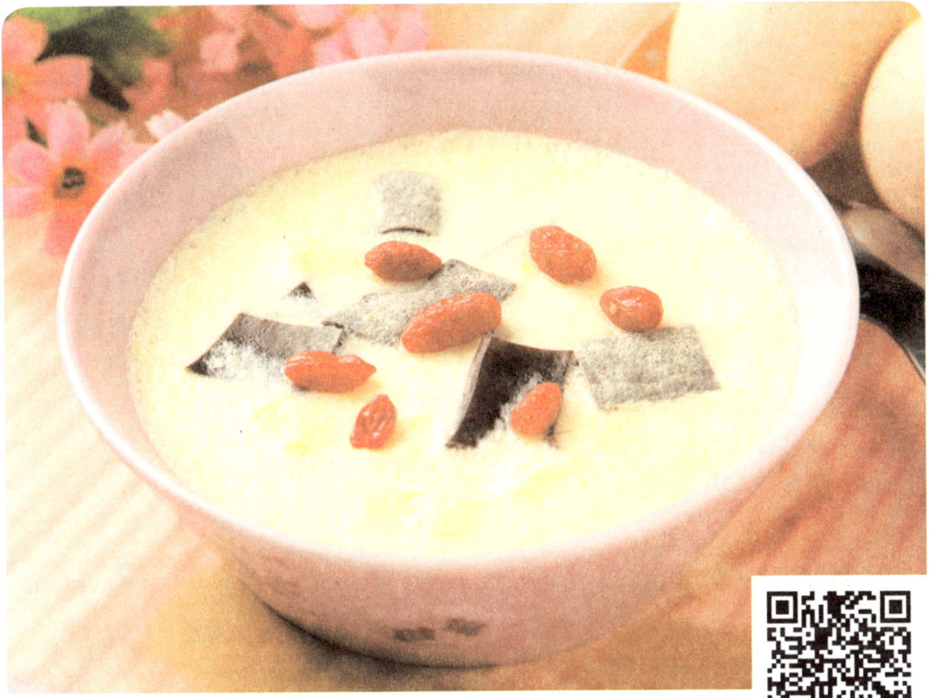

## 调养食谱 木耳枸杞蒸蛋

●原料：鸡蛋2个，木耳1朵，水发枸杞少许

●调料：盐2克

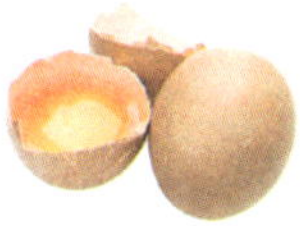

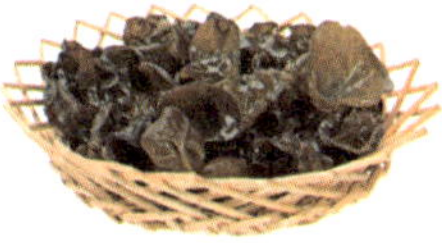

●做法：

①将洗净的木耳切粗条，改切成块。

②鸡蛋打入碗中，加入少量盐，搅散；倒入适量温水，加入木耳块，搅拌均匀。

③蒸锅中注入适量清水烧开，将碗放入蒸锅中，加盖，中火蒸10分钟至熟。

④揭盖，取出蒸蛋，放上枸杞即可。

**能量计算** 总热量约601.92千焦，蛋白质13.3克，脂肪8.8克，糖类2.8克

# 菊花

EAT 每日适用量 5~9克

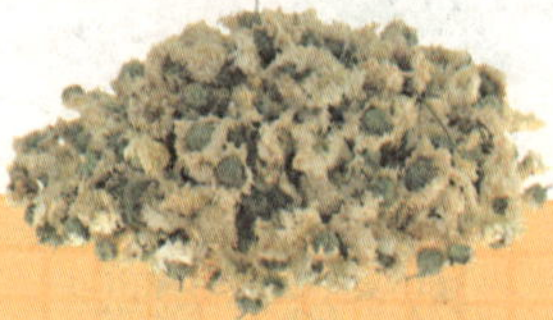

## 调节血脂，扩管降压

### 功效主治

菊花性微寒，味甘、苦，归肺、肝经。菊花提取物能保持血清总胆固醇基本不变，可抑制血液中的胆固醇和三酰甘油升高。此外，菊花还有加强心肌收缩的作用，对高血压以及高血压引起的心肌梗死、冠脉粥样硬化或供血不足等并发症有较好的防治作用。

### 使用宜忌

菊花、槐花一起用开水冲泡饮用，能缓解高血压。另外，疏散风热宜用黄菊花，清肝、降压、明目宜用白菊花。气虚胃寒、食少泄泻者，宜少食用。

## 调养食谱 苦瓜菊花汤

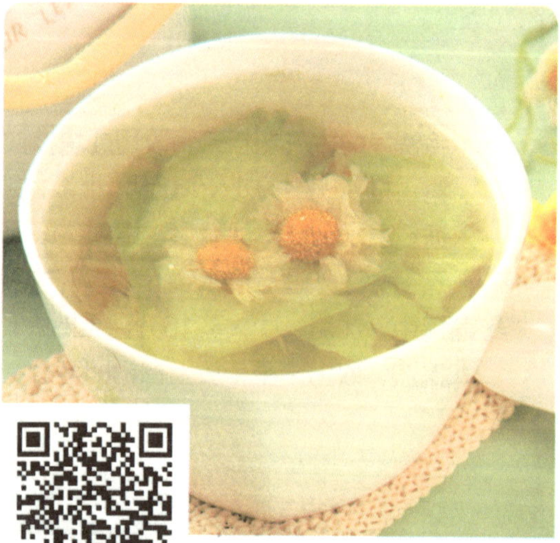

●原料：苦瓜500克，菊花2克

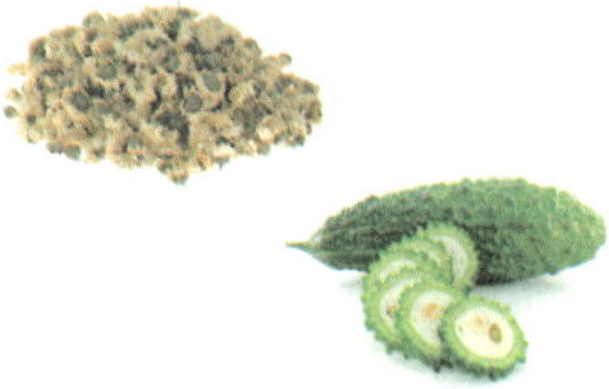

●做法：

①将洗净的苦瓜对半切开，刮去瓤、籽，斜刀切块。

②砂锅中注入适量清水烧开，倒入苦瓜块、菊花，搅拌片刻，待水沸开后略煮一会儿至食材熟透。

③将煮好的汤料盛出入碗中即可。

**能量计算** 总热量约397.10千焦，蛋白质5.0克，脂肪0.5克，糖类24.5克

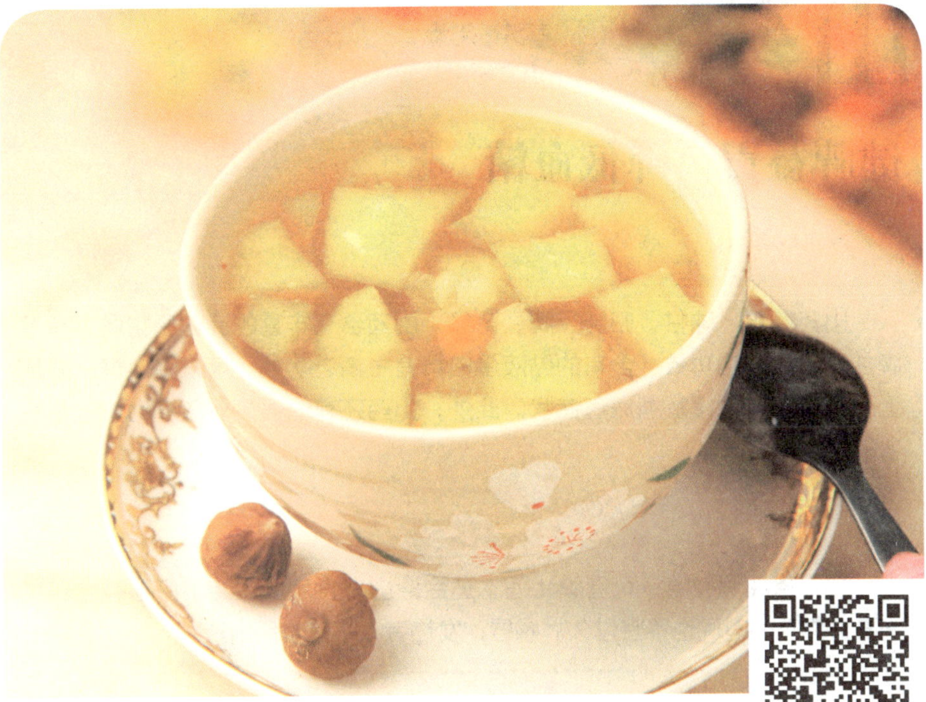

## 调养食谱 菊花苹果甜汤

● 原料：苹果140克，水发菊花45克，蜜枣40克，无花果少许

● 调料：冰糖20克

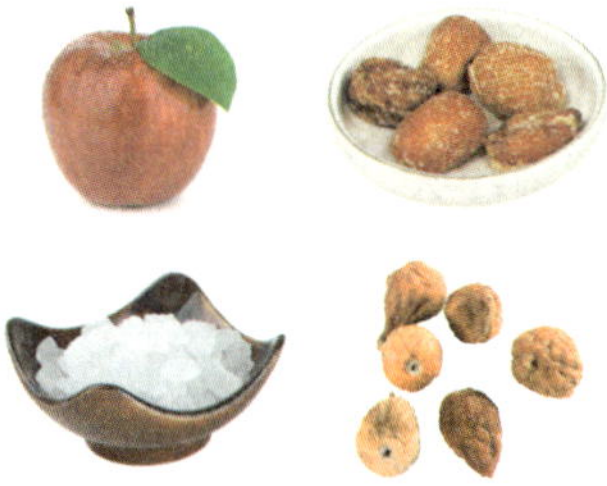

● 做法：

①将去皮洗净的苹果切开，去掉果核，再切成小丁块。

②锅中注入适量清水烧热，倒入洗净的无花果、蜜枣、苹果丁、菊花，盖上盖，烧开后用小火煮约20分钟至食材析出有效成分。

③揭盖，撒上适量的冰糖，拌匀，用中火略煮至冰糖溶化。

④将煮好的甜汤盛入碗中即可。

**能量计算** 总热量约1532.81千焦，蛋白质4.3克 脂肪2.0克，糖类94.2克

# 山药

EAT 每日适用量 15～30克

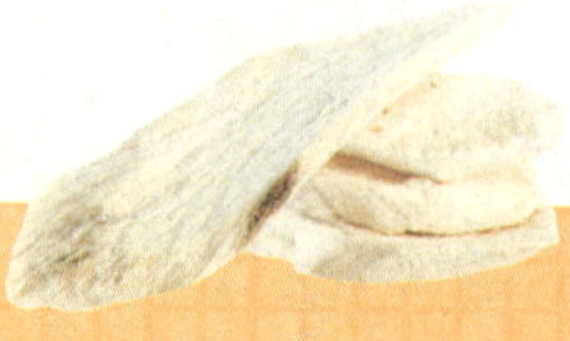

## 健脾益胃，降低血糖

### 功效主治

山药性平、味甘，归肺、脾、肾经。山药含有丰富的淀粉酶物质，有健脾益胃、补肾的功效；含有的黏液蛋白具有生精之功效，可以降血糖，临床上配伍可以有效缓解糖尿病症状。此外，山药还有增强人体免疫力、延缓衰老等作用。

### 使用宜忌

炒山药性偏微温，可健脾止泻，适合肾虚者食用。山药不可与碱性药物同食，烹煮的时间也不宜过久。感冒、发热者，不宜食用山药。

## 调养食谱 山药小米粥

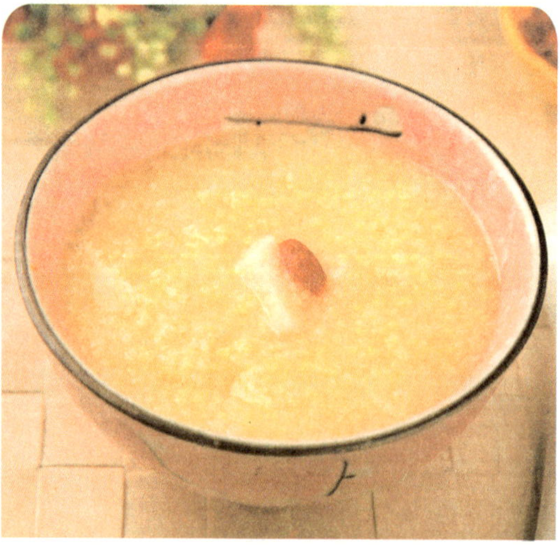

●原料：水发小米100克，山药150克

●调料：冰糖20克

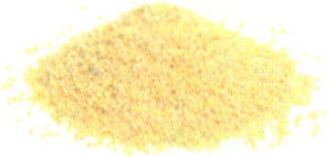

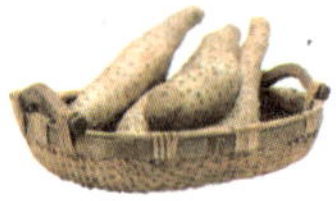

●做法：

①将去皮洗净的山药切开，再切成块。

②砂锅中注入适量清水烧开，倒入山药块、小米，搅拌匀。

③盖上盖，烧开后转小火煮约60分钟至食材熟透。

④揭盖，撒上适量冰糖，拌匀煮至冰糖溶化。

⑤将煮好的小米粥盛入碗中即成。

**能量计算** 总热量约2179.45千焦，蛋白质135.0克，脂肪3.4克，糖类113.6克

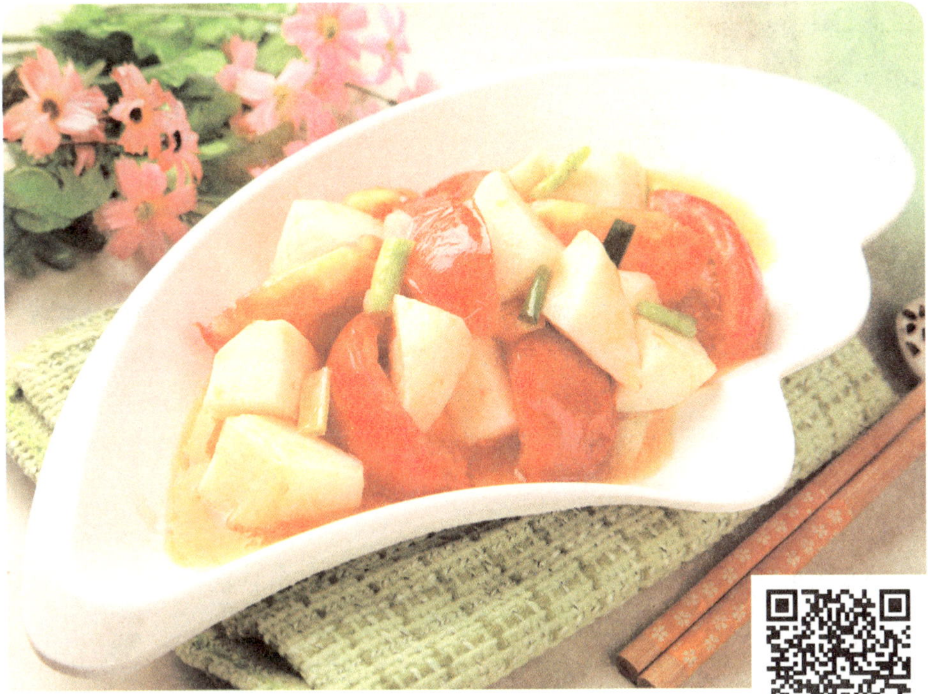

## 调养食谱　西红柿炒山药

●**原料：** 去皮山药200克，西红柿150克，大蒜5克，大葱10克

●**调料：** 盐、白糖各2克，鸡粉3克，食用油、水淀粉各适量

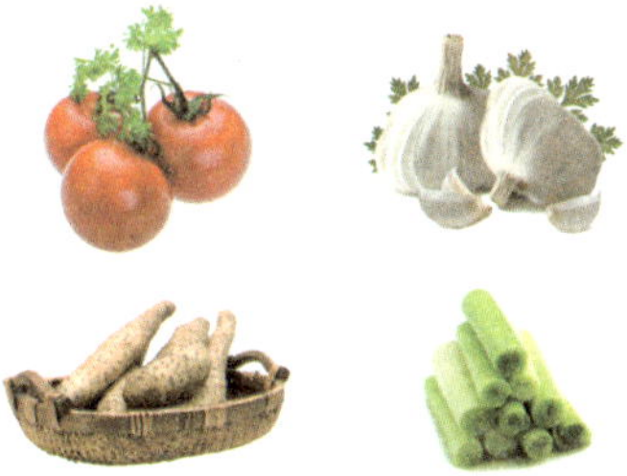

**能量计算**　总热量约556.78千焦，蛋白质5.6克　脂肪1.5克，糖类25.8克

●**做法：**

①将洗净的山药切成块，洗好的西红柿切成小瓣，去皮的大蒜切成片，大葱切成段。

②锅中注水烧开，加入盐、食用油，倒入山药，焯煮至断生，捞出，装盘备用。

③用油起锅，倒入蒜片、葱段、西红柿、山药，炒匀；加入盐、白糖、鸡粉、水淀粉，炒匀。

④炒至熟，菜肴盛入盘中即可。

# 天麻

EAT 每日适用量 3～10克

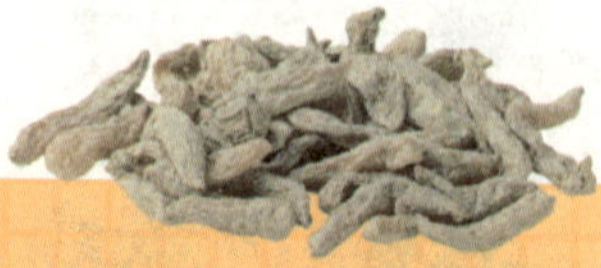

## 降低血压，缓解疼痛

### 功效主治

天麻性平、味甘，归肝、脾、肾、胆、心、膀胱经。天麻有很好的降压作用，还能增加外周及冠状动脉血流量，对心脏也有保护作用，可预防由高血压引起的动脉硬化、冠心病及中风等并发症。此外，天麻还具有良好的镇痛效果，可治疗胆绞痛、三叉神经痛、血管神经性头痛、中毒性多发性神经炎等症。

### 使用宜忌

天麻与钩藤是治疗头晕目眩的常用药，二者宜同用。使用御风草根时不宜使用天麻，若二者同用，会引起肠结之患。

### 调养食谱 天麻双花粥

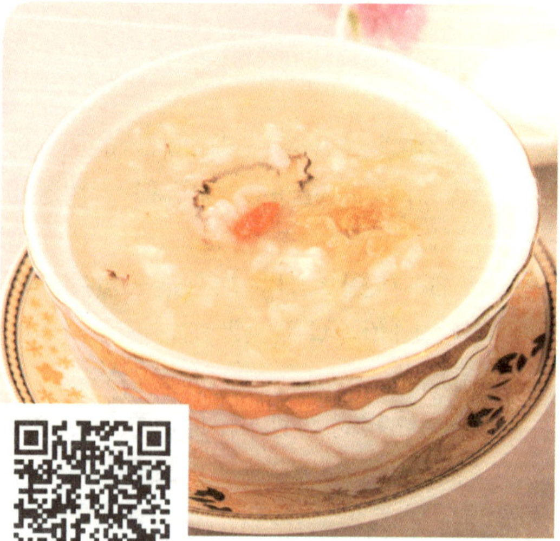

**原料：** 水发大米130克，天麻10克，金银花5克，茯苓10克，川芎8克，菊花少许

**调料：** 白糖4克

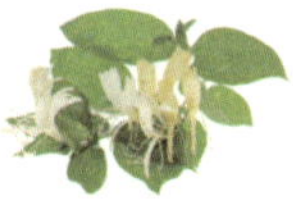

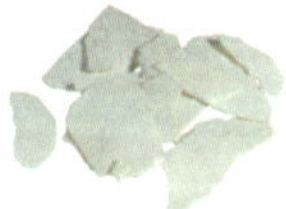

**做法：**

①砂锅中注入适量清水烧开，倒入天麻、金银花、茯苓、川芎、菊花、大米，搅匀。

②盖上锅盖，烧开后用小火煮约40分钟至材料熟透。

③揭开锅盖，加入白糖，搅拌至粥味道均匀。

④煮好的粥盛入碗中即可。

**能量计算** 总热量约1880.16千焦，蛋白质9.6克，脂肪1.1克，糖类101.3克

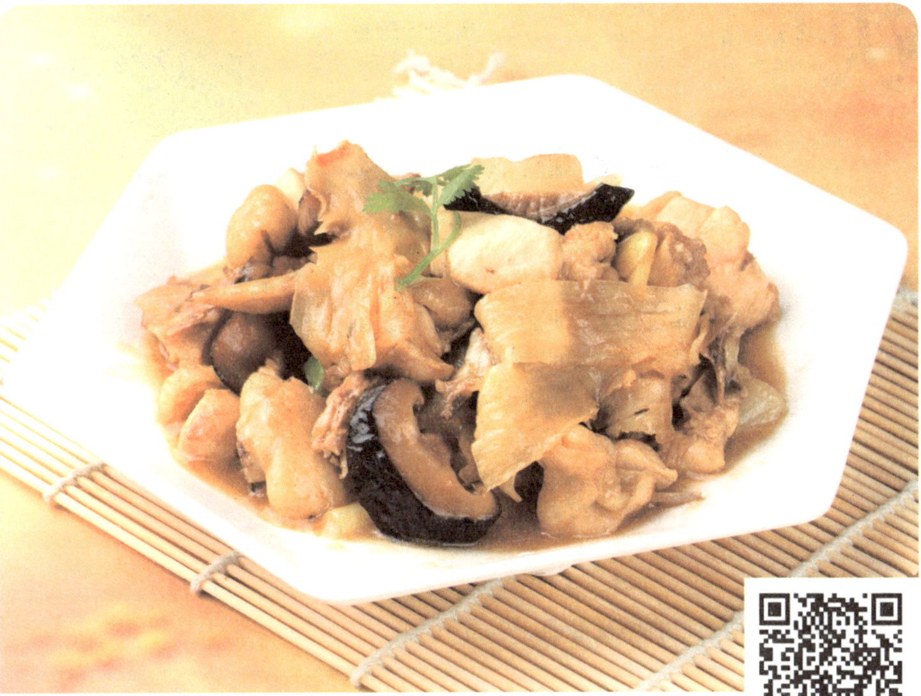

## 调养食谱 天麻焖鸡块

● **原料：** 天麻15克，水发香菇70克，鸡块400克，鸡汤300毫升，姜片、葱段各少许

● **调料：** 盐3克，鸡粉3克，料酒16毫升，老抽2毫升，水淀粉5毫升，生抽5毫升，食用油适量

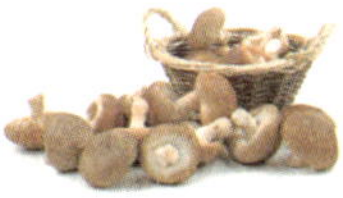

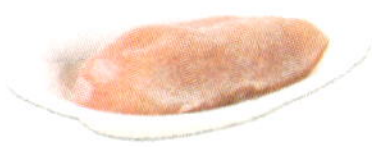

**能量计算** 总热量约2355.85千焦，蛋白质81.2克 脂肪21.2克，糖类14.1克

● **做法：**

①洗好的香菇切小块。

②处理干净的鸡块装入碗中，加入盐、鸡粉、料酒，拌匀腌制10分钟至入味。

③锅中注水烧开，倒入鸡块，汆去血水，捞出，沥干水分。

④用油起锅，放入姜片、葱段，爆香；倒入鸡块、香菇，淋入料酒，翻炒匀；倒入生抽，放入盐、鸡粉，炒匀调味。

⑤加入天麻，倒入鸡汤，小火焖4分钟，煮沸。

⑥大火收汁，淋入老抽、水淀粉，翻炒匀。

⑦将炒好的食材盛入盘中即可。

# 决明子

EAT 每日适用量 10～15克

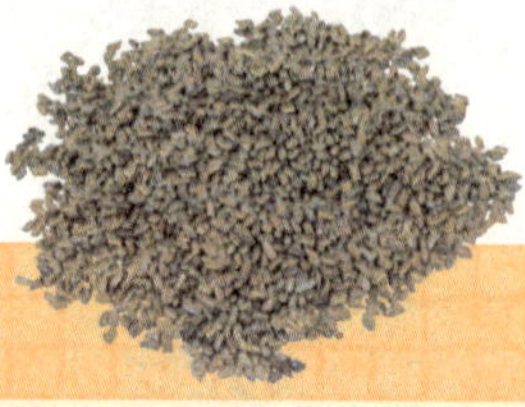

## 调节血脂，降低血压

### 功效主治

决明子性凉，味甘、苦，归肝、肾、大肠经。决明子有降低血清总胆固醇和三酰甘油的作用，降压效果明显。此外，决明子还有清肝明目、利水通便等作用，可缓解“三高”并发的肾病、心血管疾病。

### 使用宜忌

肝火旺盛、目赤肿痛、大便干结、青光眼、夜盲症、高血压患者可经常服用决明子，脾虚、泄泻及低血压患者不宜服用决明子。

### 调养食谱 决明子大米粥

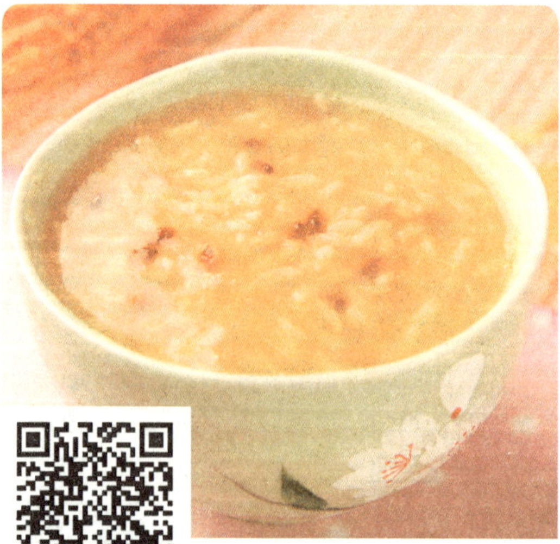

●原料：水发大米160克，决明子30克

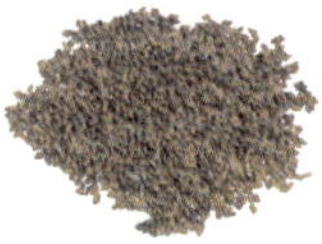

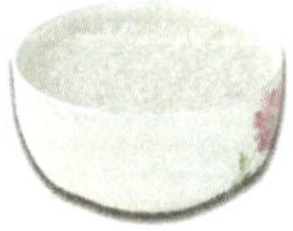

●做法：

①砂锅中注入适量清水烧开，倒入决明子，搅匀。

②放入洗好的大米，搅拌均匀。

③盖上锅盖，烧开后用小火煮约40分钟至大米熟软。

④揭开锅盖，持续搅拌一会儿。

⑤将煮好的大米粥盛入碗中即可。

**能量计算** 总热量约2314.05千焦，蛋白质11.8克
脂肪1.3克，糖类124.6克

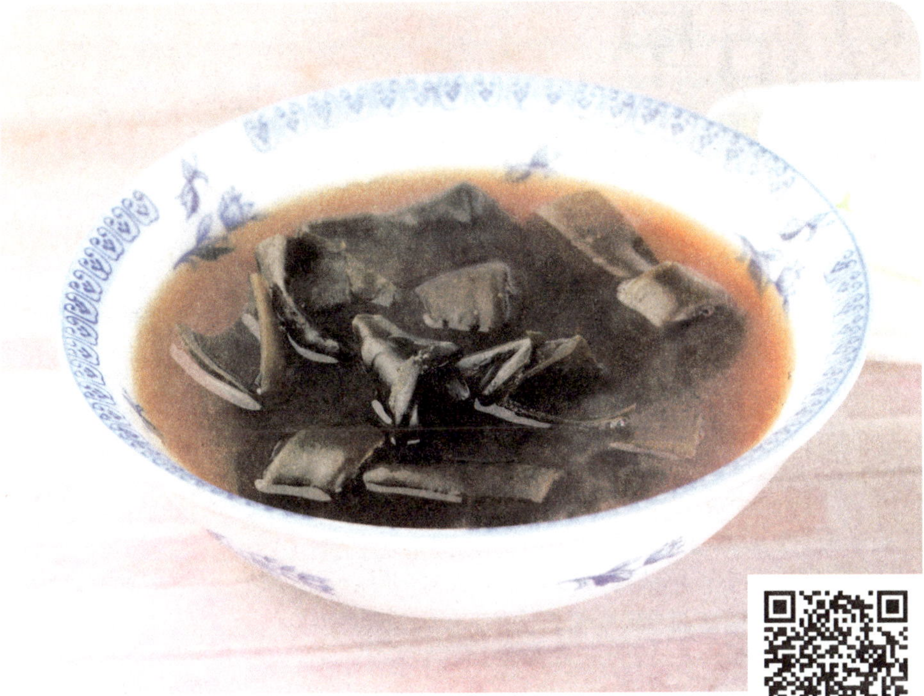

## 调养食谱　决明子海带汤

● 原料：决明子16克，海带150克

● 调料：盐2克，鸡粉2克

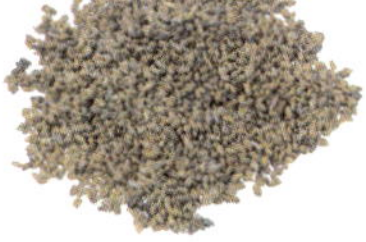

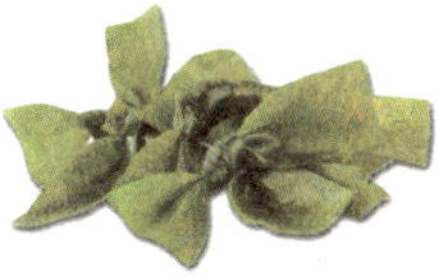

● 做法：

①将洗净的海带切成块，再将海带块卷成长条状，打成海带结。

②砂锅中注入适量清水烧开，倒入洗净的决明子，放入海带结，盖上盖子，烧开后用小火煮20分钟至食材熟透。

③揭盖，放入少许盐、鸡粉，搅匀调味。

④将煮好的汤料盛入碗中即可。

**能量计算**　总热量约75.24千焦，蛋白质1.8克 脂肪0.2克，糖类3.2克

# 夏枯草

EAT 每日适用量 9～15克

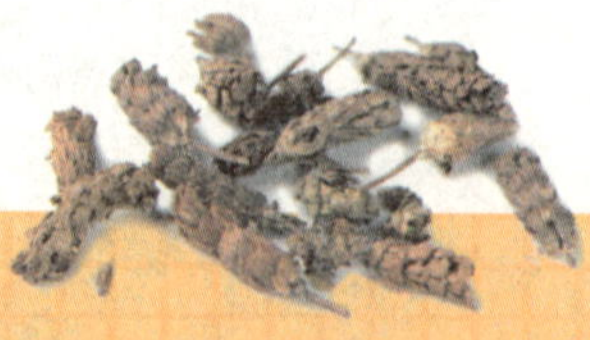

## 降低血压，抗菌消炎

### 功效主治

夏枯草性寒，味苦、辛，归肝、胆经。夏枯草的水浸液及煎剂都有降低血压的作用。此外，夏枯草的茎、叶、穗及全草也均有降压作用，穗的降压作用相对较弱。此外，夏枯草煎剂对痢疾杆菌、伤寒杆菌、大肠杆菌和葡萄球菌都有抑制作用。

### 使用宜忌

日常生活中，用适量夏枯草泡茶饮用，可以起到清热、除烦、明目、降压的作用。脾胃虚弱者应少食夏枯草。

## 调养食谱 夏枯草黑豆汤

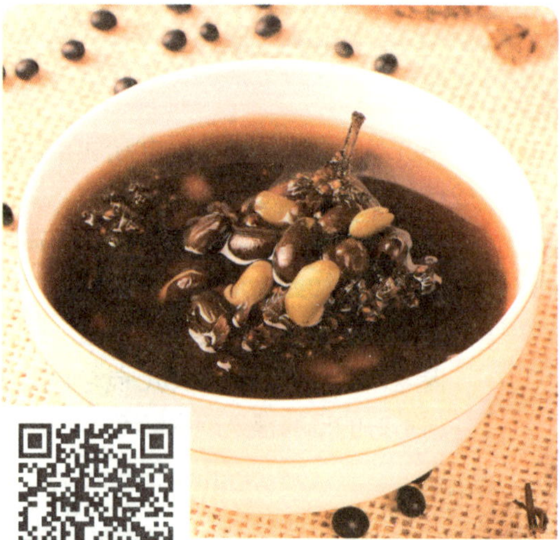

**能量计算** 总热量约5275.58千焦，蛋白质108.0克 脂肪47.7克，糖类130.6克

● **原料：** 水发黑豆300克，夏枯草40克

● **调料：** 冰糖30克

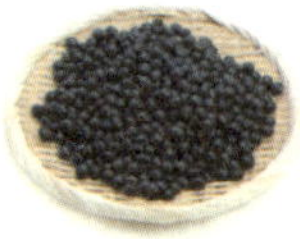

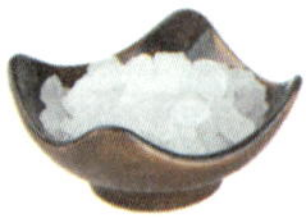

● **做法：**

①砂锅中注入适量清水烧开，倒入黑豆、夏枯草，搅拌片刻。

②盖上锅盖，煮开后转小火煮60分钟至食材析出有效成分。

③揭开锅盖，倒入冰糖，盖上锅盖，续煮30分钟至其入味。

④揭开锅盖，搅拌片刻，将煮好的汤盛入碗中即可。

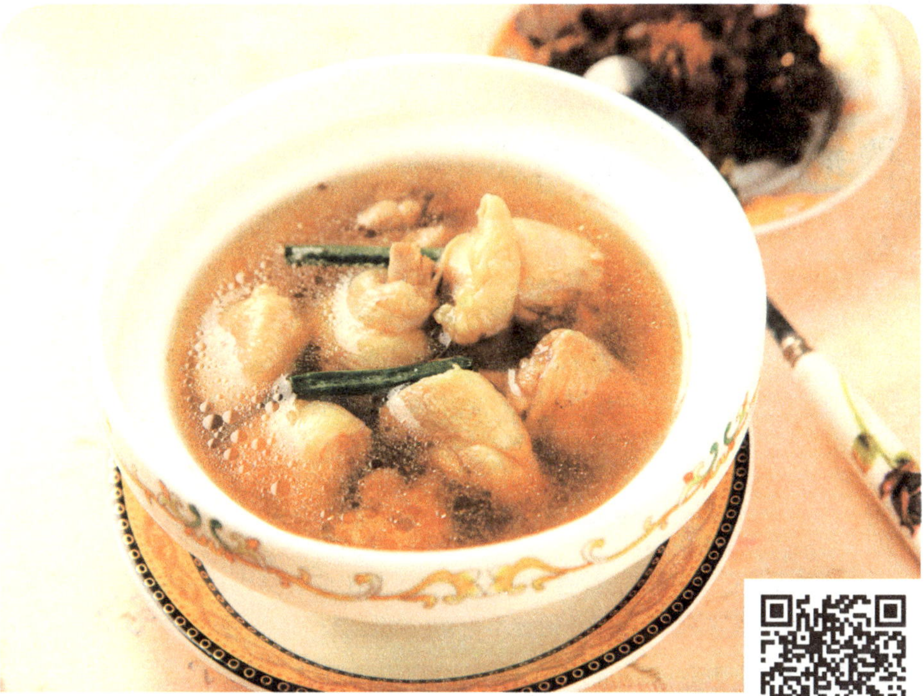

## 调养食谱 夏枯草鸡肉汤

● **原料**：鸡腿肉300克，夏枯草3克，生地5克，密蒙花5克，姜片、葱段各少许

● **调料**：盐2克，鸡粉2克，料酒5毫升

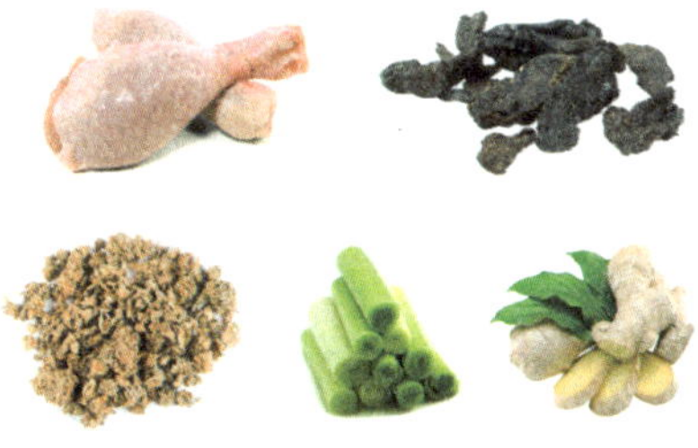

● **做法**：

①砂锅中注水烧开，倒入生地、密蒙花、夏枯草，盖上锅盖，煮20分钟至药材析出有效成分。

②揭开锅盖，将药材捞干净。

③倒入鸡腿肉、姜片、葱段，淋入料酒，盖上锅盖，煮开后转小火煮2小时至食材熟软。

④揭开锅盖，加入盐、鸡粉，搅匀调味。

⑤将煮好的汤料盛入碗中即可。

**能量计算** 总热量约2269.74千焦，蛋白质48.0克，脂肪39.0克，糖类0.5克

# 丹参

EAT 每日适用量 5～15克

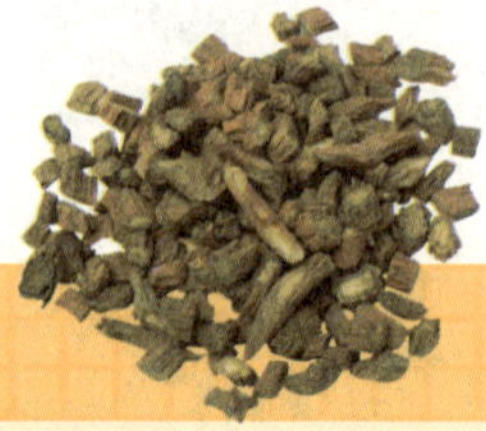

## 扩张血管，降低血压

### 功效主治

丹参性微温、味苦，归心、肝经。丹参具有扩张外周血管及降压的作用，能改善心肌缺血以及抑制血脂上升，从而可有效预防动脉粥样硬化、冠心病、脑卒中等病症的发生。丹参还具有抗血小板凝聚、降低血液黏度及调节内外凝血系统的功能，可防治心脑血管疾病。

### 使用宜忌

出血不停的人不宜食用丹参，否则会加重出血；食用丹参后有不良反应者，应减少用量或停止食用；丹参不可和阿司匹林一起食用。

## 调养食谱 丹参玉米粥

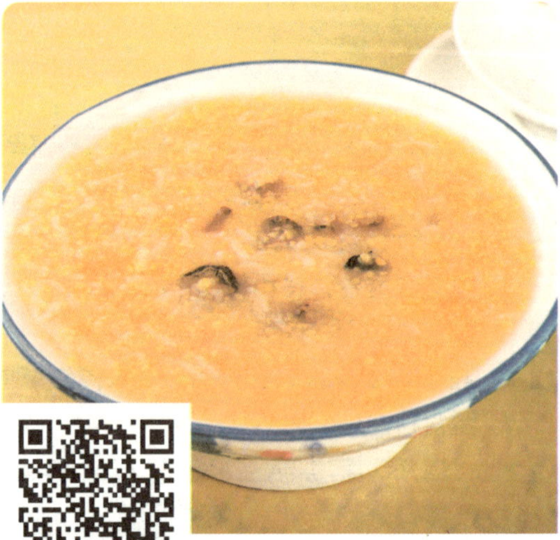

**能量计算** 总热量约2701.12千焦，蛋白质15.9克，脂肪2.6克，糖类144.2克

●**原料**：丹参10克，玉米碎120克，水发大米150克

●**调料**：白糖20克

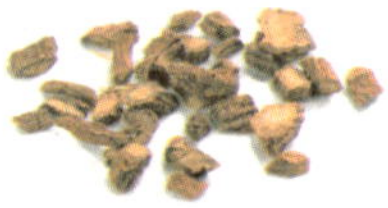

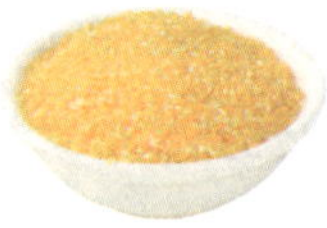

●**做法**：

①砂锅中注入适量清水烧开，倒入洗净的丹参、玉米碎、大米，搅拌均匀。

②盖上盖，用小火煮约40分钟至食材熟透。

③揭开盖，加入适量白糖，煮至白糖完全溶化。

④煮好的粥盛入碗中即可。

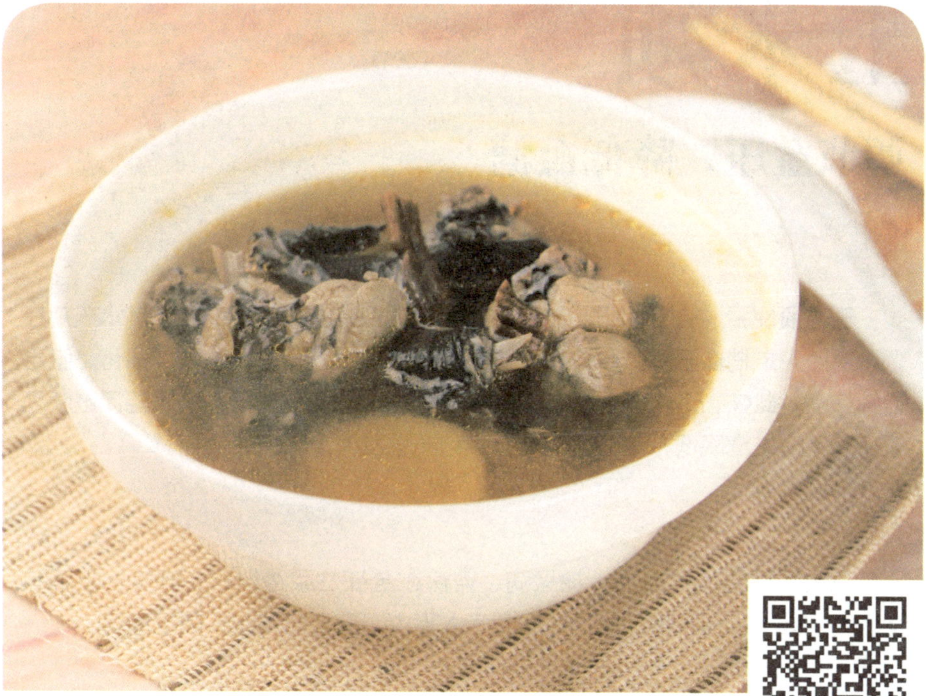

## 调养食谱 丹参三七炖鸡

● **原料：** 乌鸡400克，姜片25克，丹参10克，三七8克

● **调料：** 盐2克，鸡粉2克，料酒10毫升

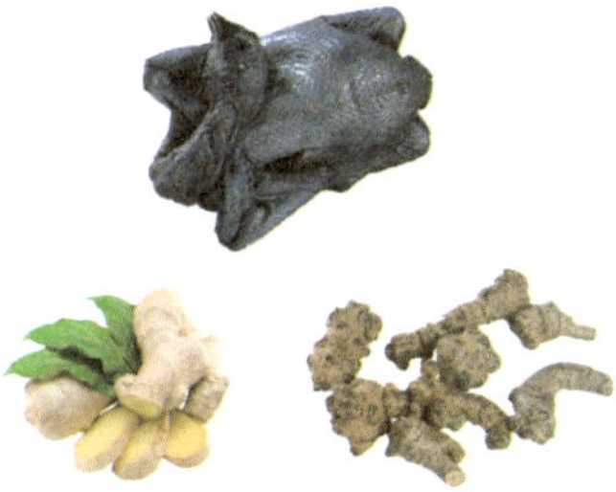

● **做法：**

①锅中注水烧开，倒入乌鸡块，拌煮至沸，汆去血水后捞出。

②砂锅中注水烧开，倒入乌鸡块、药材，撒入姜片，拌匀。

③淋入料酒，盖上盖，烧开后用小火炖60分钟。

④揭盖，加入鸡粉、盐，拌匀调味。

⑤炖好的汤料盛入碗中即可。

**能量计算** 总热量约1855.92千焦，蛋白质89.2克，脂肪9.2克，糖类1.2克

# 玉米须

EAT 每日适用量 30～60克

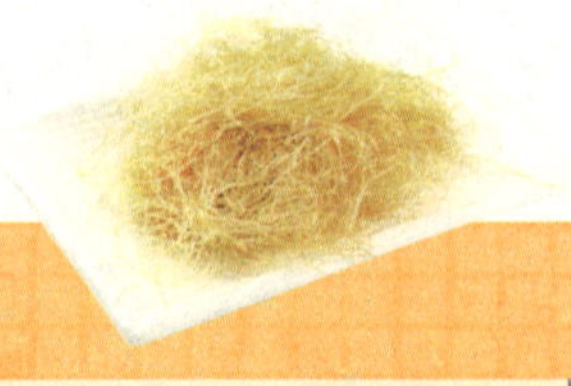

## 调节血压，降低血糖

### 功效主治

玉米须性平、味甘，归膀胱、肝、胆经。玉米须有降压作用，其水煎剂在低浓度时对末梢血管有扩张作用，可预防高血压病引起的动脉粥样硬化、脑出血等病症。此外，玉米须中含有的降糖成分生物碱类及多糖类物质能促进胰岛素分泌，使血糖降低，其含有的皂苷类物质也发挥了降糖作用。

### 使用宜忌

玉米须适合慢性肾炎、糖尿病、肾病综合征、尿路结石、肝炎、水肿等患者食用。玉米须不做药物用时切勿食入胃内，应将渣滤出，喝汤即可。

## 调养食谱 玉米须薏米绿豆汤

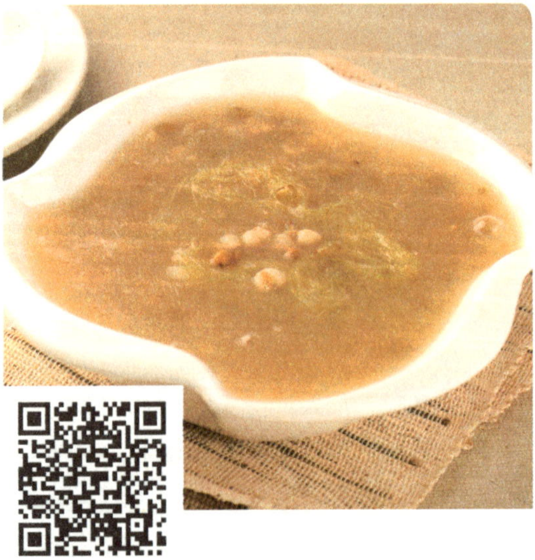

●原料：玉米须20克，水发绿豆、水发薏米各50克

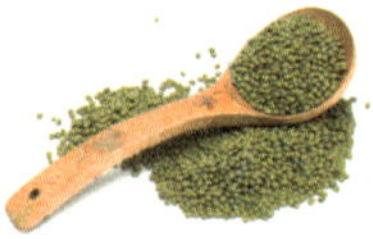

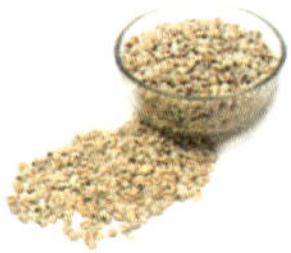

●做法：

①砂锅中注入适量清水烧开，放入洗净的绿豆、薏米、玉米须。

②盖上锅盖，烧开后转小火煮30分钟至食材熟透。

③揭开盖，把煮好的汤料盛入汤碗中即可。

**能量计算** 总热量约1406.57千焦，蛋白质17.2克，脂肪2.1克，糖类66.5克

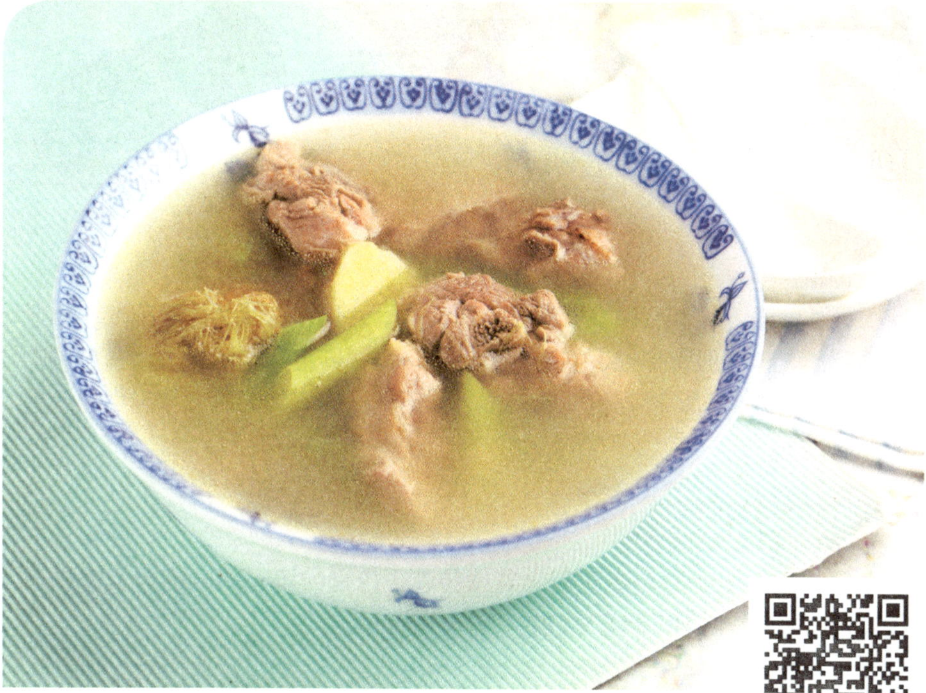

## 调养食谱 玉米须芦笋鸭汤

● **原料：** 鸭腿200克，玉米须30克，芦笋70克，姜片少许

● **调料：** 料酒8毫升，盐、鸡粉各2克

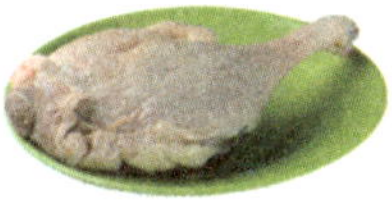

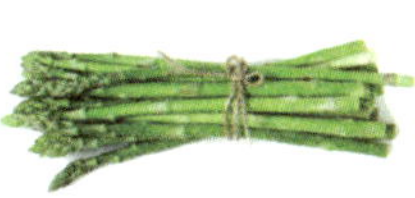

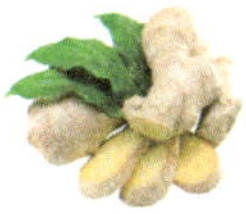

● **做法：**

①将洗净的芦笋切成段，鸭腿斩成小块。

②锅中注水烧开，倒入鸭腿块，放入料酒，拌匀汆去血水，捞出。

③砂锅中注水烧开，放入姜片、鸭腿块、玉米须，淋入料酒，搅匀，烧开后用小火煮40分钟至食材熟透。

④倒入芦笋，加入适量鸡粉、盐，拌匀调味。

⑤把煮好的汤料盛入碗中即可。

**能量计算** 总热量约2061.99千焦，蛋白质32.0克 脂肪39.5克，糖类3.8克

# 杜仲

EAT 每日适用量 10～15克

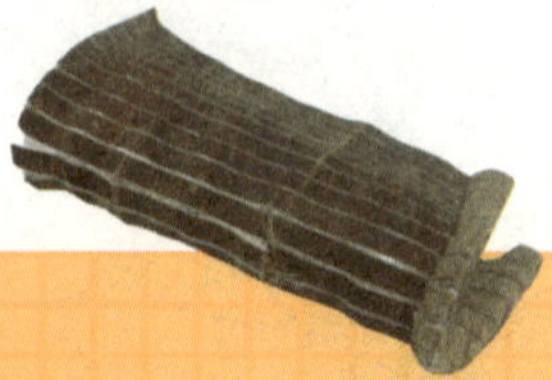

## 降低血脂，调控血压

### 功效主治

杜仲性温，味甘、微辛，归肝、肾经。杜仲具有分解体内胆固醇、降低体内脂肪、恢复血管弹性、促进血液循环、增强肝脏细胞活性、恢复肝脏功能、促进新陈代谢、增强机体免疫力等作用，适用于阴阳两虚型高血压患者食用。

### 使用宜忌

可将杜仲切细泡入蒸馏酒，制成药酒，日常饮用有消除疲劳、滋养保健、活血化瘀的作用。阴虚火旺者不宜服用杜仲。

### 调养食谱 杜仲灵芝银耳汤

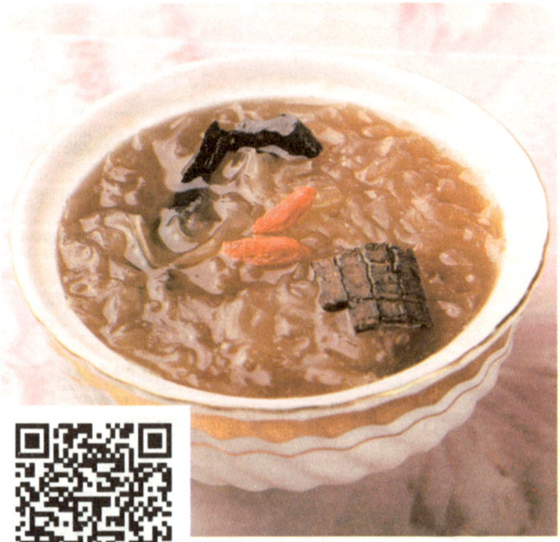

**能量计算** 总热量约1034.97千焦，蛋白质10.0克 脂肪1.4克，糖类79.2克

● **原料：** 水发银耳100克，灵芝10克，杜仲5克

● **调料：** 冰糖12克

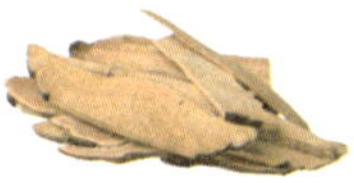

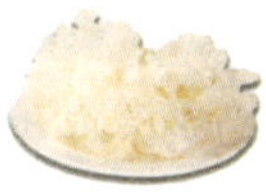

● **做法：**

①将洗净的银耳切小块。

②砂锅中注水烧开，倒入洗净的灵芝、杜仲、银耳，盖上盖，煮沸后用小火煮约30分钟至食材熟透。

③揭盖，加入冰糖，搅拌匀，用中火续煮至冰糖完全溶化。

④将煮好的银耳汤盛入碗中即可。

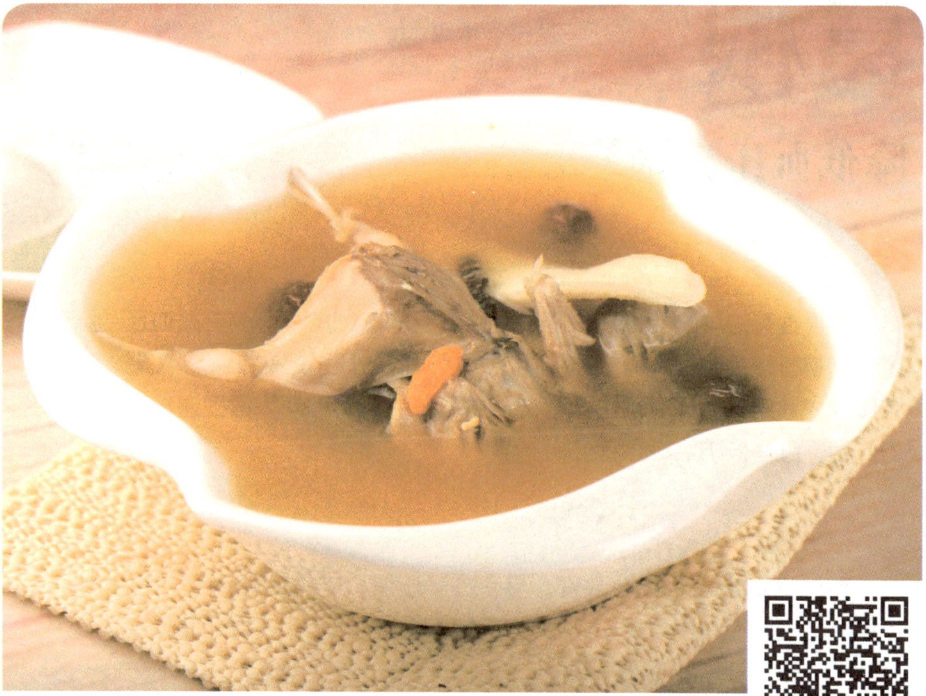

## 调养食谱 鹌鹑淮山杜仲汤

●原料：鹌鹑肉100克，红枣20克，姜片、杜仲各10克，淮山片少许

●调料：盐、鸡粉各2克，料酒5毫升

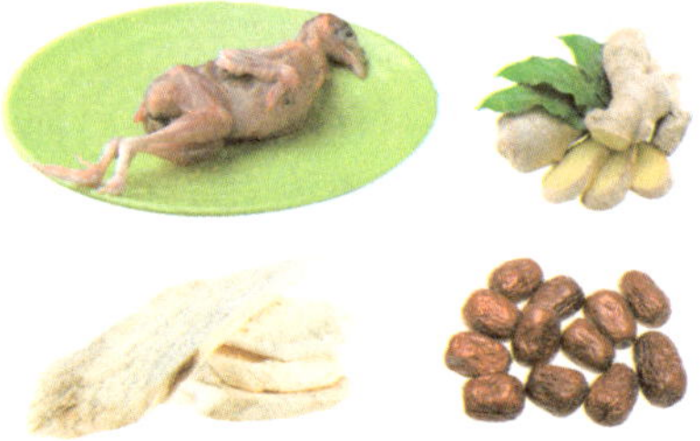

●做法：

①锅中注水烧开，放入处理干净的鹌鹑肉，淋入料酒，用大火煮约1分钟汆去血渍，捞出，待用。

②砂锅中注水烧开，倒入鹌鹑肉、姜片、杜仲、红枣、淮山片，淋入料酒，盖上盖，煮沸后用小火煮约40分钟至食材熟透。

③揭盖，加入盐、鸡粉，拌煮片刻至汤汁入味。

④将煮好的汤料盛入碗中即成。

**能量计算** 总热量约680.50千焦，蛋白质20.8克，脂肪3.2克，糖类13.8克

# 葛根

EAT 每日适用量 9～15克

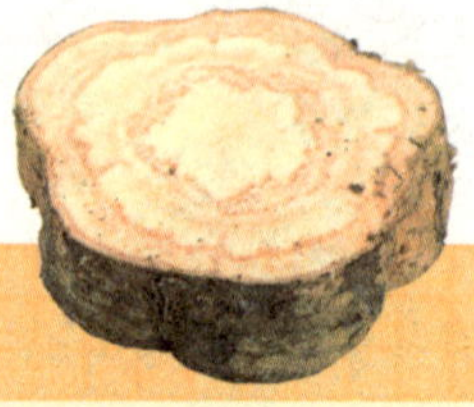

## 降低血压，调节血糖

### 功效主治

葛根含有的黄酮能增加大脑及冠状血管的血流量，可改善高血压动脉硬化患者的脑循环。葛根具有降压作用，可用于高血压引起的头痛、头晕、耳鸣、肢体麻木等症状，还可预防冠心病、中风等病症。此外，葛根还具有调节血糖的作用，可有效防治糖尿病。

### 使用宜忌

葛根粉富含天然雌性激素，具有滋养皮肤、丰胸的作用，适合女性朋友食用。葛根性凉，多食易引起呕吐，胃寒者应当慎用。表虚汗多者不宜食用。

## 调养食谱 百合葛根粳米粥

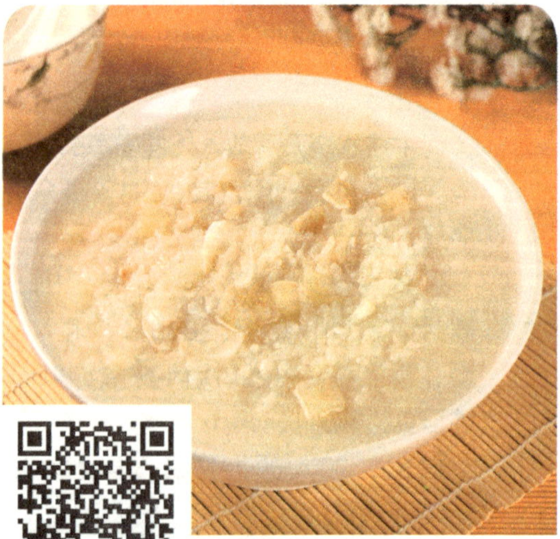

**能量计算** 总热量约3598.14千焦，蛋白质13.2克脂肪1.3克，糖类202.6克

- **原料：** 鲜百合35克，葛根160克，水发粳米150克
- **调料：** 盐2克
- **做法：**

①将洗净去皮的葛根切成小块。

②锅中注入适量清水烧开，倒入洗净的粳米、葛根块，搅匀。

③盖上盖，用大火烧开后转小火煮约30分钟至米粒变软。

④揭开盖，放入百合，再盖上盖，用小火续煮约15分钟至食材熟透。

⑤揭盖，加入少许盐，搅匀调味。

⑥将煮好的粥盛入碗中即可。

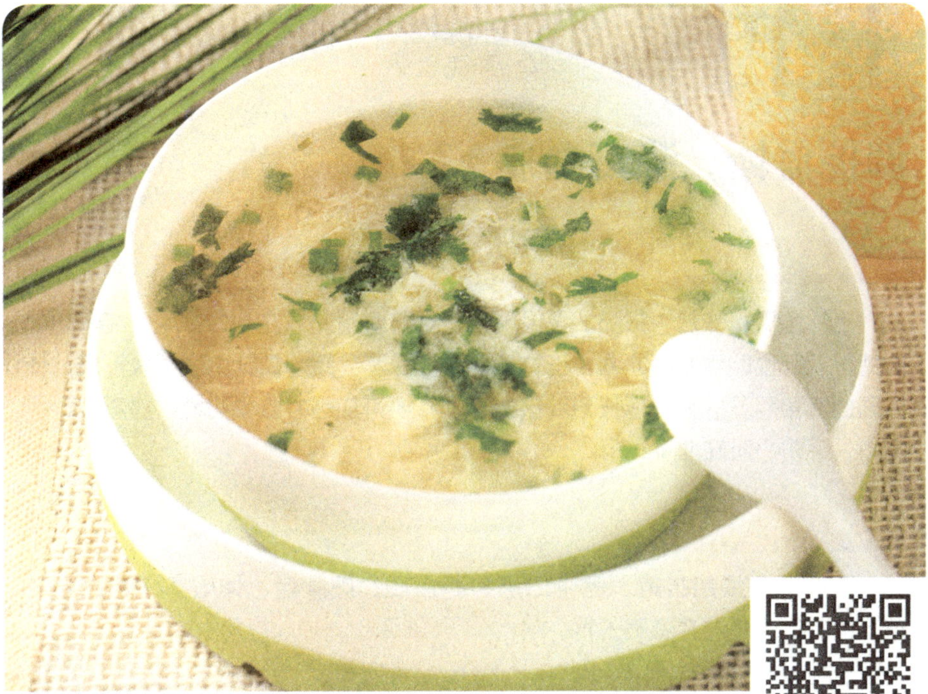

调养食谱

## 玉米葛根蛋花汤

●原料：鲜玉米粒100克，鸡蛋1个，葛根粉20克，香菜15克，葱花少许

●调料：盐、鸡粉各2克，食用油少许

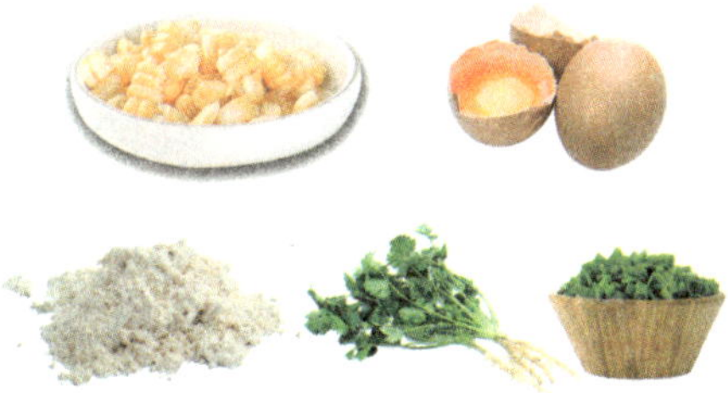

●做法：

①香菜洗净，切碎末；葛根粉装碗，加入适量清水，调匀；鸡蛋打入碗中，打散调匀，制成蛋液。

②锅中注水烧开，倒入鲜玉米粒，加入盐、鸡粉、食用油，搅拌匀。

③盖上盖，用中火煮3分钟至其熟软。

④揭盖，倒入葛根粉，拌煮至沸腾。

⑤倒入蛋液，拌匀至浮出蛋花。

⑥撒上葱花，煮好的蛋汤盛入碗中，点缀上香菜即可。

**能量计算** 总热量约1031.62千焦，蛋白质10.7克，脂肪5.6克，糖类40.4克

# 玉竹

EAT 每日适用量 10～12克

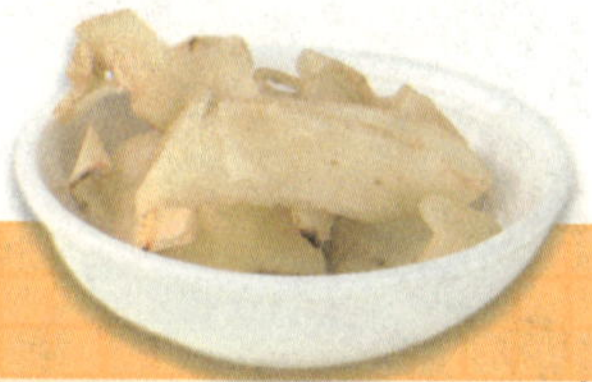

## 调控血糖，降低血脂

### 功效主治

玉竹性平、味甘，归肺、胃经。玉竹具有双向调节血糖的作用，能预防低血糖，同时也能降低高血糖。玉竹还能降低血脂、缓解动脉粥样斑块形成，使外周血管和冠脉扩张，延长耐缺氧的时间；还可加强心肌收缩力，提高抗缺氧能力，预防心肌缺血。

### 使用宜忌

玉竹适合燥热咳嗽、咽干口燥、高血压、肥胖症、体虚多汗等患者食用。胃有痰湿气滞者忌服玉竹。

调养食谱

## 玉竹苦瓜排骨汤

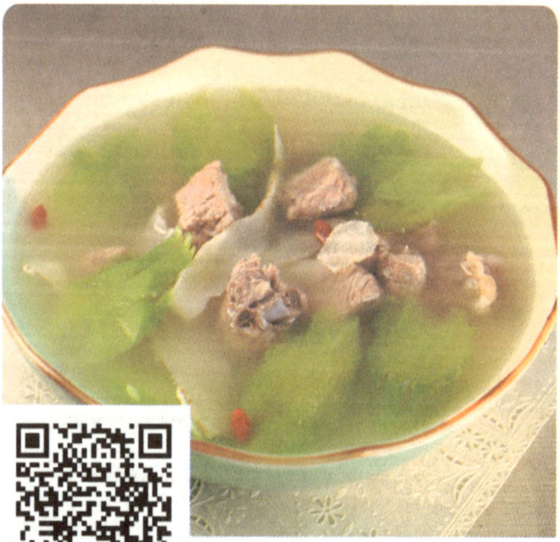

**能量计算** 总热量约3684.67千焦，蛋白质52.6克 脂肪69.6克，糖类14.4克

●**原料：**排骨段300克，苦瓜250克，玉竹20克

●**调料：**盐、鸡粉各2克，料酒6毫升

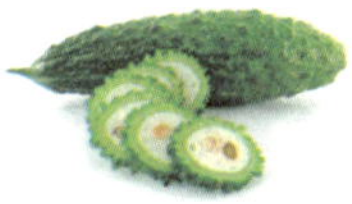

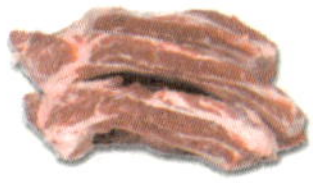

●**做法：**

①将洗净的苦瓜切开，再切成片。

②锅中注水烧开，倒入排骨段，煮沸汆去血渍，捞出。

③砂锅中注入清水烧开，倒入排骨段、玉竹，淋入料酒，烧开后改用小火炖煮约25分钟至排骨熟软。

④倒入苦瓜片，用小火续煮至食材熟透。

⑤加入盐、鸡粉，拌煮至汤汁入味即可。

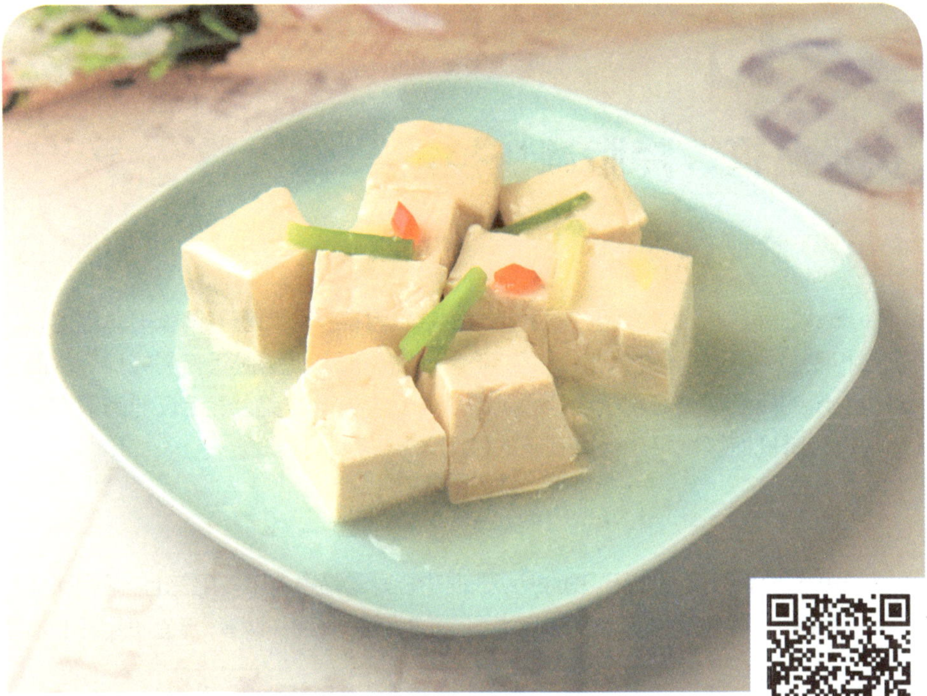

## 调养食谱 玉竹扒豆腐

● **原料：** 豆腐120克，水发玉竹10克，高汤200毫升，姜片、葱段各少许

● **调料：** 盐、鸡粉各2克，水淀粉、食用油各适量

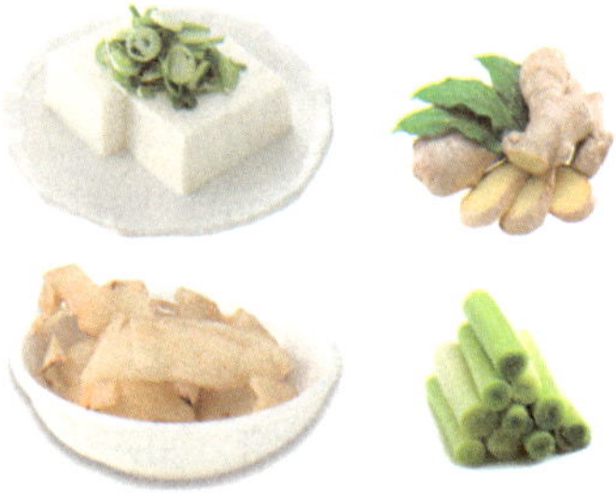

**能量计算** 总热量约512.89千焦，蛋白质13.5克 脂肪5.3克，糖类5.9克

● **做法：**

①将洗净的豆腐切成条，再改切成小方块。

②砂锅中注水烧热，倒入玉竹，烧开后用小火煮约20分钟至其析出有效成分。

③盛出药汁，滤入碗中，待用。

④锅中注水烧开，倒入豆腐块，略煮，捞出，沥干水分。

⑤用油起锅，放入姜片、葱段，爆香；倒入药汁、高汤，加入盐、鸡粉，拌煮至沸。

⑥放入豆腐，用中火略煮至其入味。

⑦倒入水淀粉，炒至汤汁收浓即可。

# 三七

EAT 每日适用量 3～10克

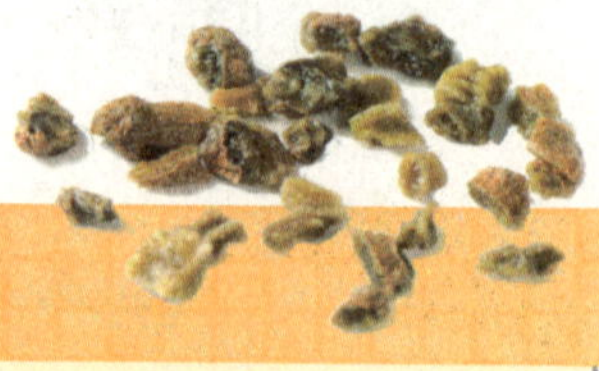

## 扩张血管，降脂减压控糖

### 功效主治

三七性温，味甘、微苦，归肝、胃经。三七能扩张血管，降低冠脉阻力，加强和改善冠脉微循环；同时，还能够降低动脉压，使心脏工作量减少，从而减少心肌的耗氧量，可用于治疗心肌缺血、心绞痛及休克。三七还具有双向调节血糖、降低血脂水平、保肝利胆的作用。

### 使用宜忌

各种出血者以及高血压、糖尿病、造血功能异常等患者可食用三七。孕妇忌食三七，否则，易导致胎儿流产；气血亏虚所致的痛经、月经失调者，不宜食用三七。

调养食谱

## 藕汁三七蛋花汤

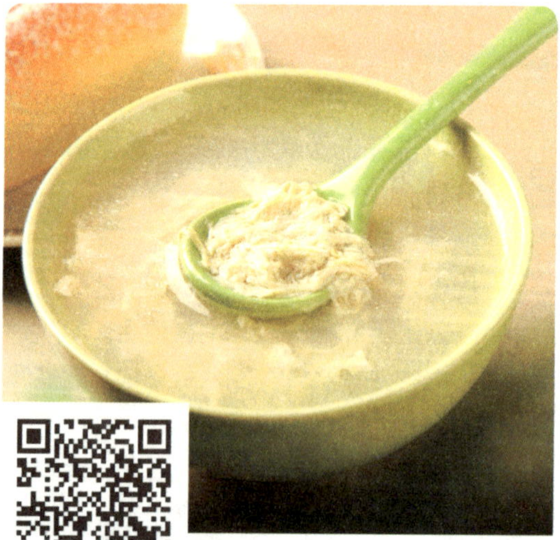

**能量计算** 总热量约1032.46千焦，蛋白质11.4克
脂肪4.9克，糖类42.4克

●**原料：** 莲藕250克，三七粉2克，鸡蛋1个

●**调料：** 盐2克，食用油适量

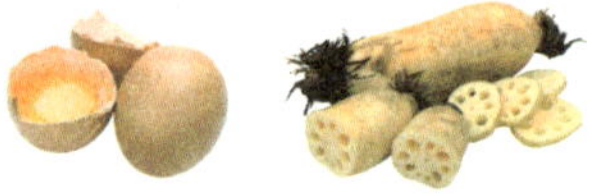

●**做法：**

①将鸡蛋打入碗中，调成蛋液；洗净去皮的莲藕切成长条，再切成丁。

②莲藕丁倒入榨汁机中，加入纯净水，选择“榨汁”功能，榨取藕汁。

③锅中注入清水烧开，倒入藕汁、三七粉，搅匀；加入少许盐，倒入蛋液，搅匀至蛋花成形。

④淋少许食用油，将煮好的蛋汤盛入碗中即可。

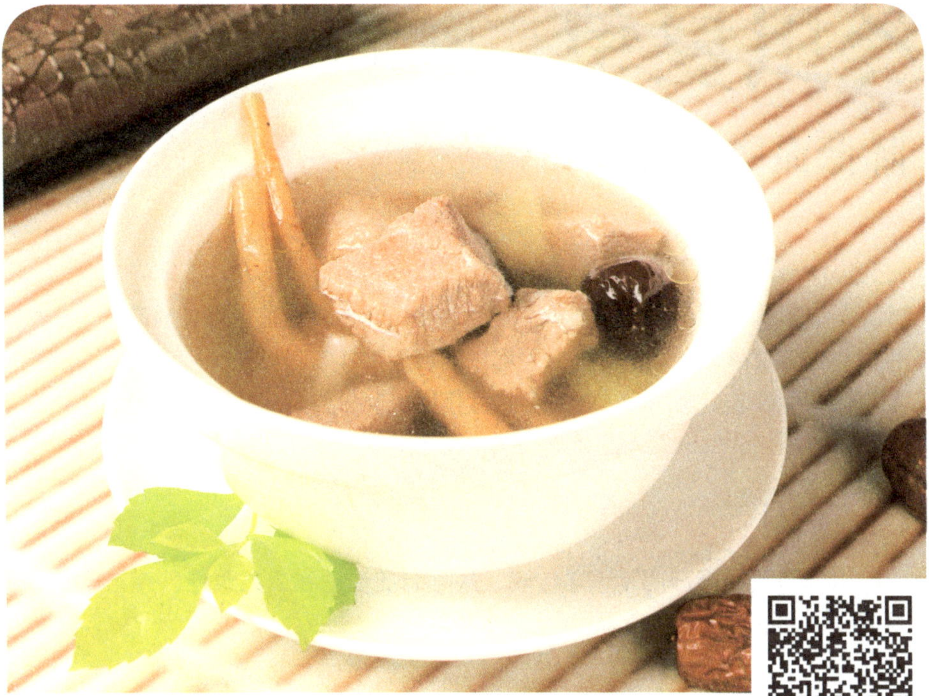

## 调养食谱 三七党参瘦肉汤

● **原料：** 瘦肉180克，党参20克，红枣30克，三七10克，姜片、葱段各少许

● **调料：** 盐少许

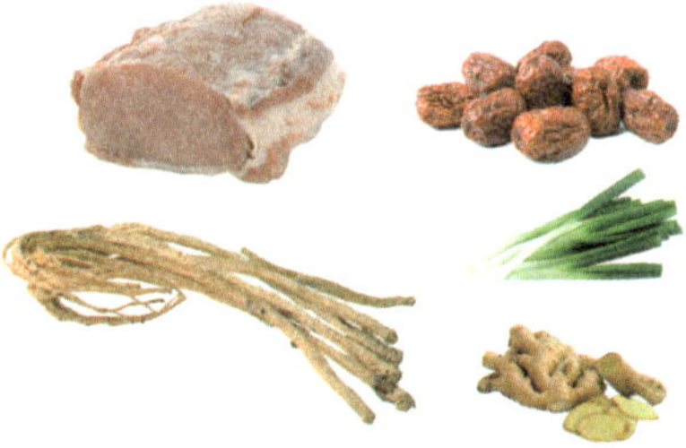

● **做法：**

①将洗净的瘦肉切成条，再切成大块。

②锅中注水烧开，倒入瘦肉块，煮约2分钟汆去血渍，捞出。

③砂锅中注水烧热，倒入瘦肉块、党参、红枣和三七，撒上姜片、葱段，拌匀。

④盖上盖，烧开后转小火煮约120分钟至食材熟透。

⑤揭盖，加入盐拌匀，大火煮至汤汁入味即可。

**能量计算** 总热量约1406.99千焦，蛋白质37.5克，脂肪11.3克，糖类23.0克

# 冬虫夏草

EAT 每日适用量 5～15克

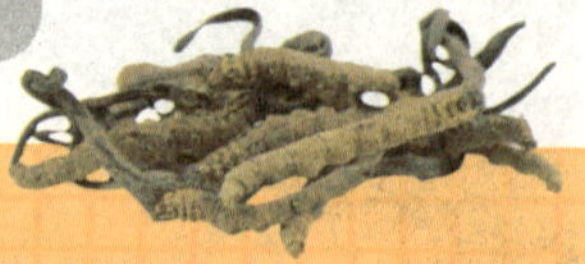

## 降低血脂，软化血管

### 功效主治

冬虫夏草性温、味甘，归肾、肺经。冬虫夏草具有补虚损、益精气、止咳化痰、补肺益肾之功效，对肺肾两虚、阳痿遗精、咳嗽气短、自汗盗汗、腰膝酸软、劳嗽痰血、病后虚弱等症有食疗作用。此外，冬虫夏草还具有调节心脑血管的作用，能促进人体的新陈代谢，有效降低血脂、血压。

### 使用宜忌

虫草药膳最好选用猪、羊、鸡、牛等温血性动物，效果佳。感冒风寒引起的咳嗽以及肺热咯血者忌食用。

## 调养食谱 枸杞虫草粥

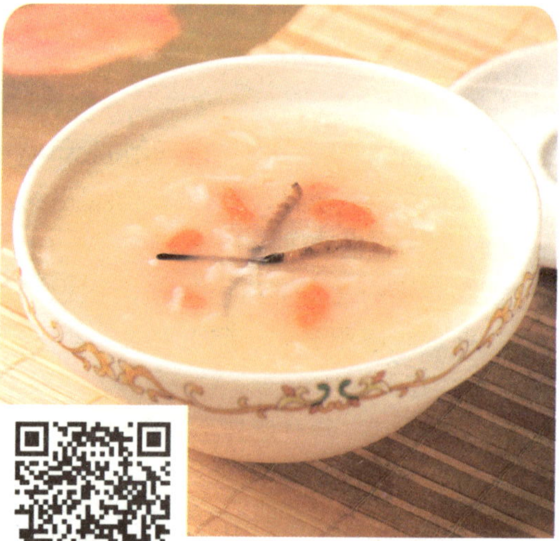

●**原料：** 枸杞8克，冬虫夏草2根，水发大米180克

●**调料：** 冰糖20克

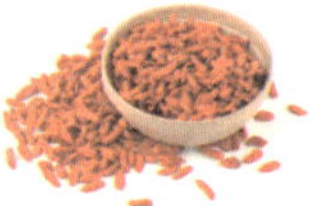

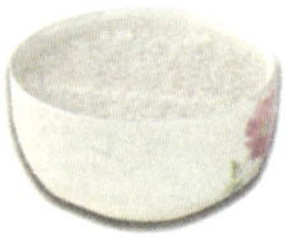

●**做法：**

①砂锅中注入适量清水烧开，倒入洗好的大米、枸杞、冬虫夏草。

②盖上盖，烧开后用小火煮30分钟至食材熟透。

③揭开盖，放入冰糖，拌煮至冰糖溶化。

④把煮好的粥盛入碗中即可。

**能量计算** 总热量约2603.30千焦，蛋白质13.3克，脂肪1.4克，糖类140.2克

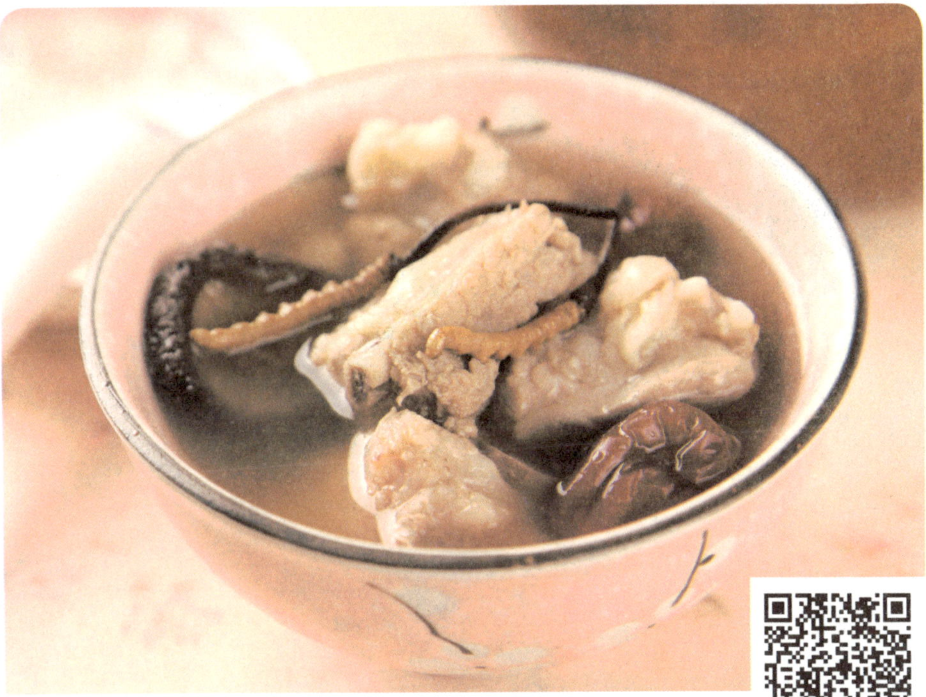

## 调养食谱 虫草香菇排骨汤

●**原料：** 排骨300克，水发香菇10克，冬虫夏草10克，红枣8克

●**调料：** 盐、鸡粉各2克，料酒10毫升

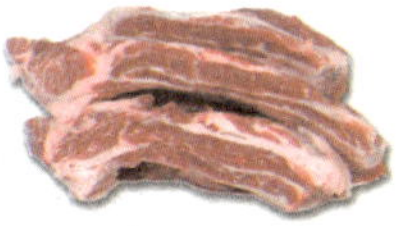

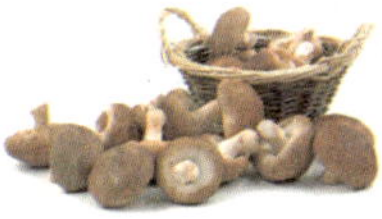

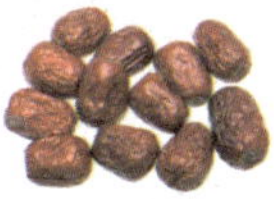

●**做法：**

①锅中注水烧开，放入排骨，淋入料酒，略煮汆去血水，捞出。

②砂锅置火上，倒入排骨、红枣、冬虫夏草，注入适量清水，淋入料酒，拌匀。

③用大火煮开后倒入香菇，盖上盖，煮开后转小火煮约2小时至食材熟透。

④揭开盖，加入盐、鸡粉，拌匀调味即可。

**能量计算** 总热量约3494.06千焦，蛋白质50.3克，脂肪69.3克，糖类2.6克

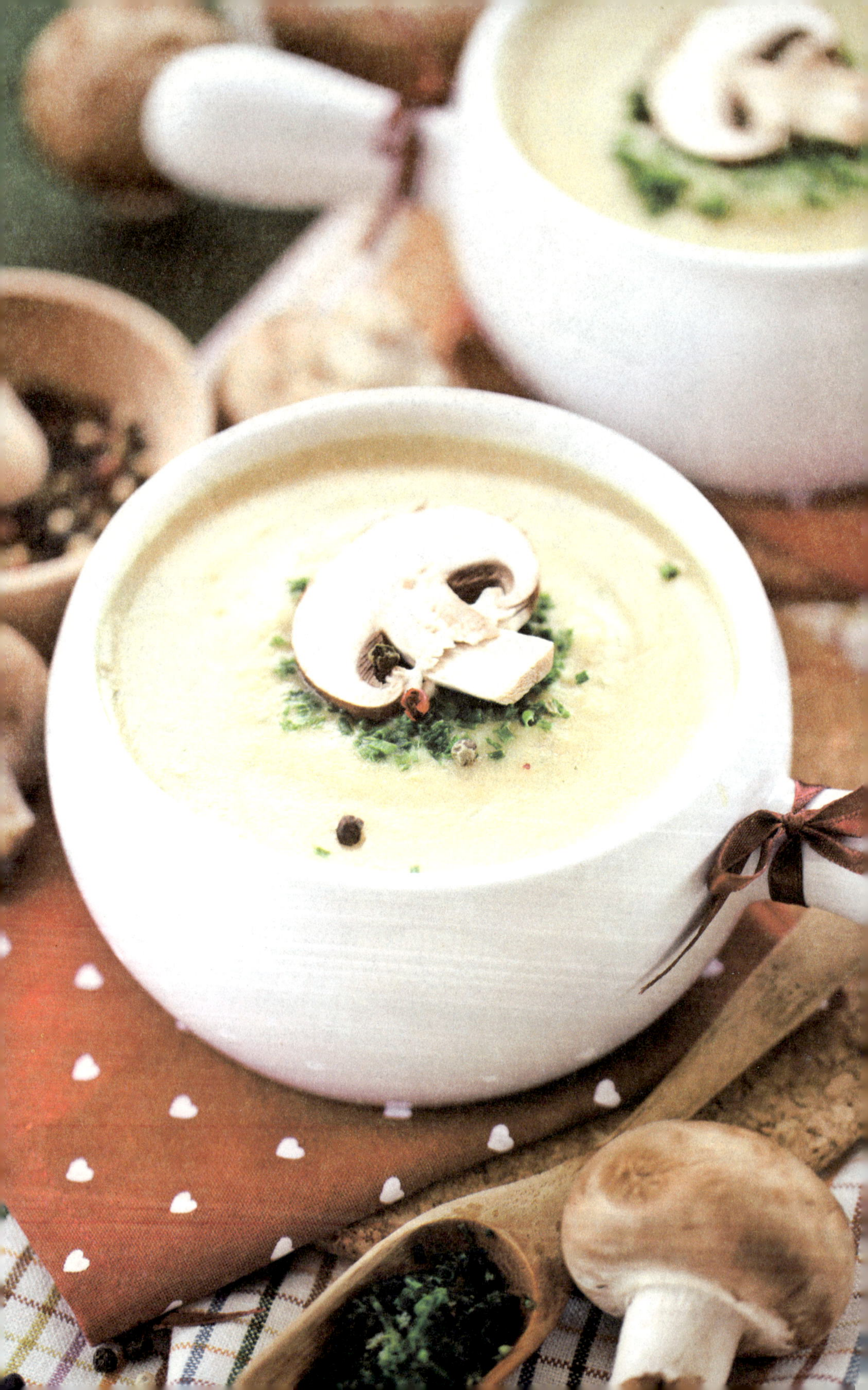

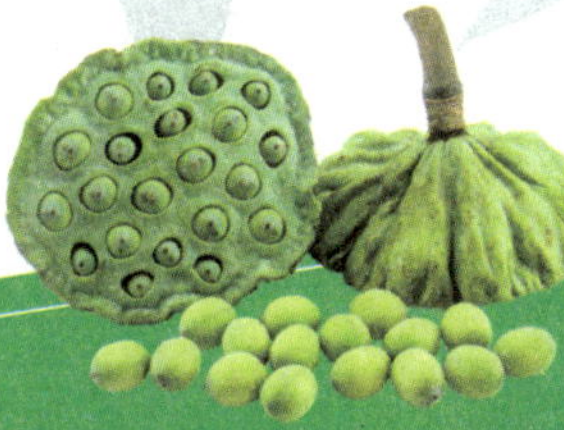

# Part 4

# “三高”人的每日健康食谱

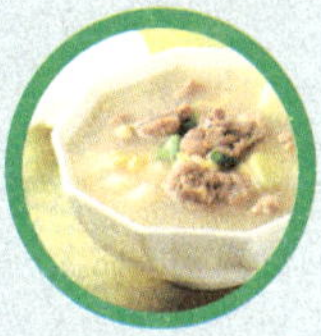

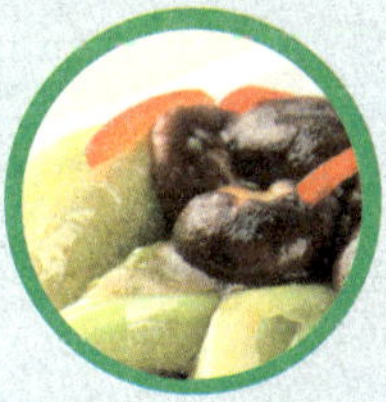

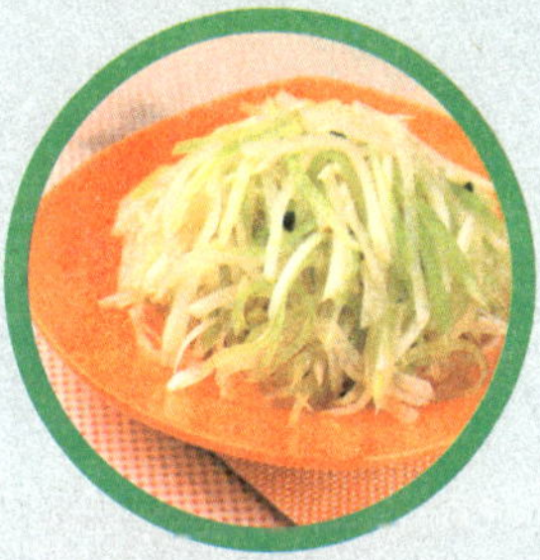

“三高”患者生活中最为烦恼的问题就是如何安排每日饮食，很多患者因太过于小心饮食而陷入左右为难的境地，也有些患者在饮食上不注意而加重了“三高”症状。

针对“三高”患者日常饮食怎么吃、吃多少等问题，本章特别为高血压、高血脂、糖尿病患者分别制定了科学健康、简便易操作的调养食谱，旨在帮助“三高”患者远离饮食困扰，吃出健康身体。

# 高血压患者的一周食谱

**第1天 早餐**

馒头100克+香菇扒生菜（生菜400克、香菇70克、彩椒50克）+脱脂牛奶150毫升+苹果100克

**第1天 午餐**

绿豆薏米饭（绿豆20克、薏米10克、糙米30克）+胡萝卜炒牛肉（牛肉300克、胡萝卜150克、彩椒30克、圆椒30克）+白萝卜肉丝汤（白萝卜120克、瘦肉50克）

**第1天 晚餐**

鸡蛋饼（面粉80克、鸡蛋1个）+肉末空心菜（空心菜200克、肉末100克、彩椒40克）+双菇山药汤（平菇50克、香菇50克、山药90克）

## 营养早餐 香菇扒生菜

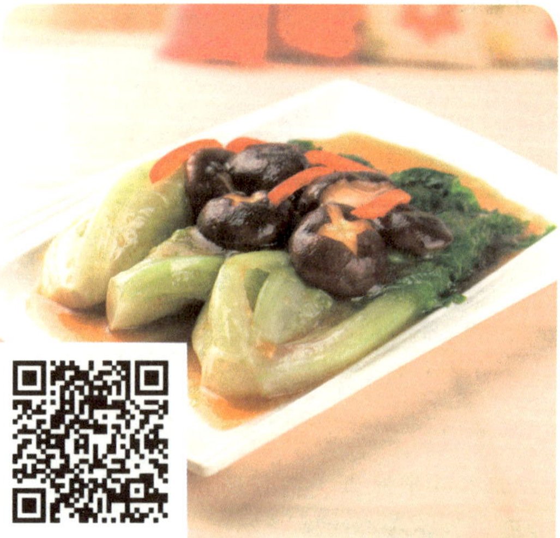

**能量计算** 总热量约346.10千焦，蛋白质7.8克，脂肪1.9克，糖类15.2克

● **原料：** 生菜400克，香菇70克，彩椒50克，姜片、蒜末各少许

● **调料：** 盐3克，鸡粉2克，蚝油6克，老抽2毫升，生抽4毫升，水淀粉、食用油各适量

● **做法：**

①生菜切开，香菇切成小块，彩椒切成粗丝。

②锅中注水烧开，加入食用油，分别将生菜、香菇煮至断生，捞出。

③用油起锅，倒入清水、香菇，加入盐、鸡粉、蚝油、生抽，待汤汁沸腾后加入老抽，炒匀上色。

④倒入水淀粉，炒至汤汁收浓。

⑤生菜摆入盘中，盛入锅中汁料，撒上彩椒丝即成。

## 活力午餐 胡萝卜炒牛肉

● **原料：** 牛肉300克，胡萝卜150克，彩椒、圆椒各30克，姜片、蒜片各少许

● **调料：** 盐、食粉、鸡粉、生抽、水淀粉、料酒、食用油各适量

● **做法：**

①胡萝卜切成片，彩椒、圆椒切成块，牛肉切成薄片。

②牛肉放入碗中，加入盐、生抽、食粉、水淀粉、食用油，腌制30分钟至入味。

③锅中注水烧开，加入胡萝卜、盐、食用油，拌煮约1分钟；再倒入彩椒、圆椒，煮至断生，捞出。

④用油起锅，倒入姜片、蒜片、牛肉，炒变色；放入焯过水的食材，炒透。

⑤加入盐、生抽、鸡粉、料酒、水淀粉，大火快炒至入味即可。

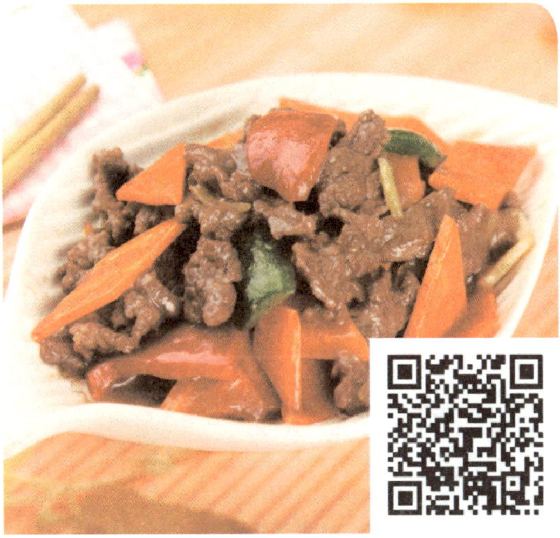

**能量计算** 总热量约1847.14千焦，蛋白质62.0克，脂肪13.0克，糖类23.0克

---

## 健康晚餐 肉末空心菜

● **原料：** 空心菜200克，肉末100克，彩椒40克，姜丝少许

● **调料：** 盐、鸡粉各2克，老抽2毫升，料酒3毫升，生抽5毫升，食用油适量

● **做法：**

①空心菜切成段，彩椒切粗丝。

②用油起锅，倒入肉末，大火快炒至松散；淋入料酒、老抽、生抽，炒匀；撒入姜丝，放入空心菜，翻炒至熟软；倒入彩椒，翻炒匀。

③加入盐、鸡粉，翻炒至食材入味。

④炒好的食材盛入盘中即成。

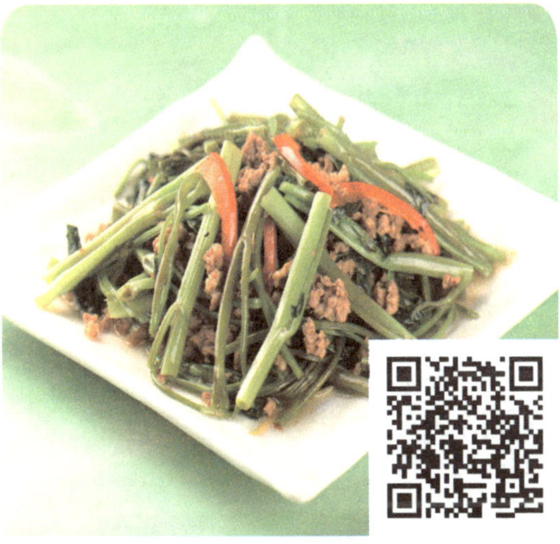

**能量计算** 总热量约989.82千焦，蛋白质25.2克，脂肪6.9克，糖类11.3克

**第2天早餐**

馒头50克+小米南瓜粥（小米90克、南瓜110克）+素炒小白菜（小白菜150克）

**第2天午餐**

米饭100克+蒸鱼片（福寿鱼肉280克、土豆65克、胡萝卜65克）+苦瓜炒肉（瘦肉50克、苦瓜200克）+紫菜豆腐汤（水发紫菜100克、豆腐150克）

**第2天晚餐**

香菇饺子（香菇100克、瘦肉40克、面粉100克）+黄瓜炒木耳（黄瓜180克、木耳100克、胡萝卜40克）+冬瓜汤（冬瓜300克）

营养早餐

## 小米南瓜粥

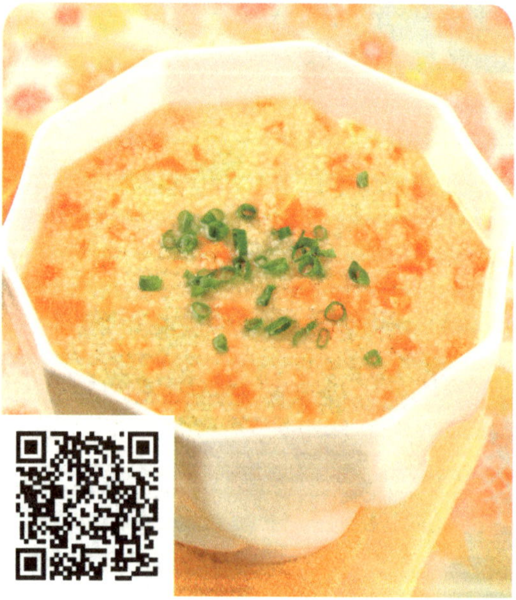

**能量计算** 总热量约1447.95千焦，蛋白质8.9克，脂肪2.9克，糖类73.4克

- **原料：** 水发小米90克，南瓜110克，葱花少许
- **调料：** 盐、鸡粉各2克
- **做法：**

①将洗净去皮的南瓜切条，改切成粒。

②锅中注水烧开，倒入小米，搅匀，盖上盖，烧开后用小火煮30分钟至小米熟软。

③揭盖，倒入南瓜，盖上盖，用小火煮15分钟至食材熟烂。

④揭开盖，放入鸡粉、盐，搅匀调味。

⑤将煮好的粥盛入碗中，再撒上葱花即可。

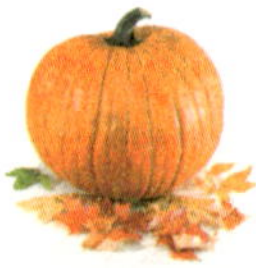

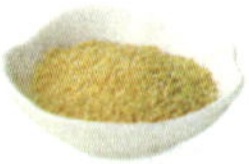

## 活力午餐 蒸鱼片

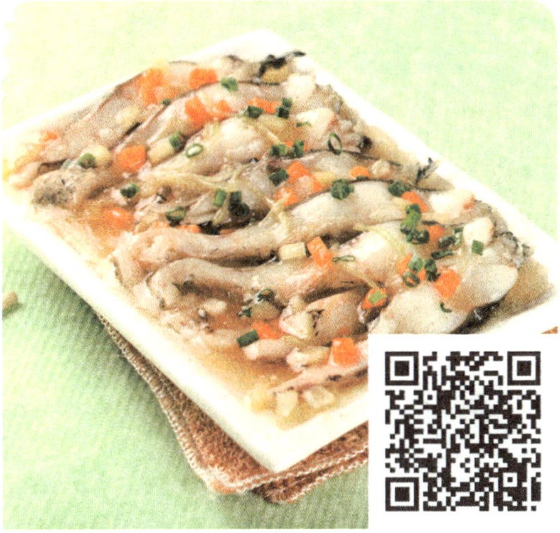

● **原料：** 福寿鱼肉280克，土豆、胡萝卜各65克，姜丝、葱花各少许

● **调料：** 盐3克，鸡粉2克，胡椒粉少许，生粉10克，生抽4毫升，水淀粉、食用油各适量

● **做法：**

①将去皮的土豆、胡萝卜切成丁。

②福寿鱼肉切片，装入碗中，加入盐、鸡粉、胡椒粉、生粉、姜丝、食用油，腌制10分钟至入味。

③鱼片摆入蒸盘中，放入蒸锅，大火蒸至鱼肉熟透后取出待用。

④用油起锅，放入胡萝卜、土豆，炒匀；加入水、盐、鸡粉、生抽，煮熟；倒入水淀粉勾芡，制成酱料。

⑤将酱料浇在鱼片上，撒上葱花即成。

**能量计算** 总热量约1571.05千焦，蛋白质49.8克，脂肪7.8克，糖类27.5克

---

## 健康晚餐 黄瓜炒木耳

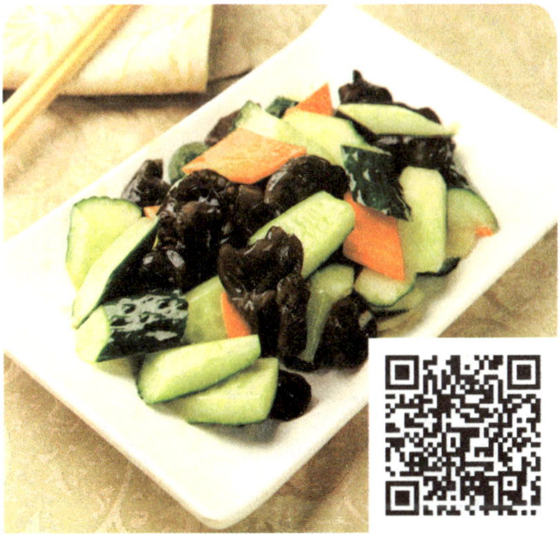

● **原料：** 黄瓜180克，水发木耳100克，胡萝卜40克，姜片、蒜末、葱段各少许

● **调料：** 盐、鸡粉、白糖各2克，水淀粉10毫升，食用油适量

● **做法：**

①去皮胡萝卜切段，再切成片；洗净的黄瓜切开，去瓤，用斜刀切成段。

②用油起锅，倒入姜片、蒜末、葱段，爆香；放入胡萝卜片、木耳，翻炒匀；倒入黄瓜，炒匀。

③加入盐、鸡粉、白糖，炒匀调味。

④倒入水淀粉，翻炒均匀即可。

**能量计算** 总热量约1031.62千焦，蛋白质13.9克，脂肪1.9克，糖类74.3克

**第3天 早餐**

馄饨面（面条180克、馄饨皮80克、肉馅85克）+生菜沙拉（生菜50克、西红柿50克、西蓝花40克、脱脂酸奶10毫升）+豆浆200毫升

**第3天 午餐**

米饭150克+肉末豆腐（瘦肉50克、豆腐100克）+金银花丹参鸭汤（鸭肉400克、金银花8克、丹参12克）+凉拌黄瓜（黄瓜100克）

**第3天 晚餐**

双面窝头（玉米面25克、白面25克）+醋拌莴笋萝卜丝（莴笋140克、白萝卜200克）+清炒肉丝（瘦肉50克、彩椒50克）

营养早餐

## 馄饨面

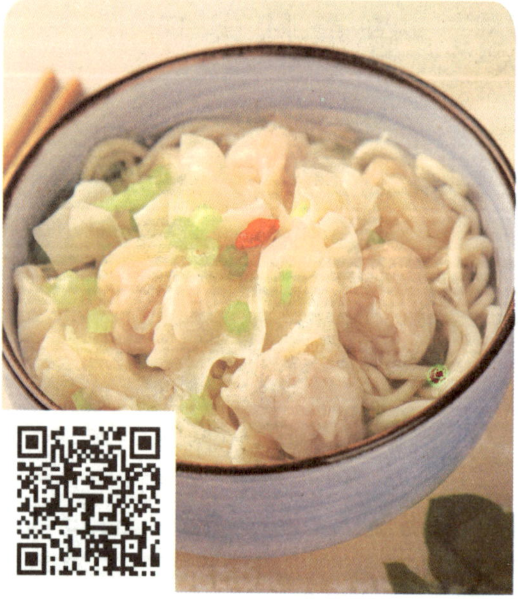

**能量计算** 总热量约3891.08千焦，蛋白质44.5克，脂肪8.5克，糖类172.3克

● **原料：** 面条180克，馄饨皮80克，肉馅85克，红葱头、芹菜各少许，高汤180毫升

● **调料：** 盐、鸡粉各2克，胡椒粉少许，食用油适量

● **做法：**

①红葱头和芹菜分别切成细末。

②取馄饨皮，放入肉馅，捏紧制成馄饨生坯，装盘备用。

③用油起锅，倒入红葱头，大火快炒至熟软，盛出。

④锅中注水烧开，放入面条，大火煮约3分钟至熟软，捞出装碗。

⑤沸水锅中倒入馄饨生坯，用中火煮至熟透，盛放到面条上。

⑥另起锅注入高汤烧开，加入盐、鸡粉、胡椒粉，拌匀，煮沸后撒上芹菜末，煮至断生。

⑦将煮好的汤料浇在馄饨上，撒上红葱头即可。

活力午餐

## 金银花丹参鸭汤

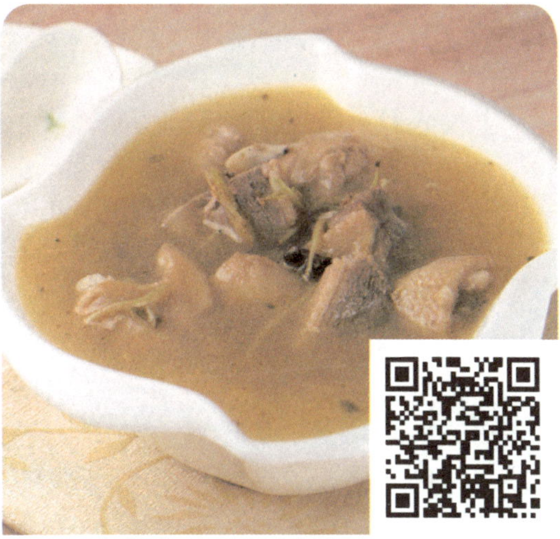

● **原料：** 鸭肉400克，金银花8克，丹参12克

● **调料：** 盐、鸡粉各2克，料酒20毫升

● **做法：**

①锅中注入适量清水烧开，倒入鸭肉，注入料酒，大火煮沸汆去血水，捞出，沥干水分。

②砂锅中注入适量清水烧开，倒入金银花、丹参、鸭肉，加入料酒，盖上盖，烧开后转小火炖1小时。

③揭盖，放入盐、鸡粉，拌匀调味。

④煮好的汤料盛入碗中即可。

**能量计算** 总热量约1504.8千焦，蛋白质60.0克 脂肪6.0克，糖类16.0克

健康晚餐

## 醋拌莴笋萝卜丝

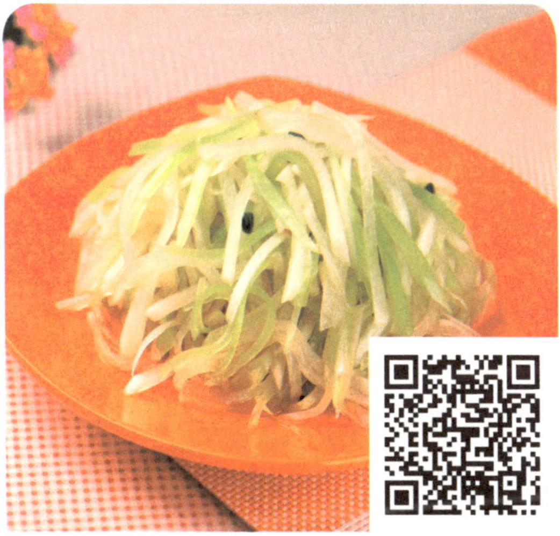

● **原料：** 莴笋140克，白萝卜200克，蒜末、葱花各少许

● **调料：** 盐3克，鸡粉2克，陈醋5毫升，食用油适量

● **做法：**

①去皮的白萝卜、莴笋切成细丝。

②锅中注水烧开，放入少许盐、食用油，倒入白萝卜丝、莴笋丝，搅匀，煮约1分钟至食材熟软后捞出，沥干水分。

③将焯煮好的食材放在碗中，撒上蒜末、葱花，加入盐、鸡粉，淋入陈醋，搅拌至食材入味。

④拌好的食材倒入盘中即成。

**能量计算** 总热量约257.49千焦，蛋白质3.2克 脂肪0.3克，糖类13.9克

第4天早餐

燕麦豆浆（水发黄豆60克、燕麦片35克）+蒸蛋羹（鸡蛋1个）+白面馒头100克

第4天午餐

拌荞麦面（荞麦面100克、瘦肉25克）+南瓜炒牛肉（牛肉175克、南瓜150克）+橄榄油拌芹菜（芹菜200克）

第4天晚餐

米饭150克+丝瓜香菇鸡片汤（丝瓜120克、鸡胸肉100克、鲜香菇50克）+蚝油拌茼蒿（茼蒿250克）

营养早餐

## 燕麦豆浆

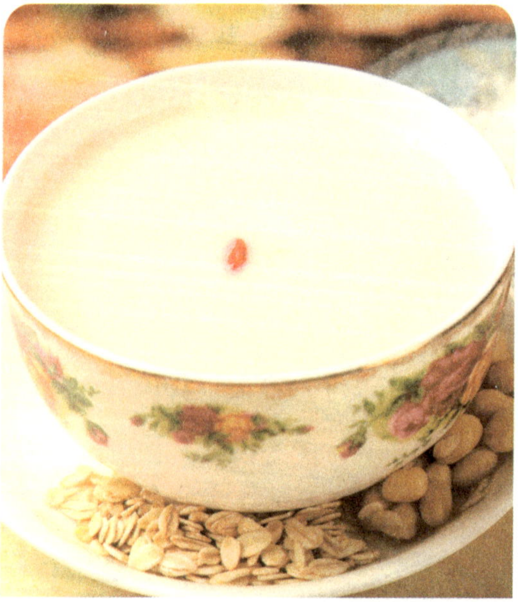

**能量计算** 总热量约2026.05千焦，蛋白质35.4克 脂肪12.4克，糖类73.6克

- **原料：** 水发黄豆60克，燕麦片35克
- **调料：** 白糖适量
- **做法：**

①将洗净的燕麦、黄豆倒入豆浆机中，加入适量清水，至水位线即可。

②盖上豆浆机机头，再选择“开始”键，开始打浆。

③待豆浆机运转约20分钟后断电，取下机头，将煮好的豆浆倒入碗中。

④饮用豆浆前，加入适量白糖即可。

## 活力午餐 南瓜炒牛肉

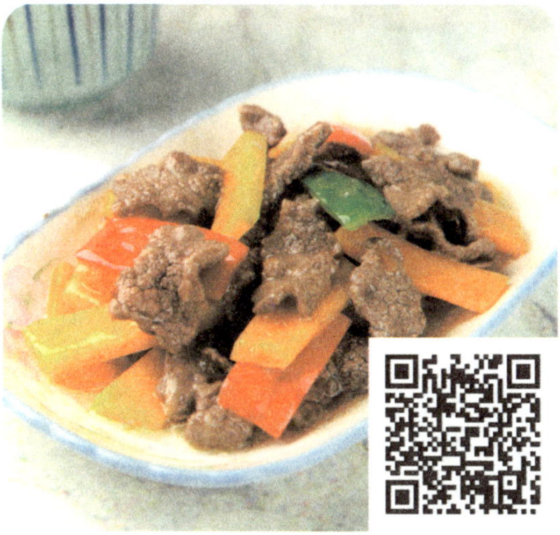

● 原料：牛肉175克，南瓜150克，青椒、红椒各少许

● 调料：盐、鸡粉、料酒、生抽、水淀粉、食用油各适量

● 做法：

①南瓜切成片，青椒、红椒切成条形，牛肉切成片。

②把牛肉片装入碗中，加入盐、料酒、生抽、水淀粉，拌匀，淋入食用油，腌制约10分钟。

③锅中注水烧开，倒入南瓜片，煮至断生；放入青椒、红椒，淋入食用油，略煮后捞出。

④用油起锅，倒入牛肉，炒至变色；淋入料酒，炒匀炒香。

⑤倒入材料，炒透；加入盐、鸡粉，淋入水淀粉，炒匀即可。

**能量计算** 总热量约913.33千焦，蛋白质36.4克，脂肪4.2克，糖类10.1克

## 健康晚餐 丝瓜香菇鸡片汤

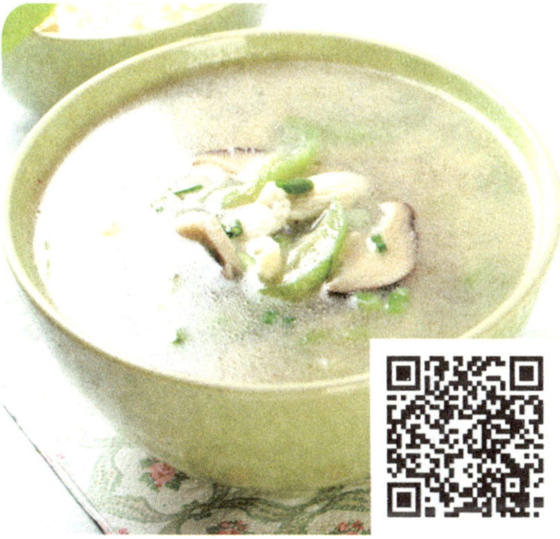

● 原料：丝瓜120克，鸡胸肉100克，鲜香菇50克，姜片、葱花各少许

● 调料：盐、鸡粉、料酒、水淀粉、胡椒粉、食用油各适量

● 做法：

①将去皮洗净的丝瓜切成片，香菇切成片。

②鸡胸肉切片，装入碗中，加入盐、鸡粉、水淀粉，拌匀上浆，注入少许食用油，腌制约10分钟至入味。

③用油起锅，放入姜片，爆香；倒入香菇、丝瓜，炒至变软。

④淋入料酒，炒匀；注入清水，加入盐、鸡粉，用中火煮约2分钟。

⑤放入鸡肉片，煮至熟透；撒上胡椒粉，煮至食材入味。

⑥将煮好的汤料盛入汤碗中，撒上葱花即可。

**能量计算** 总热量约695.97千焦，蛋白质21.7克，脂肪5.4克，糖类10.1克

第5天早餐

银丝卷80克+丝瓜烧豆腐（豆腐200克、丝瓜130克）+脱脂牛奶150毫升

第5天午餐

米饭150克+三文鱼蔬菜汤（三文鱼70克、西红柿85克、口蘑35克、芦笋90克）+西葫芦炒鸡丝（西葫芦100克、鸡胸肉100克）

第5天晚餐

空心菜拌荞麦面（空心菜100克、荞麦面100克）+芦笋扒冬瓜（冬瓜140克、芦笋100克、高汤180毫升）+清炒黄瓜（黄瓜200克）

营养早餐

## 丝瓜烧豆腐

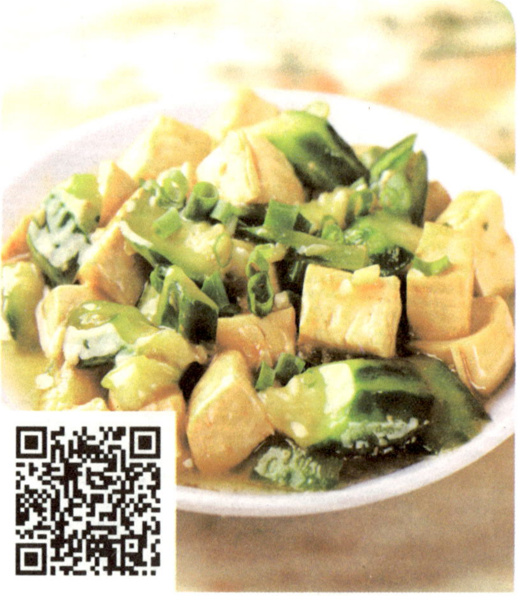

**能量计算** 总热量约785.84千焦，蛋白质17.5克 脂肪7.7克，糖类13.9克

● **原料：** 豆腐200克，丝瓜130克，蒜末、葱花各少许

● **调料：** 盐3克，鸡粉2克，老抽2毫升，生抽5毫升，水淀粉、食用油各适量

● **做法：**

①将洗净去皮的丝瓜切成小块，洗好的豆腐切成小方块。

②锅中注水烧开，加入少许盐，倒入豆腐块，拌煮约半分钟，捞出，沥干水分。

③用油起锅，放入蒜末，爆香；倒入丝瓜块，翻炒匀。

④注入适量清水，下入豆腐块。

⑤加入盐、鸡粉、生抽，拌匀煮沸；倒入老抽上色，续煮约1分钟至食材熟透。

⑥倒入水淀粉勾芡，烧好的菜肴装入盘中，撒上葱花即成。

## 活力午餐 三文鱼蔬菜汤

● 原料：三文鱼70克，西红柿85克，口蘑35克，芦笋90克

● 调料：盐、鸡粉各2克，胡椒粉适量

● 做法：

①芦笋切成小段，口蘑切成薄片。
②西红柿切成小瓣，去除表皮；三文鱼切成条形，改切成丁。
③锅中注水烧开，倒入三文鱼，拌煮至变色；放入芦笋、口蘑、西红柿，搅拌匀。
④烧开后，用大火煮约10分钟至食材熟透；加入盐、鸡粉、胡椒粉，搅匀调味。
⑤煮好的鱼汤盛入碗中即可。

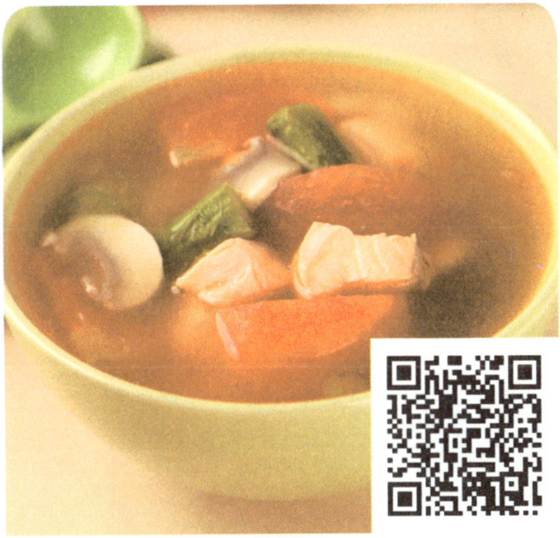

能量计算 总热量约899.75千焦，蛋白质27.6克，脂肪6.9克，糖类18.9克

## 健康晚餐 芦笋扒冬瓜

● 原料：冬瓜140克，芦笋100克，高汤180毫升

● 调料：盐、鸡粉各2克，水淀粉、食用油各适量

● 做法：

①将洗好去皮的冬瓜切成条形，芦笋切成长段。
②用油起锅，倒入芦笋，炒匀；放入冬瓜、高汤，拌匀；加入盐、鸡粉，炒匀调味。
③盖上盖，烧开后用小火焖约10分钟；揭盖，将芦笋捞出，摆入盘中。
④淋入水淀粉，翻炒均匀，将炒好的冬瓜盛在芦笋上即可。

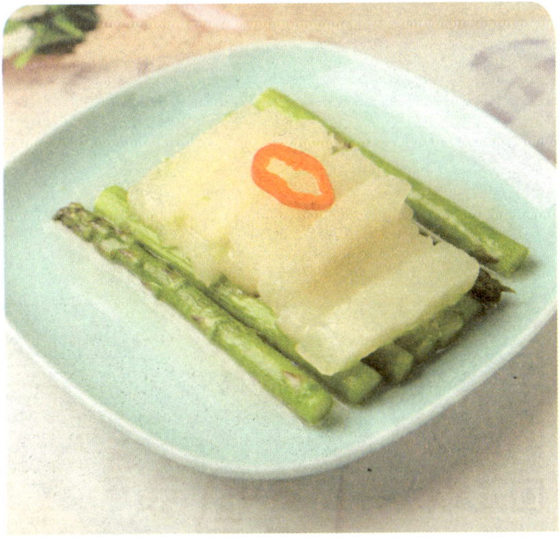

能量计算 总热量约239.64千焦，蛋白质5.3克，脂肪1.1克，糖类9.3克

**第6天 早餐**

豆浆200毫升+香菇肉包（香菇25克、肉末25克、面粉50克）+黄瓜拌土豆丝（土豆250克，黄瓜200克，熟白芝麻15克）

**第6天 午餐**

大麦糙米饭（大麦200克、水发糙米160克）+清蒸鱼（鲫鱼200克）+香菇扒油菜（香菇25克、油菜250克）

**第6天 晚餐**

西红柿鸡蛋打卤面（西红柿50克、鸡蛋1个、面条80克）+白萝卜肉丝汤（白萝卜150克、瘦肉90克）+清炒莴笋片（莴笋200克）

营养早餐

## 黄瓜拌土豆丝

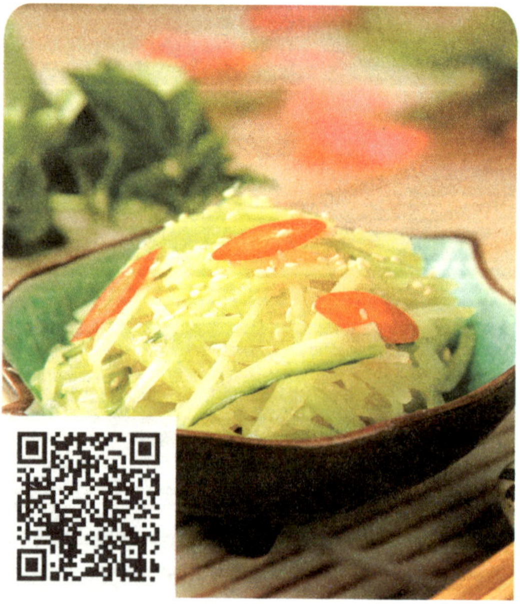

**能量计算** 总热量约1243.76千焦，蛋白质9.7克 脂肪6.8克，糖类53.5克

● **原料：** 去皮土豆250克，黄瓜200克，熟白芝麻15克

● **调料：** 盐、白糖各1克，芝麻油、白醋各5毫升

● **做法：**

①洗净的黄瓜切片，再切成丝；洗净的土豆切成丝，倒入清水中浸泡片刻，捞出。

②锅中注水烧开，倒入土豆丝焯煮至断生，捞出过一遍凉水，装盘待用。

③土豆丝中放入黄瓜丝，加入盐、白糖、芝麻油、白醋，拌匀后盛入碟中，撒上熟白芝麻即成。

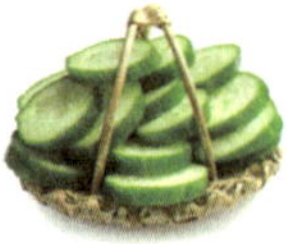

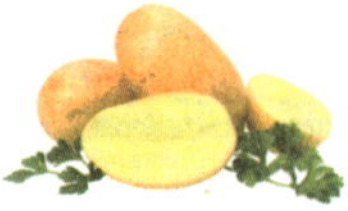

活力午餐

## 大麦糙米饭

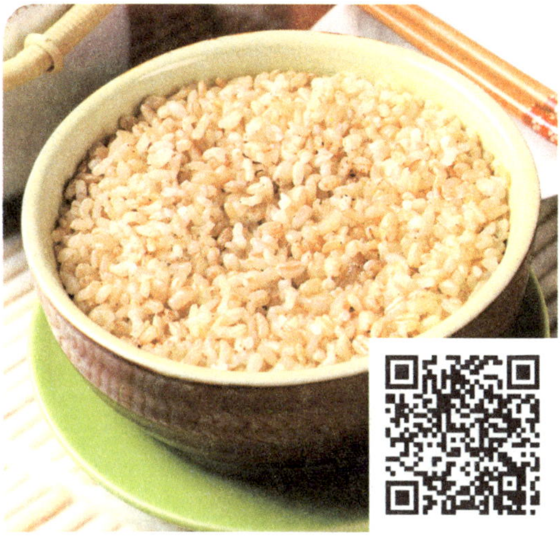

● **原料：** 水发大麦200克，水发糙米160克

● **做法：**

①将洗净的大麦和糙米倒入蒸碗中，加入适量清水，拌匀。

②蒸锅上火烧开，放入蒸碗。

③盖上锅盖，用中火蒸约40分钟至食材熟透。

④揭开锅盖，取出蒸好的大麦糙米饭即可。

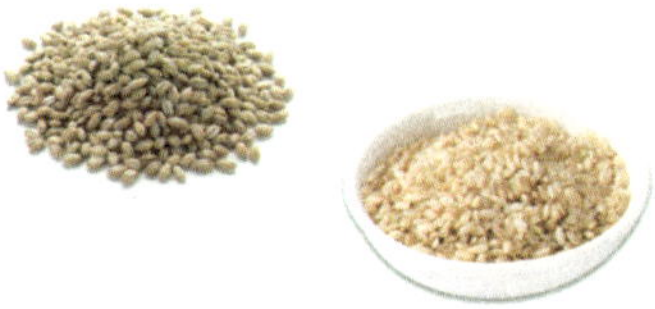

**能量计算** 总热量约5027.7千焦，蛋白质31.9克 脂肪6.6克，糖类269.0克

健康晚餐

## 白萝卜肉丝汤

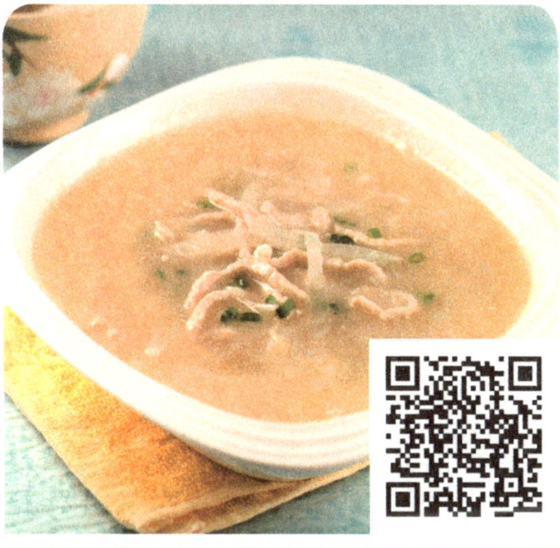

● **原料：** 白萝卜150克，瘦肉90克，姜丝、葱花各少许

● **调料：** 盐、鸡粉各2克，水淀粉、食用油各适量

● **做法：**

①白萝卜切成丝，瘦肉切成丝。

②将肉丝装入碗中，加入盐、鸡粉、水淀粉，淋入食用油，拌匀腌制10分钟至入味。

③用油起锅，放入姜丝，爆香；放入白萝卜丝，翻炒均匀；倒入清水，加入盐、鸡粉，拌匀。

④盖上盖，煮沸后用中火煮2分钟至熟；揭开盖子，放入肉丝，煮至食材熟透。

⑤把煮好的汤料盛入碗中，撒入葱花即可。

**能量计算** 总热量约669.64千焦，蛋白质19.6克 脂肪5.7克，糖类8.9克

第7天早餐

小米山药粥（小米120克、山药95克）+馒头50克+拌西红柿（西红柿200克）

第7天午餐

米饭150克+秋葵炒肉片（秋葵180克、猪瘦肉150克、红椒30克）+紫菜豆腐汤（紫菜50克、豆腐150克）

第7天晚餐

白菜饺子（白菜100克、瘦肉25克、饺子皮75克）+黄豆马蹄鸭肉汤（鸭肉500克、马蹄110克、水发黄豆120克）+凉拌黄瓜（黄瓜200克）

营养早餐

## 小米山药粥

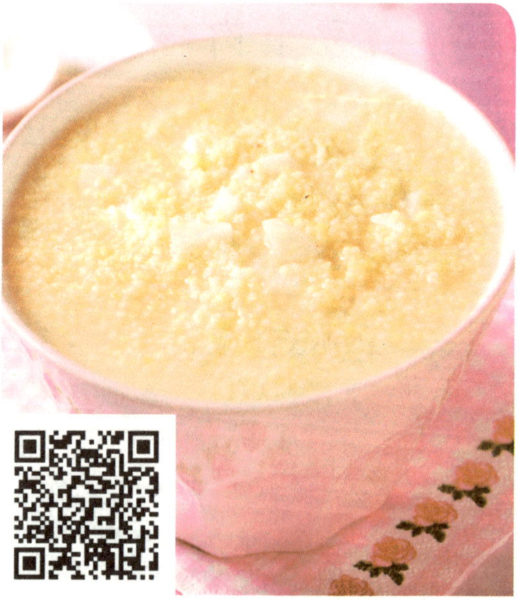

**能量计算** 总热量约3699.3千焦，蛋白质22.8克
脂肪7.4克，糖类186.4克

- **原料：** 水发小米120克，山药95克
- **调料：** 盐2克
- **做法：**

①将洗净去皮的山药切成条，再切成丁。

②砂锅中注入适量清水烧开，倒入洗净的小米、山药丁，拌匀。

③盖上盖，煮开后用小火煮30分钟至食材熟透。

④揭开盖，加入盐，搅拌至入味。

⑤把煮好的粥盛入碗中即可。

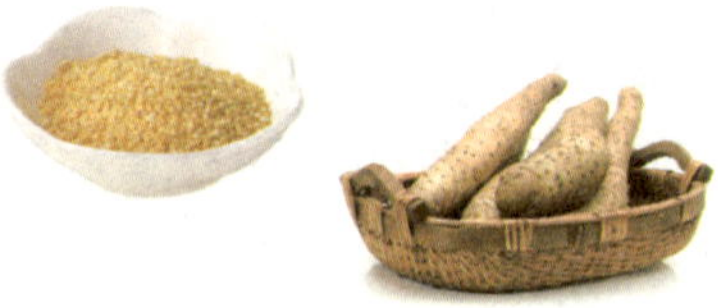

## 活力午餐 秋葵炒肉片

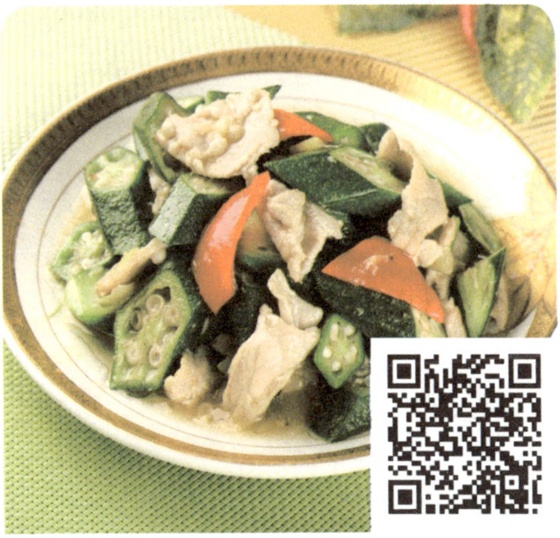

● 原料：秋葵180克，猪瘦肉150克，红椒30克，姜片、蒜末、葱段各少许

● 调料：盐2克，鸡粉3克，水淀粉、生抽各3毫升，食用油适量

● 做法：

①将洗净的红椒切成小块，洗好的秋葵切成段。

②洗净的猪瘦肉切成片，装入碗中，放入少许盐、鸡粉、水淀粉、食用油，抓匀腌制至入味。

③锅中注水烧开，倒入食用油、秋葵，焯煮半分钟至断生，捞出。

④用油起锅，放入姜片、蒜末、葱段，爆香；倒入肉片，炒至转色。

⑤倒入秋葵、红椒，加入生抽、盐、鸡粉、水淀粉，炒匀即可。

**能量计算** 总热量约1440.85千焦，蛋白质38.6克 脂肪13.1克，糖类37.9克

## 健康晚餐 黄豆马蹄鸭肉汤

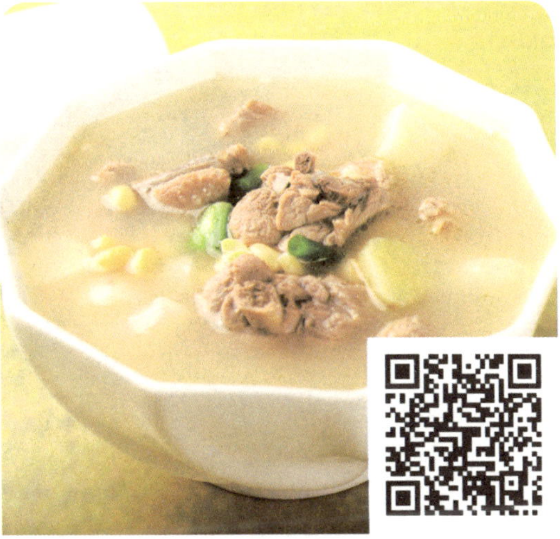

● 原料：鸭肉500克，马蹄110克，水发黄豆120克，姜片20克

● 调料：料酒20毫升，盐、鸡粉各2克

● 做法：

①将洗净去皮的马蹄切成小块。

②锅中注水烧开，放入鸭块，加入适量料酒，拌煮至沸，汆去血水后捞出，沥干水分。

③砂锅中注入适量清水烧开，倒入黄豆、马蹄、鸭块，撒上姜片，淋入适量料酒。

④盖上盖，烧开后用小火炖40分钟至食材熟透。

⑤揭盖，加入盐、鸡粉，拌匀调味即可。

**能量计算** 总热量约7088.03千焦，蛋白质121.0克 脂肪118.0克，糖类57.7克

# 高血脂患者的一周食谱

第1天早餐

黑芝麻黄豆豆浆（黑芝麻35克、水发黄豆50克）+全麦面包100克+清灼生菜（生菜200克）

第1天午餐

米饭150克+菠萝苦瓜鸡块汤（鸡肉块300克、菠萝肉200克、苦瓜150克）+豉油南瓜（南瓜200克）

第1天晚餐

清蒸土豆饼（土豆200克、面粉50克）+玉米油菜汤（油菜120克、玉米段80克、胡萝卜块120克）+蚝油金针菇（金针菇200克）

营养早餐

## 黑芝麻黄豆豆浆

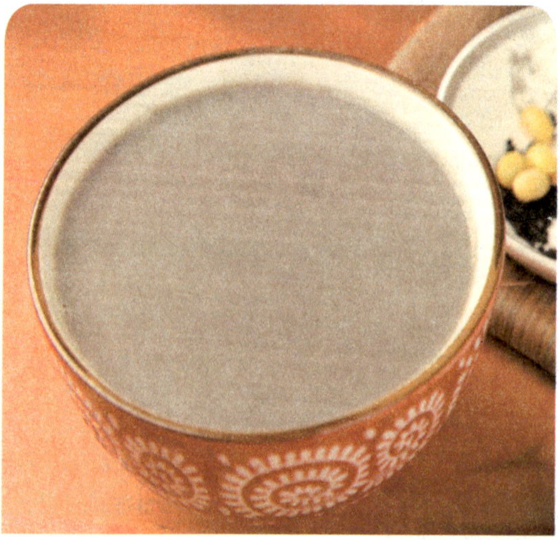

**能量计算** 总热量约1527.16千焦，蛋白质24.2克 脂肪24.1克，糖类25.5克

- **原料：** 黑芝麻35克，水发黄豆50克
- **做法：**

①将黑芝麻倒入豆浆机中，放入洗净的黄豆，注入适量清水至水位线即可。

②盖上豆浆机机头，选择“开始”键，开始打浆。

③待豆浆机运转约15分钟，即成豆浆。

④把煮好的豆浆倒入碗中，用汤匙撇去浮沫即可。

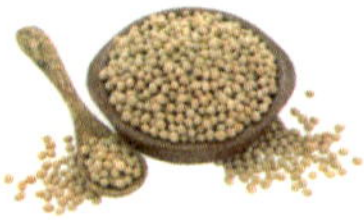

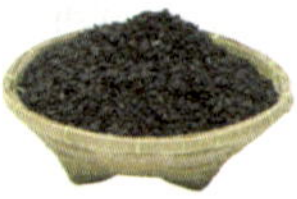

活力午餐

## 菠萝苦瓜鸡块汤

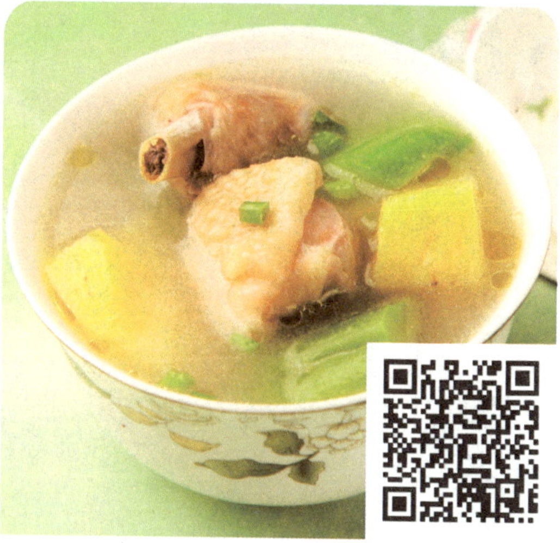

● 原料：鸡肉块300克，菠萝肉200克，苦瓜150克，姜片、葱花各少许

● 调料：盐、鸡粉各2克，料酒6毫升

● 做法：

①将洗净的苦瓜切开，去瓤，切成块，菠萝肉切开，切成小块。

②锅中注水烧开，倒入鸡肉块，拌煮汆去血水，捞出。

③砂锅中注水烧开，倒入鸡肉、姜片，淋入少许料酒，盖上盖，烧开后用小火煮约35分钟。

④揭盖，倒入苦瓜、菠萝，用小火煮约5分钟至熟透。

⑤加入盐、鸡粉调味，盛出煮好的汤料，点缀上葱花即可。

**能量计算** 总热量约2129.71千焦，蛋白质60.7克，脂肪15.35克，糖类36.45克

健康晚餐

## 玉米油菜汤

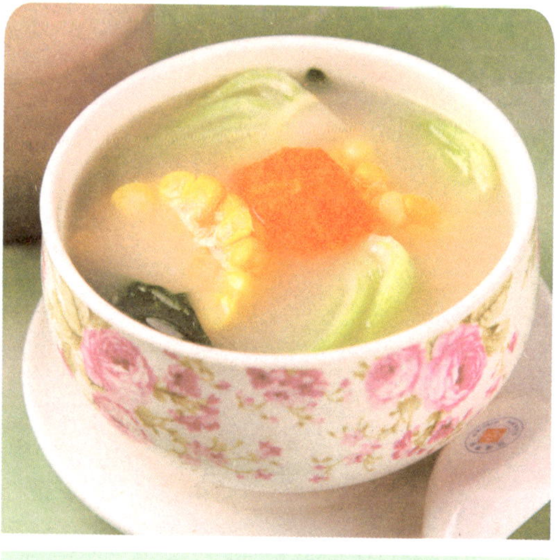

● 原料：油菜120克，玉米段80克，胡萝卜块120克，姜片5克

● 调料：盐、鸡粉各2克，胡椒粉2克

● 做法：

①锅中注水烧开，放入洗净的油菜，焯煮至断生，捞出备用。

②砂锅中注水烧开，倒入洗净的胡萝卜和玉米段，撒入姜片，盖上盖，烧开后转中火煮约20分钟至食材熟透。

③揭盖，加入鸡粉、盐、胡椒粉，拌匀调味。

④把煮好的汤料盛入碗中，将油菜放入碗中即可。

**能量计算** 总热量约655.42千焦，蛋白质6.6克，脂肪1.8克，糖类33.4克

第2天 早餐

红薯粥（红薯150克、大米100克）+银丝卷50克+蔬果沙拉（黄瓜100克、苹果50克、生菜30克、酸奶10克）

第2天 午餐

米饭150克+芹菜炒肉（芹菜100克、猪瘦肉25克）+香菇白萝卜汤（香菇120克、白萝卜150克）

第2天 晚餐

拌荞麦面（荞麦面100克）+西蓝花炒什蔬（西蓝花120克、水发黄花菜90克、水发木耳40克、莲藕90克、胡萝卜90克）+虾米紫菜汤（虾米15克、紫菜80克）

营养早餐

## 红薯粥

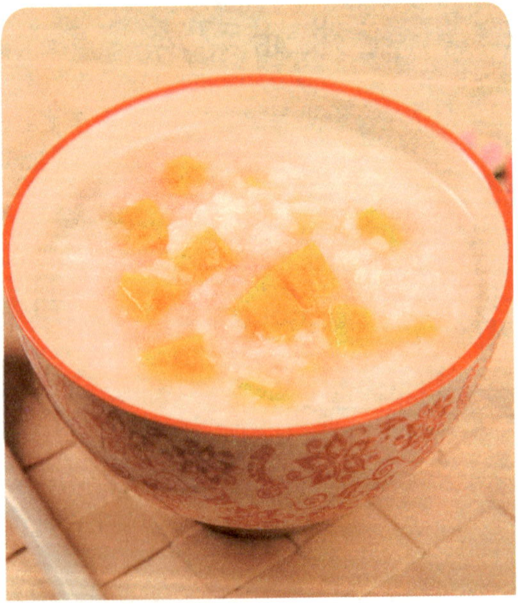

**能量计算** 总热量约2067.01千焦，蛋白质9.1克
脂肪1.1克，糖类115.0克

● **原料**：红薯150克，大米100克

● **做法**：

①将红薯洗净去皮，切成小块。

②砂锅中注入适量清水烧开，倒入已经泡好的大米，再加入红薯块，拌匀。

③盖上锅盖，用大火煮开后转小火续煮60分钟至食材熟软。

④揭开盖，将粥搅匀盛入碗中即可。

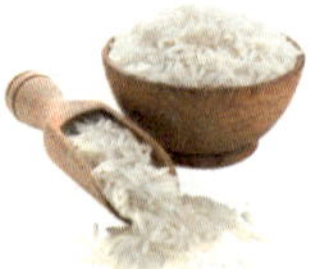

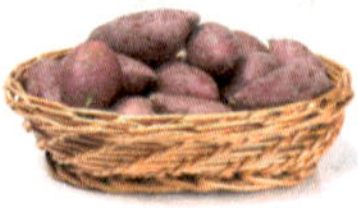

## 活力午餐　香菇白萝卜汤

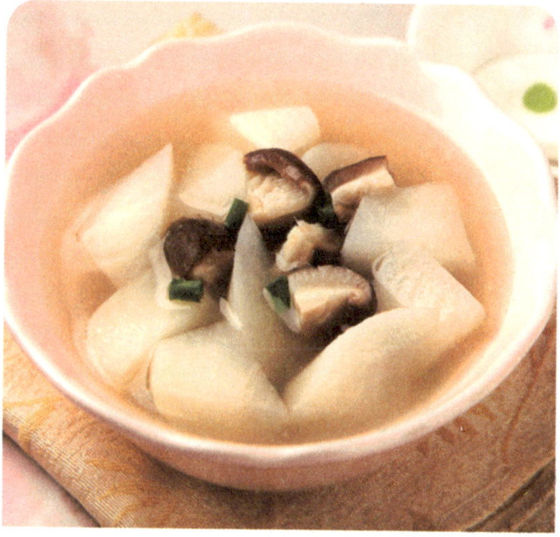

● **原料：** 白萝卜150克，香菇120克，葱花少许

● **调料：** 盐2克，鸡粉3克，胡椒粉2克

● **做法：**

①将白萝卜洗净去皮，切成块；香菇洗净，切成小块。

②锅中注水烧开，放入白萝卜块、香菇块，拌匀，盖上盖，用大火煮约3分钟。

③揭盖，加入盐、鸡粉、胡椒粉，拌煮片刻至食材入味。

④将煮好的汤料盛入碗中，撒上葱花即可。

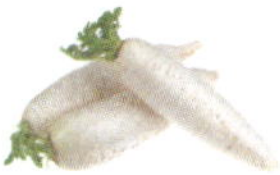

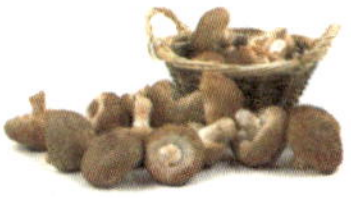

**能量计算**　总热量约226.97千焦，蛋白质4.0克　脂肪0.5克，糖类13.7克

## 健康晚餐　西蓝花炒什蔬

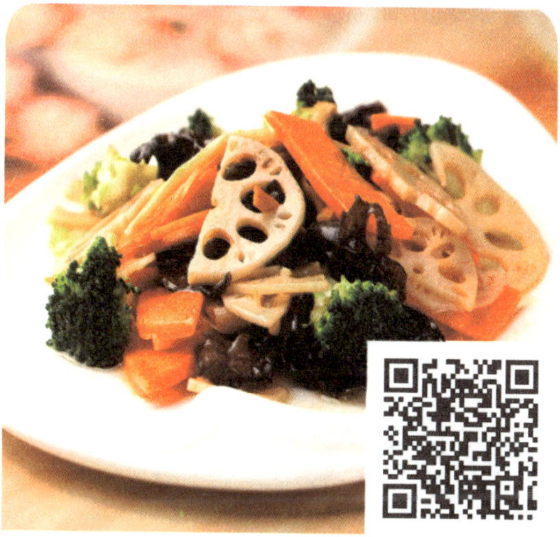

● **原料：** 西蓝花120克，水发黄花菜90克，水发木耳40克，莲藕90克，胡萝卜90克，姜片、蒜末、葱段各少许

● **调料：** 盐、鸡粉、料酒、蚝油、水淀粉、食用油各适量

● **做法：**

①胡萝卜切成片，莲藕、木耳、西蓝花切成小块，黄花菜去蒂。

②锅中注水烧开，放入盐、食用油、胡萝卜、木耳、莲藕，拌煮1分钟；再放入黄花菜、西蓝花，续煮半分钟，捞出，备用。

③用油起锅，放入姜片、蒜末、葱段，爆香；倒入焯过水的食材，炒匀；加入料酒、鸡粉、盐、蚝油，炒匀调味。

④倒入水淀粉，炒匀即可。

**能量计算**　总热量约3257.81千焦，蛋白质32.4克　脂肪5.5克，糖类166.3克

**第3天 早餐**

西红柿鸡蛋打卤面（西红柿100克、鸡蛋1个、面条100克）+菠菜柑橘沙拉（菠菜100克、柑橘90克、香瓜70克、酸奶15克）+豆浆150毫升

**第3天 午餐**

绿豆薏米饭（大米50克、绿豆25克、薏米25克）+陈皮鸭汤（鸭肉150克、陈皮10克）+豉油南瓜（南瓜350克）

**第3天 晚餐**

蛋包饭（鸡蛋1个、大米饭100克、胡萝卜50克）+黑蒜拌芹菜（芹菜300克、黑蒜70克、彩椒40克）+肉片汤（瘦肉50克、生姜10克）

营养早餐

## 菠菜柑橘沙拉

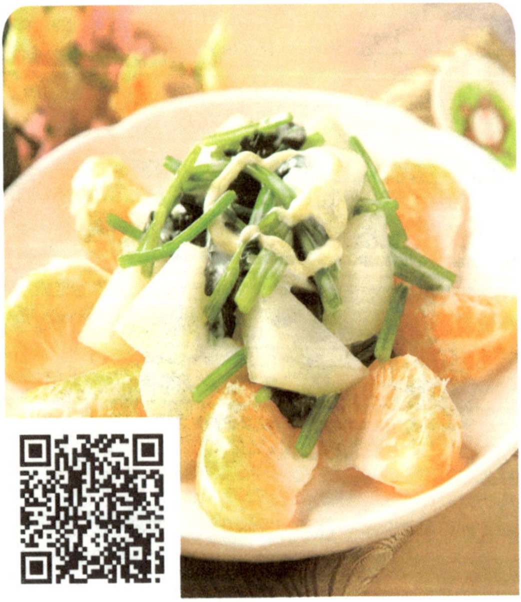

**能量计算** 总热量约356.97千焦，蛋白质4.1克，脂肪0.8克，糖类18.9克

- **原料：** 菠菜100克，柑橘90克，香瓜70克，酸奶15克
- **调料：** 沙拉酱少许
- **做法：**

①将洗净去皮的香瓜切小块，菠菜切成均匀的小段。

②锅中注水烧开，倒入菠菜，搅匀，汆煮片刻至断生，捞出过凉水，待凉透再捞出装碗。

③将香瓜块倒入菠菜中，拌匀。

④盘子中摆放好柑橘，倒入拌好的香瓜、菠菜，倒入酸奶，挤上适量的沙拉酱即可。

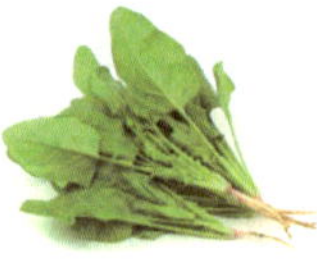

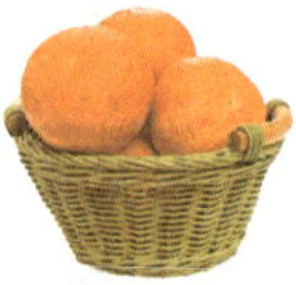

## 活力午餐 豉油南瓜

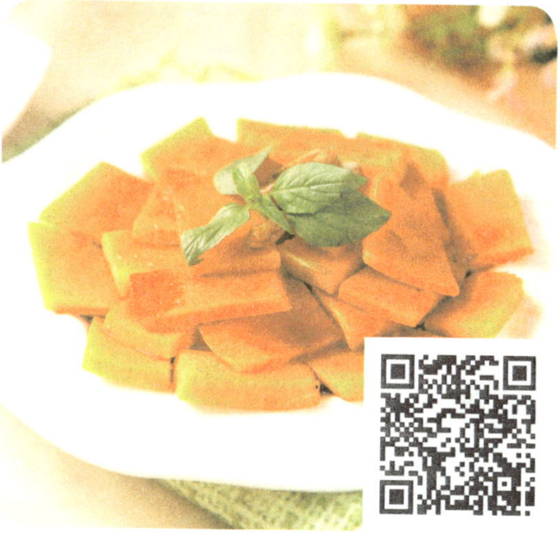

● 原料：去皮南瓜350克，蒜瓣2个

● 调料：盐2克，鸡粉3克，食用油、蒸鱼豉油各适量

● 做法：

①将洗净去皮的南瓜切成片，蒜瓣拍扁。

②锅中注水烧开，倒入南瓜，加入盐，焯煮片刻至熟软，捞出。

③取盘子，将南瓜以圆圈方式摆放在盘中。

④用油起锅，倒入蒜瓣爆香，加入蒸鱼豉油，注入适量清水，加入鸡粉，煮约1分钟至入味。

⑤将煮好的汁液浇在南瓜上即可。

**能量计算** 总热量约321.86千焦，蛋白质2.5克 脂肪0.4克，糖类18.6克

## 健康晚餐 黑蒜拌芹菜

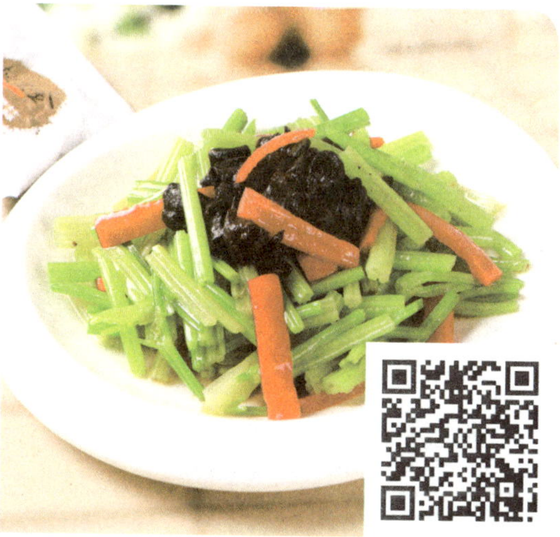

● 原料：芹菜300克，红彩椒40克，黑蒜70克

● 调料：盐2克，鸡粉、白糖各1克，芝麻油5毫升，食用油适量

● 做法：

①将芹菜、红彩椒切成段，黑蒜切碎。

②锅中注入适量清水烧开，加入食用油、盐，拌匀。

③下入芹菜段，焯煮至断生；倒入彩椒，略煮片刻。

④捞出焯好的食材，沥干水分装入碗中，加入盐、鸡粉、白糖，淋入芝麻油，拌匀。

⑤将拌好的食材装盘，撒上黑蒜即可。

**能量计算** 总热量约976.87千焦，蛋白质10.2克 脂肪4.0克，糖类43.2克

**第4天 早餐**

香橙豆浆（水发黄豆40克、橙子30克）+花卷50克+鸡蛋白60克+凉拌黄瓜（黄瓜100克）

**第4天 午餐**

米饭150克+玉米炒虾仁（鲜玉米粒50克、虾仁50克）+海藻海带瘦肉汤（水发海藻60克、水发海带70克、瘦肉85克）

**第4天 晚餐**

鸡丝拌面（鸡胸肉25克、面条80克）+马蹄玉米炒核桃（马蹄200克、鲜玉米粒90克、核桃仁50克、彩椒35克）+萝卜丝汤（白萝卜75克、瘦肉25克）

营养早餐

## 香橙豆浆

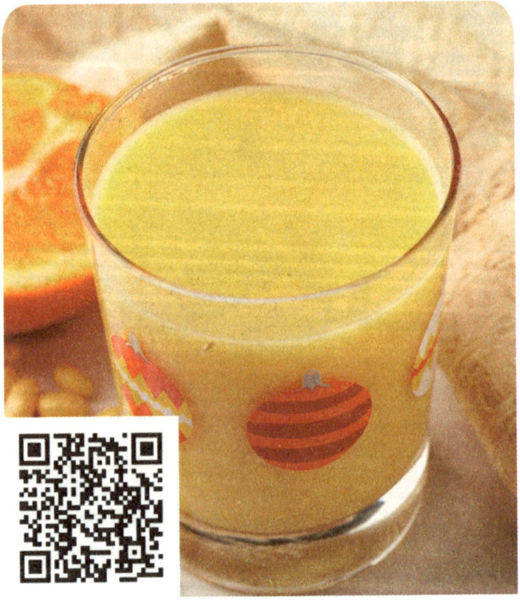

**能量计算** 总热量约659.19千焦，蛋白质14.2克
脂肪6.5克，糖类17.0克

● **原料**：水发黄豆40克，橙子30克

● **做法**：

①洗净的橙子先去蒂，再切成块；泡好的黄豆洗净，捞出，沥干水分。

②将黄豆、橙子倒入豆浆机中，注入清水至水位线，盖上豆浆机机头，选择“开始”键，开始打豆浆。

③待豆浆机运转约15分钟，即成豆浆。

④把煮好的豆浆倒入杯中即可。

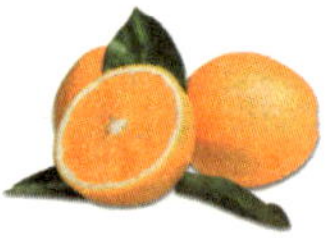

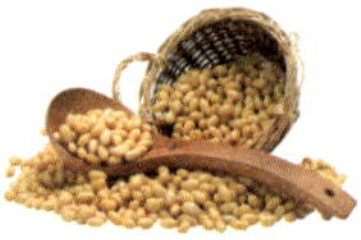

活力午餐

## 海藻海带瘦肉汤

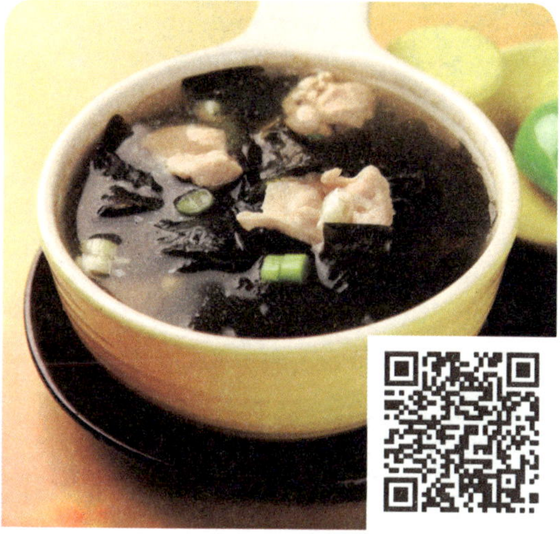

- **原料：**水发海藻60克，水发海带70克，猪瘦肉85克，葱花少许
- **调料：**料酒4毫升，盐、鸡粉各2克，胡椒粉、水淀粉各少许
- **做法：**

①将洗净的海带切成小块，猪瘦肉切成薄片。

②把肉片装入碗中，加入盐、水淀粉，拌匀；淋入少许料酒，拌匀，腌制10分钟至入味。

③锅中注水烧开，倒入海带、海藻，拌匀，用大火煮至沸；放入肉片，拌煮至熟透。

④加入盐、鸡粉，拌匀调味。

⑤汤碗中撒上少许胡椒粉，盛入锅中的材料，点缀上葱花即可。

**能量计算** 总热量约543.19千焦，蛋白质18.1克，脂肪5.3克，糖类2.8克

健康晚餐

## 马蹄玉米炒核桃

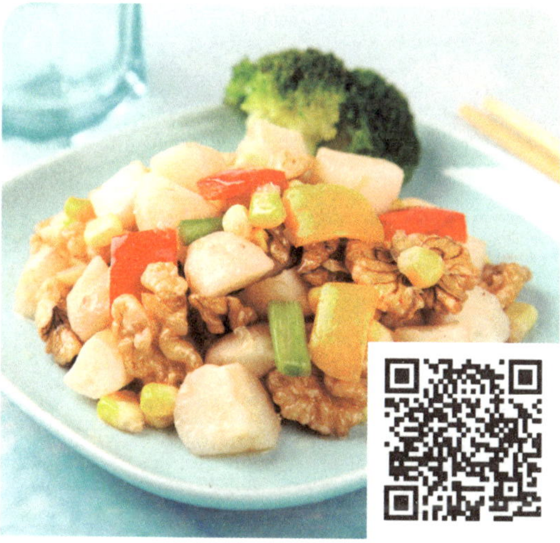

- **原料：**马蹄肉200克，鲜玉米粒90克，核桃仁50克，彩椒35克，葱段少许
- **调料：**白糖4克，盐、鸡粉各2克，水淀粉、食用油各适量
- **做法：**

①马蹄肉切小块，彩椒切小块。

②锅中注水烧开，倒入鲜玉米粒，拌煮至断生；倒入马蹄肉、食用油、彩椒，加入少许白糖，拌匀；捞出食材，沥干水分。

③用油起锅，倒入葱段，爆香；放入焯过的食材，炒匀；放入核桃仁，炒香。

④加入盐、白糖、鸡粉、水淀粉，炒至食材入味即可。

**能量计算** 总热量约2230.45千焦，蛋白质13.9克，脂肪30.7克，糖类60.7克

**第5天早餐**

红豆南瓜粥（水发红豆85克、水发大米100克、南瓜120克）+馒头片50克+鲜蔬沙拉（生菜50克、黄瓜50克、小西红柿25克、酸奶10克）

**第5天午餐**

二米饭（大米30克、小米30克）+蒜薹炒肉丝（牛肉240克、蒜薹120克、彩椒40克）+金针菇肉片汤（金针菇100克、瘦肉30克）

**第5天晚餐**

韭菜肉末饺子（韭菜100克、肉末30克、饺子皮50克）+鱼香杏鲍菇（杏鲍菇200克、红椒35克）+南瓜汤（南瓜200克）

## 营养早餐 红豆南瓜粥

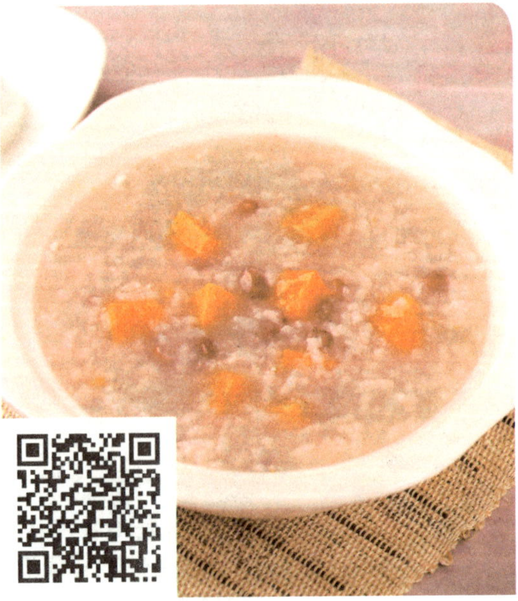

**能量计算** 总热量约2654.51千焦，蛋白质25.4克，脂肪1.4克，糖类138.2克

● **原料：** 水发红豆85克，水发大米100克，南瓜120克

● **做法：**

①将洗净去皮的南瓜切成块，再改切成丁。

②砂锅中注入适量清水烧开，倒入洗净的大米、红豆，搅拌匀。

③盖上盖，用小火煮30分钟至食材软烂。

④揭盖，倒入南瓜丁，搅拌匀，盖上盖，用小火续煮5分钟至全部食材熟透。

⑤揭盖，将粥搅拌匀，盛入汤碗中即可。

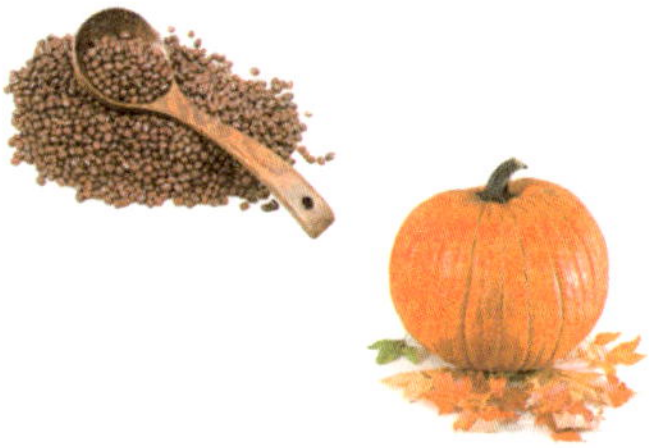

活力午餐

## 蒜薹炒肉丝

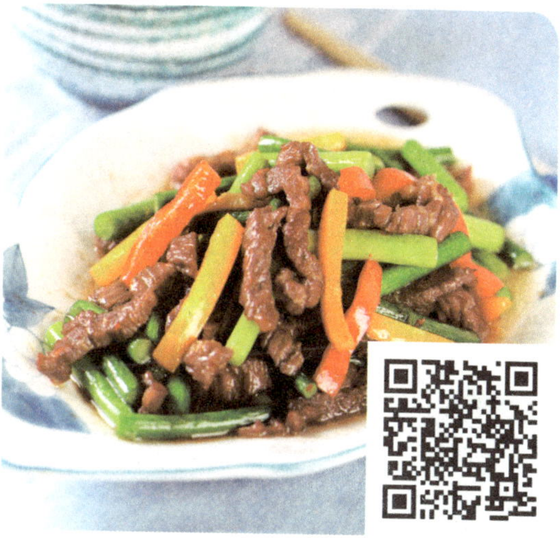

● **原料：** 牛肉240克，蒜薹120克，彩椒40克，姜片、葱段各少许

● **调料：** 盐、鸡粉各3克，白糖、生抽、食粉、生粉、料酒、水淀粉、食用油各适量

● **做法：**

①将蒜薹切成段，彩椒切成条形。

②牛肉切成丝，装入碗中，加入少许盐、鸡粉、白糖、生抽、食粉，倒入生粉、食用油，腌制约10分钟至入味。

③热锅注油烧至四五成热，倒入牛肉，用小火滑油至变色，捞出。

④锅底留油烧热，倒入姜片、葱段，爆香；放入蒜薹、彩椒、料酒，炒匀；放入牛肉丝，加入调料，炒匀调味。

⑤倒入水淀粉勾芡，炒匀即可。

**能量计算** 总热量约1280.75千焦，蛋白质51.5克，脂肪6.1克，糖类15.0克

健康晚餐

## 鱼香杏鲍菇

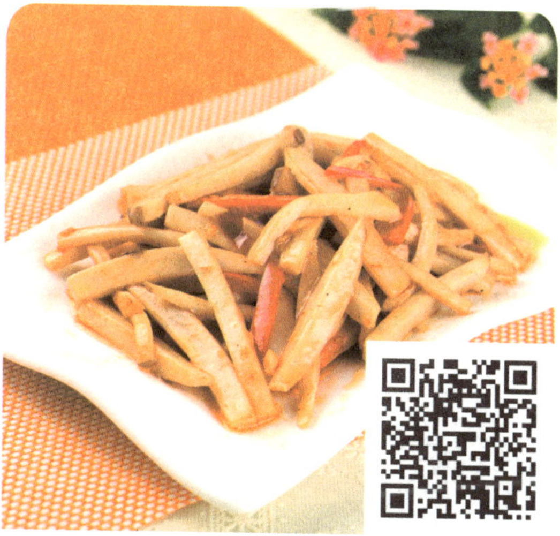

● **原料：** 杏鲍菇200克，红椒35克，姜片、蒜末、葱段各少许

● **调料：** 豆瓣酱4克，盐3克，鸡粉2克，生抽2毫升，料酒3毫升，陈醋5毫升，水淀粉、食用油各适量

● **做法：**

①杏鲍菇切粗丝，红椒切细丝。

②锅中注水烧开，放入少许盐，倒入杏鲍菇，煮至断生，捞出。

③用油起锅，放入姜片、蒜末、葱段，爆香；倒入红椒丝、杏鲍菇，翻炒匀；淋入料酒，放入豆瓣酱，加入生抽、盐、鸡粉，炒熟；淋入陈醋，炒至入味。

④用水淀粉勾芡，盛出炒好的菜即成。

**能量计算** 总热量约569.32千焦，蛋白质7.9克，脂肪4.4克，糖类35.1克

**第6天 早餐** 全麦面包80克+胡萝卜玉米牛蒡汤（胡萝卜90克、玉米棒150克、牛蒡140克）+苹果100克

**第6天 午餐** 米饭150克+双菇蛤蜊汤（蛤蜊150克、白玉菇100克、香菇100克）+芦笋烧冬瓜（芦笋100克、冬瓜100克、胡萝卜30克）

**第6天 晚餐** 大麦饭（大麦25克、大米40克）+碧绿带子肉（西蓝花240克、带子肉200克）+香菇扒生菜（香菇100克、生菜150克）

营养早餐

## 胡萝卜玉米牛蒡汤

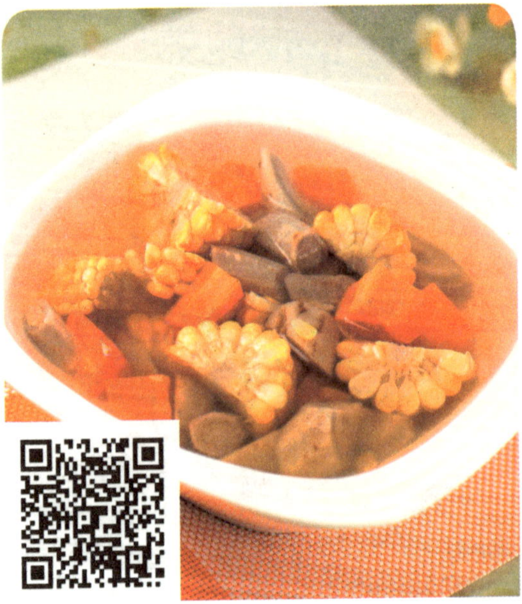

**能量计算** 总热量约1225.16千焦，蛋白质9.9克 脂肪2.2克，糖类66.4克

● **原料：** 胡萝卜90克，玉米棒150克，牛蒡140克

● **调料：** 盐、鸡粉各2克

● **做法：**

①将洗净去皮的胡萝卜切成小块，玉米切小块，牛蒡切成滚刀块。

②砂锅中注水烧开，倒入牛蒡、胡萝卜和玉米，盖上盖，煮沸后用小火煮约30分钟至食材熟透。

③揭开盖，加入盐、鸡粉，拌匀，续煮至食材入味。

④把煮好的汤盛入碗中即成。

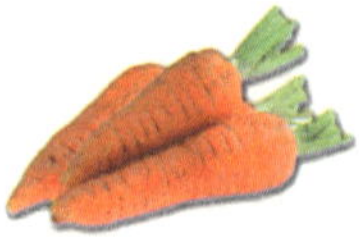

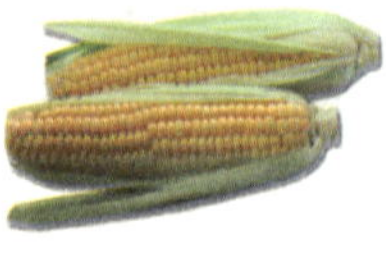

## 活力午餐 双菇蛤蜊汤

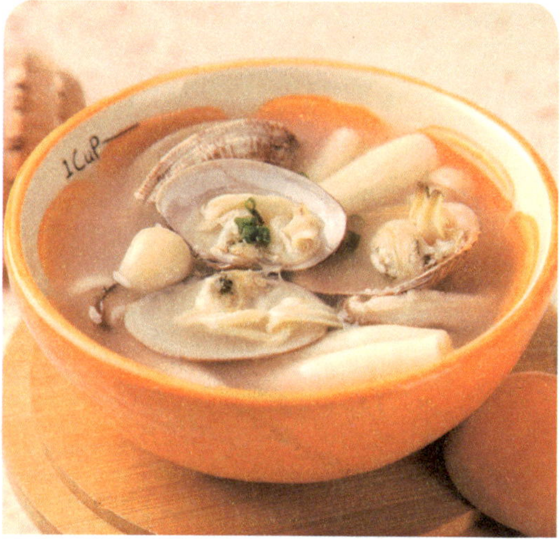

● **原料**：蛤蜊150克，白玉菇、香菇各100克，姜片、葱花各少许

● **调料**：鸡粉、盐、胡椒粉各2克

● **做法**：

①将洗净的白玉菇、香菇切成块，蛤蜊洗净。

②锅中注入适量清水烧开，倒入白玉菇、香菇、蛤蜊，加入姜片，搅拌均匀。

③盖上盖，煮约5分钟至熟。

④揭开盖，放入鸡粉、盐、胡椒粉，拌匀调味。

⑤煮好的汤料盛入碗中，撒上葱花即可。

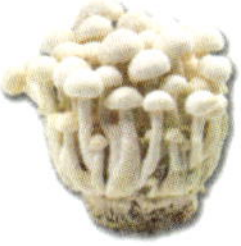

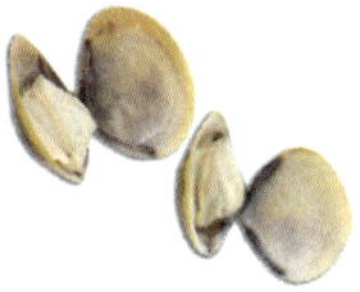

**能量计算** 总热量约597.7千焦，蛋白质2.1克，脂肪4.4克，糖类17.7克

## 健康晚餐 碧绿带子肉

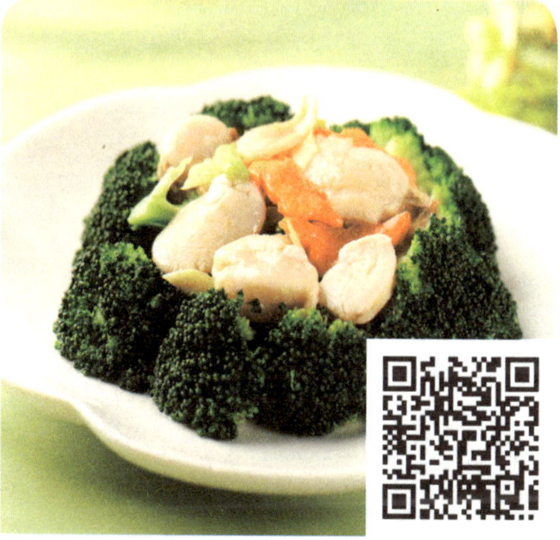

● **原料**：西蓝花240克，带子肉200克，胡萝卜片、姜片、葱段各少许

● **调料**：盐6克，鸡粉3克，料酒10毫升，水淀粉5毫升，食用油适量

● **做法**：

①西蓝花切小朵，带子肉切小块。

②锅中注水烧开，加入盐、西蓝花，煮至断生后捞出，装盘待用。

③带子肉装入盘中，放入盐、鸡粉、水淀粉，腌制至入味。

④用油起锅，放入胡萝卜、姜片、葱段，爆香；倒入带子肉，炒匀。

⑤淋入料酒，加入盐、鸡粉、水淀粉，炒匀。

⑥将炒好的带子肉盛放在西蓝花上即可。

**能量计算** 总热量约974.78千焦，蛋白质41.2克，脂肪2.4克，糖类15.3克

**第7天 早餐**

杂粮粥（小米25克、黑豆25克、荞麦25克）+藕片花菜沙拉（花菜60克、莲藕70克）+鸡蛋白60克

**第7天 午餐**

薏米山药饭（薏米25克、大米25克、山药40克）+西蓝花炒鸡片（西蓝花200克、鸡胸肉100克、胡萝卜50克）+清炒油麦菜（油麦菜200克）

**第7天 晚餐**

砂锅鱼片粥（大米200克，草鱼肉130克）+萝卜炖牛肉（牛肉50克、白萝卜100克）+清炒莴笋丝（莴笋150克）

营养早餐

## 藕片花菜沙拉

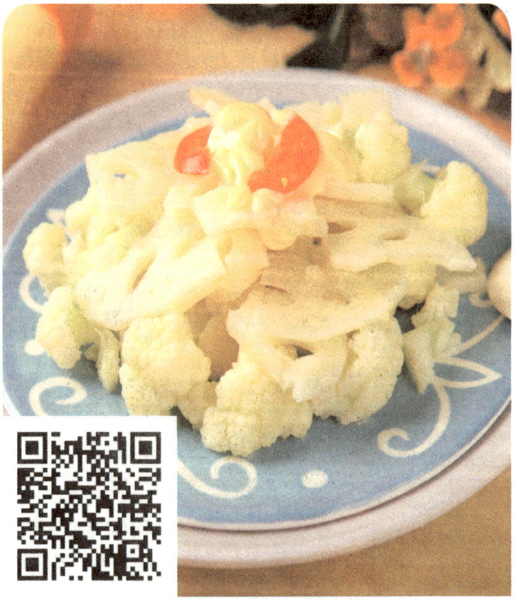

**能量计算** 总热量约265.01千焦，蛋白质2.6克 脂肪0.3克，糖类14.2克

- **原料：** 花菜60克，莲藕70克
- **调料：** 白糖2克，白醋5毫升，盐、沙拉酱各少许
- **做法：**

①将洗净去皮的莲藕切成薄片，花菜切成小朵。

②锅中注水烧开，倒入藕片、花菜，焯煮至断生，捞出，放入凉水中。

③捞出冷却后的食材，装入碗中，放入盐、白糖、白醋，拌匀。

④将拌好的菜装入盘中，挤上沙拉酱即可。

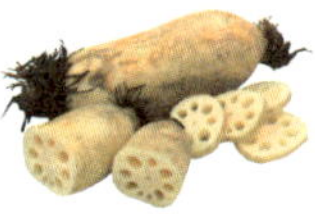

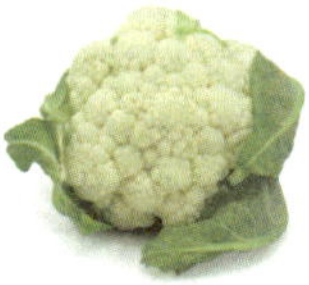

## 活力午餐 西蓝花炒鸡片

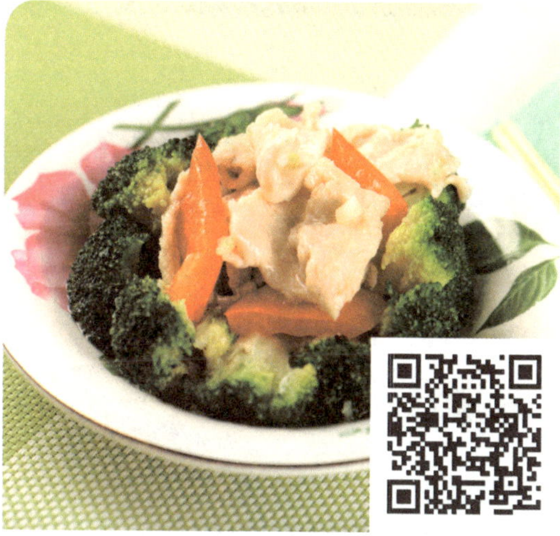

- **原料：** 西蓝花200克，鸡胸肉100克，胡萝卜50克，姜片、蒜末、葱白各少许
- **调料：** 盐8克，鸡粉4克，料酒5毫升，水淀粉、食用油各适量
- **做法：**

①西蓝花切小朵，胡萝卜切片。
②鸡胸肉切片，装碗，加入盐、鸡粉、水淀粉、食用油，腌制5分钟。
③锅中注水烧开，放食用油、盐、胡萝卜，煮至断生，捞出；倒入西蓝花，焯煮1分钟，捞出。
④用油起锅，放入胡萝卜、姜片、蒜末、葱白、鸡肉、料酒，炒匀；加水、盐、鸡粉，倒入水淀粉勾芡。
⑤西蓝花摆放在盘中，炒熟的食材装盘即成。

**能量计算** 总热量约909.15千焦，蛋白质28.1克，脂肪6.3克，糖类15.5克

## 健康晚餐 砂锅鱼片粥

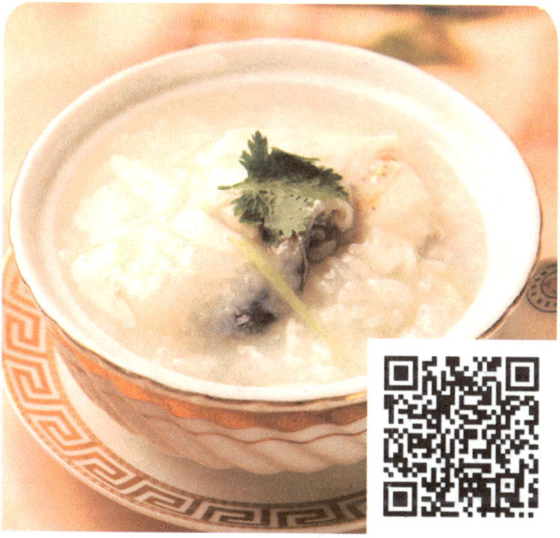

- **原料：** 大米200克，草鱼肉130克，蛋清适量，姜丝、香菜叶各少许
- **调料：** 盐、鸡粉各2克，生粉少许
- **做法：**

①将洗好的草鱼肉用斜刀切成片，装碗待用。
②在草鱼肉里加入盐、蛋清、生粉，拌匀，腌制10分钟至入味。
③砂锅中注入清水，倒入大米，拌匀，用大火煮开后转小火煮30分钟至熟软。
④加入盐、鸡粉，放入姜丝、鱼片，略煮片刻至鱼肉熟软。
⑤煮好的粥盛入碗中，点缀上香菜叶即可。

**能量计算** 总热量约3506.6千焦，蛋白质36.4克，脂肪8.4克，糖类155.8克

# 糖尿病患者的一周食谱

第1天早餐

银丝卷100克+蒜苗炒莴笋（蒜苗50克、莴笋180克、彩椒50克）+豆浆150毫升

第1天午餐

大米饭150克+菠萝炒鱼片（菠萝肉75克、草鱼肉150克、红椒25克）+西红柿豆腐汤（西红柿100克、豆腐50克）

第1天晚餐

茼蒿饭（茼蒿70克，米饭200克）+芹菜炒肉（芹菜150克、猪瘦肉50克）+海带汤（海带150克、胡萝卜50克）

营养早餐

## 蒜苗炒莴笋

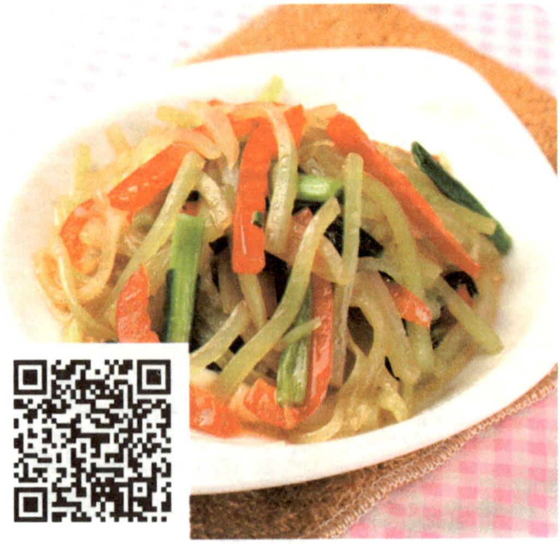

**能量计算** 总热量约573.29千焦，蛋白质18.8克脂肪5.4克，糖类4.0克

● **原料：** 蒜苗50克，莴笋180克，彩椒50克

● **调料：** 盐3克，鸡粉2克，生抽、水淀粉、食用油各适量

● **做法：**

①蒜苗切成段，去籽的彩椒切成丝，去皮的莴笋切成丝。

②锅中注水烧开，放入适量食用油、盐，倒入莴笋丝，煮约半分钟至断生，捞出备用。

③用油起锅，放入蒜苗，炒香；倒入莴笋丝，翻炒匀；放入彩椒，炒匀。

④加入盐、鸡粉、生抽，炒匀调味；倒入水淀粉，快速炒匀。

⑤将炒好的食材盛入盘中即可。

## 活力午餐 菠萝炒鱼片

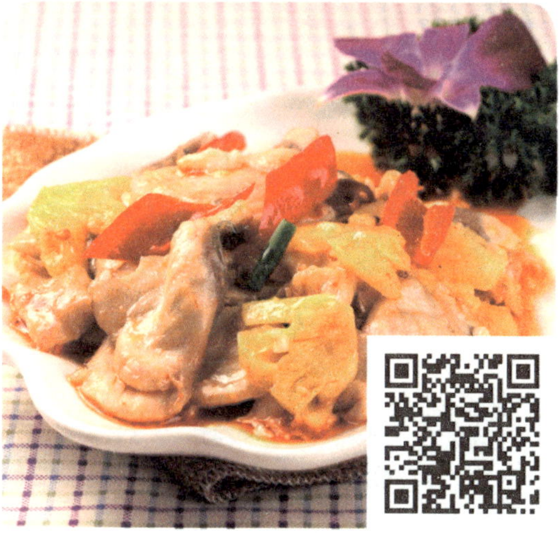

● 原料：菠萝肉75克，草鱼肉150克，红椒25克，姜片、蒜末、葱段各少许

● 调料：豆瓣酱、盐、鸡粉、料酒、水淀粉、食用油各适量

● 做法：

①菠萝肉切成片，红椒切成小块。

②草鱼肉切成片，放入碗中，加入少许盐、鸡粉、水淀粉、食用油，腌制约10分钟至入味。

③热锅注油烧至五成热，放入鱼片，滑油至断生，捞出待用。

④用油起锅，放入姜片、蒜末、葱段，爆香；倒入红椒块、菠萝肉，快速炒匀；倒入鱼片、盐、鸡粉、豆瓣酱、料酒、水淀粉，用中火翻炒至食材入味即可。

**能量计算** 总热量约1058.79千焦，蛋白质29克 脂肪10.9克，糖类21.3克

## 健康晚餐 茼蒿饭

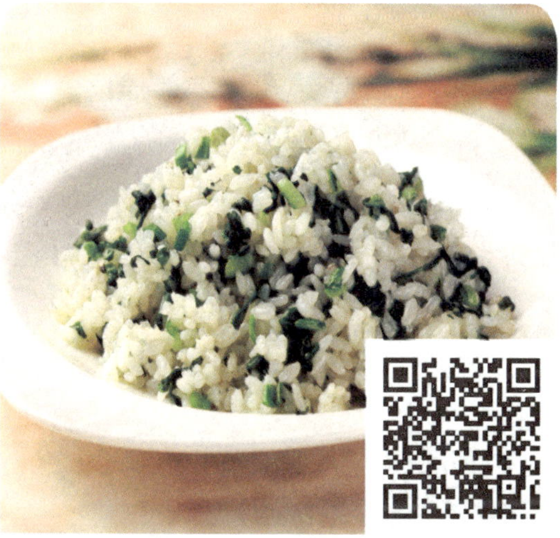

● 原料：茼蒿70克，米饭200克，葱花少许

● 调料：盐、鸡粉各2克，食用油适量

● 做法：

①洗净的茼蒿切去根部，再切碎，待用。

②锅中注入适量食用油烧热，倒入茼蒿，翻炒；倒入米饭，快速炒松散至米饭散发出香味。

③加入盐、鸡粉，炒匀调味；放入葱花，拌炒匀。

④炒好的茼蒿饭盛入盘中即成。

**能量计算** 总热量约1031.2千焦，蛋白质6.5克 脂肪0.8克，糖类54.5克

**第2天 早餐**
鲜豆浆200毫升+芹菜拌海带丝（水发海带100克、芹菜梗85克、胡萝卜35克）+水煮蛋1个

**第2天 午餐**
大米饭150克+香油胡萝卜（胡萝卜200克、鸡汤50毫升）+萝卜丝汤（白萝卜100克、瘦肉丝50克）

**第2天 晚餐**
荞麦凉面（油菜50克、荞麦面80克）+鱼头菠菜炖豆腐（鱼头300克、菠菜100克、豆腐200克）+清炒莴笋丝（莴笋200克）

营养早餐

## 芹菜拌海带丝

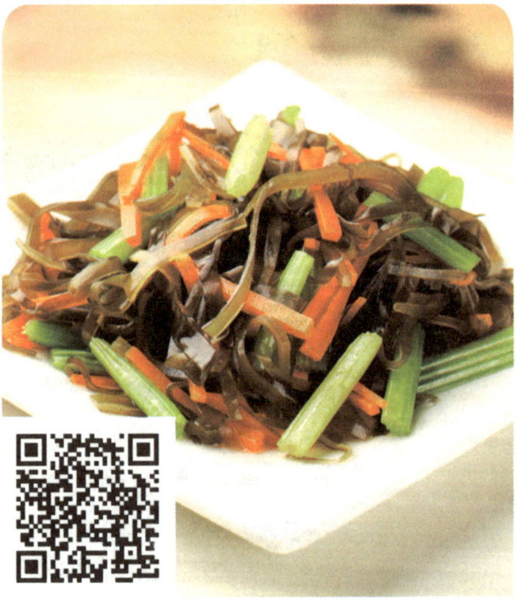

**能量计算** 总热量约154.03千焦，蛋白质2.3克，脂肪0.3克，糖类8.5克

- **原料：** 水发海带100克，芹菜梗85克，胡萝卜35克
- **调料：** 盐3克，芝麻油5毫升，凉拌醋10毫升，食用油少许
- **做法：**

①芹菜梗切成小段，去皮的胡萝卜切成丝，海带切成粗丝。
②锅中注水烧开，加入少许盐、食用油，倒入海带丝、胡萝卜丝，搅匀，煮约1分钟。
③再倒入芹菜梗，拌煮约半分钟，至食材断生后捞出，沥干水分。
④把食材装入碗中，加入盐，倒入凉拌醋，淋入芝麻油，搅拌至食材入味。
⑤拌好的菜肴盛入盘中即成。

活力午餐

## 香油胡萝卜

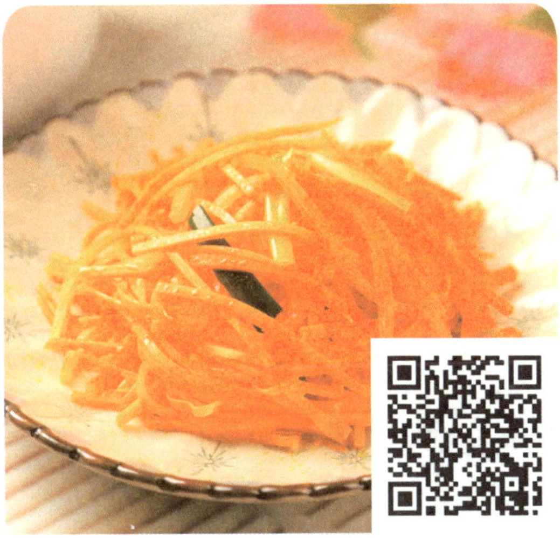

能量计算 总热量约434.7千焦，蛋白质5.4克，脂肪1.9克，糖类18.3克

- **原料：** 胡萝卜200克，鸡汤50毫升，姜片、葱段各少许
- **调料：** 盐3克，鸡粉2克，芝麻油适量
- **做法：**

①将洗净去皮的胡萝卜切片，再切成丝。

②锅中倒入芝麻油烧热，放入姜片、葱段，爆香。

③倒入胡萝卜丝，炒匀；加入鸡汤，放入盐、鸡粉，炒匀。

④炒好的菜肴盛入盘中即可。

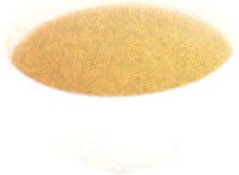

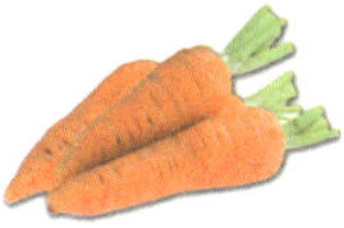

健康晚餐

## 鱼头菠菜炖豆腐

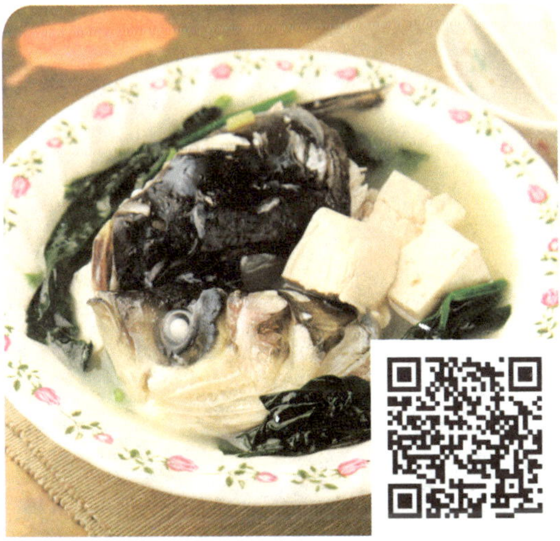

能量计算 总热量约2031.48千焦，蛋白质64.7克，脂肪14.3克，糖类27.0克

- **原料：** 鱼头300克，菠菜100克，豆腐200克，姜片、葱段各少许
- **调料：** 盐、鸡粉各2克，食用油适量
- **做法：**

①将洗净的豆腐切成条，再切成块；鱼头洗净，对半切开。

②用油起锅，放入鱼头，用小火煎至两面呈黄色。

③注入适量清水，倒入豆腐、姜片、葱段，搅拌匀。

④盖上盖，烧开后用小火煮约30分钟至食材熟软。

⑤揭盖，倒入菠菜，拌匀，用小火煮约5分钟。

⑥加入盐、鸡粉，搅匀调味即可。

**第3天 早餐**

薏米双豆浆（水发薏米30克、水发绿豆40克、水发红豆45克）+全麦面包100克+苹果100克

**第3天 午餐**

二米饭（大米30克、小米30克）+猪血山药汤（猪血70克、山药70克）+清蒸鲫鱼（鲫鱼150克）

**第3天 晚餐**

双色包（玉米面30克、面粉30克）+黄瓜拌绿豆芽（黄瓜200克、绿豆芽80克、红椒15克）+鸡汤娃娃菜（鸡汤100毫升、娃娃菜100克）

营养早餐

## 薏米双豆浆

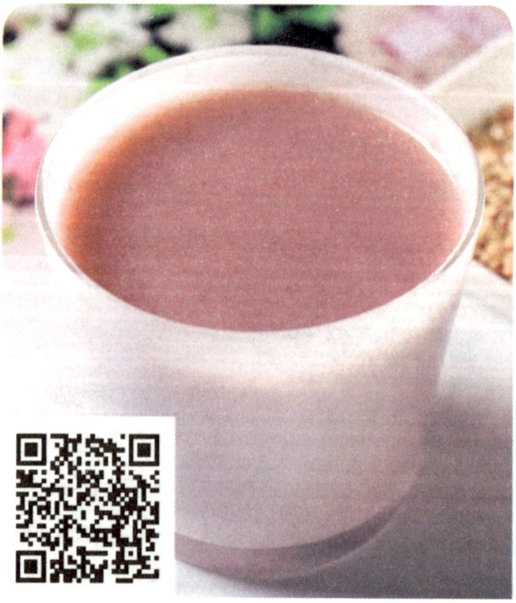

**能量计算** 总热量约1557.47千焦，脂肪1.6克

蛋白质21.6克，糖类74.7克

● **原料：** 水发薏米30克，水发绿豆40克，水发红豆45克

● **做法：**

①将洗好的薏米、绿豆、红豆倒入豆浆机中，注入适量清水，至水位线即可。

②盖上豆浆机机头，选择“五谷”程序，再选择“开始”键，开始打浆。

③待豆浆机运转约20分钟，即成豆浆。

④把煮好的豆浆倒入杯中，用汤匙撇去浮沫即可。

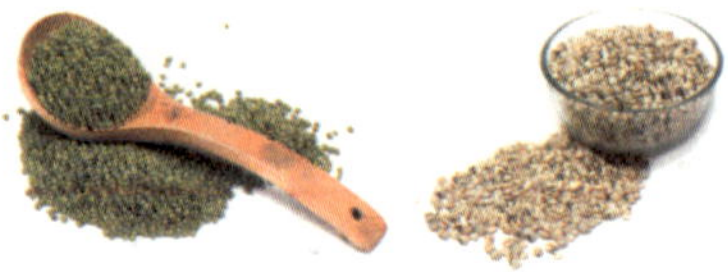

## 活力午餐 猪血山药汤

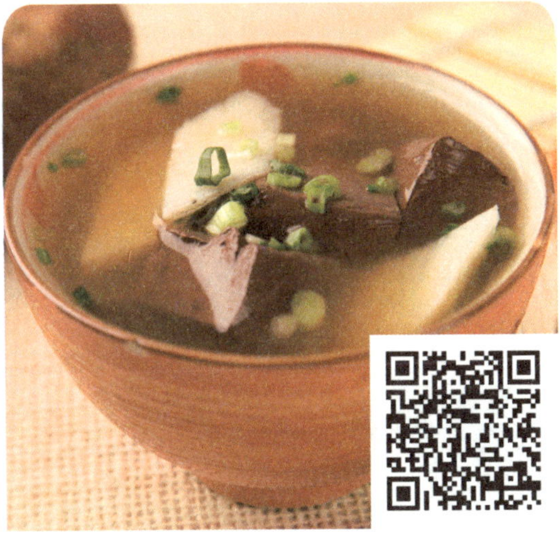

- **原料：** 猪血270克，山药70克，葱花少许
- **调料：** 盐2克，胡椒粉少许
- **做法：**

①将洗净去皮的山药切厚片，猪血切小块。
②锅中注水烧开，倒入猪血，焯去污渍，捞出，沥干水分。
③另起锅注入适量清水烧开，倒入猪血、山药，烧开后用中火煮约10分钟至食材熟透。
④加入盐，拌匀，关火后待用。
⑤汤碗中撒入胡椒粉，盛入锅中的汤料，撒上葱花即可。

**能量计算** 总热量约784.59千焦，蛋白质34.3克，脂肪1.0克，糖类11.1克

## 健康晚餐 黄瓜拌绿豆芽

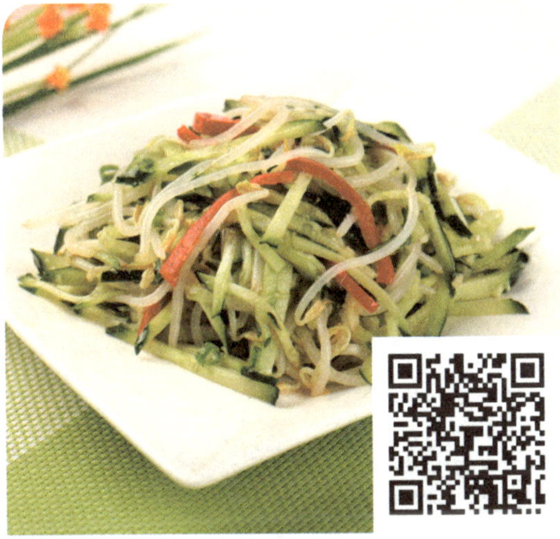

- **原料：** 黄瓜200克，绿豆芽80克，红椒15克，蒜末、葱花各少许
- **调料：** 盐、鸡粉各2克，陈醋4毫升，芝麻油、食用油各适量
- **做法：**

①黄瓜切片，改切成丝；红椒切开，去籽，切成丝。
②锅中注入清水烧开，加入食用油，放入绿豆芽、红椒，拌匀，煮约半分钟至熟。
③把绿豆芽和红椒捞出，沥干水分后装入碗中，放入黄瓜丝，加入盐、鸡粉、蒜末、葱花，倒入陈醋，淋入芝麻油，拌匀后装入盘中即成。

**能量计算** 总热量约318.52千焦，蛋白质63.9克，脂肪2.3克，糖类16.0克

第4天 早餐

无糖吐司100克+蒜蓉芥蓝片（芥蓝梗350克）+脱脂牛奶150毫升

第4天 午餐

大米饭150克+西蓝花炒双耳（胡萝卜20克、西蓝花100克、水发银耳100克、水发木耳35克）+鸡汁香菇（鸡汤50毫升、香菇100克）

第4天 晚餐

绿豆薏米饭（绿豆30克、薏米30克、水发糙米50克）+炒鳝鱼丝（鳝鱼肉150克、芹菜50克）+醋熘包菜（包菜150克）

营养早餐

## 蒜蓉芥蓝片

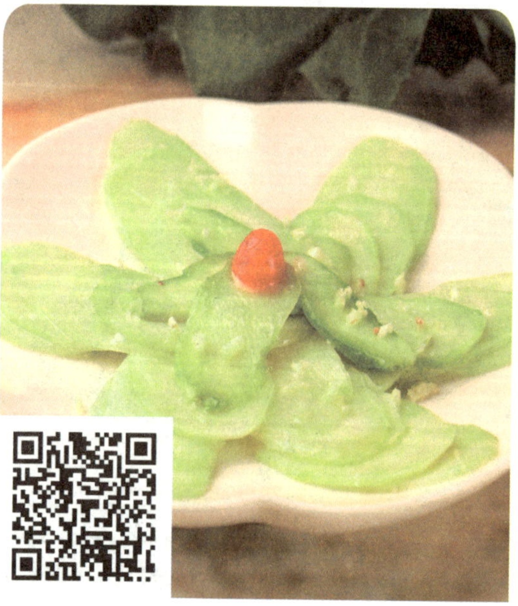

**能量计算** 总热量约573.29千焦，蛋白质18.8克，脂肪5.4克，糖类4.0克

- **原料：** 芥蓝梗350克，蒜末少许
- **调料：** 盐4克，料酒4毫升，鸡粉2克，水淀粉4毫升，食用油适量
- **做法：**

①芥蓝梗去皮，切成片。

②锅中注水烧开，加入盐、芥蓝片，倒入少许食用油，焯煮半分钟，捞出沥干水分。

③用油起锅，放入蒜末，爆香；倒入芥蓝片，淋入料酒，加入盐、鸡粉，炒匀调味。

④倒入水淀粉，翻炒匀。

⑤炒好的芥蓝片盛入盘中即成。

活力午餐

## 西蓝花炒双耳

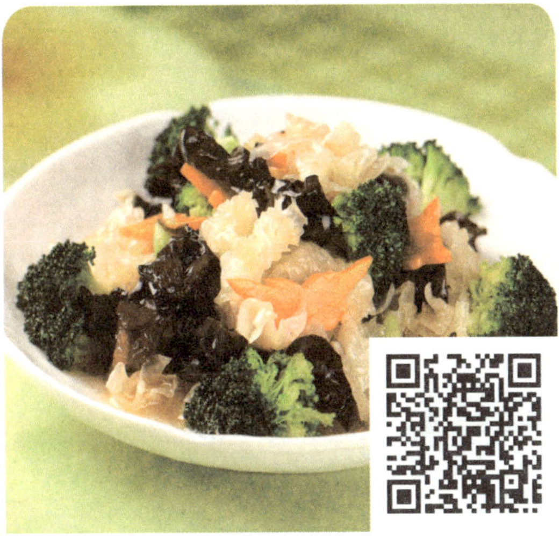

● 原料：胡萝卜片20克，西蓝花100克，水发银耳100克，水发木耳35克，姜片、蒜末、葱段各少许

● 调料：盐3克，鸡粉4克，料酒10毫升，蚝油10克，水淀粉4毫升，食用油适量

● 做法：

①西蓝花切成小朵，银耳、木耳切成小块。

②锅中注水烧开，加入少许盐、鸡粉、食用油，倒入木耳、银耳、西蓝花，煮至断生后捞出。

③用油起锅，放入姜片、蒜末、葱段、胡萝卜，爆香；倒入焯煮好的食材，翻炒均匀。

④放入料酒、蚝油、盐、鸡粉，炒匀；倒入水淀粉，炒匀即可。

**能量计算** 总热量约1305千焦，蛋白质18.5克，脂肪2.6克，糖类96.3克

健康晚餐

## 绿豆薏米饭

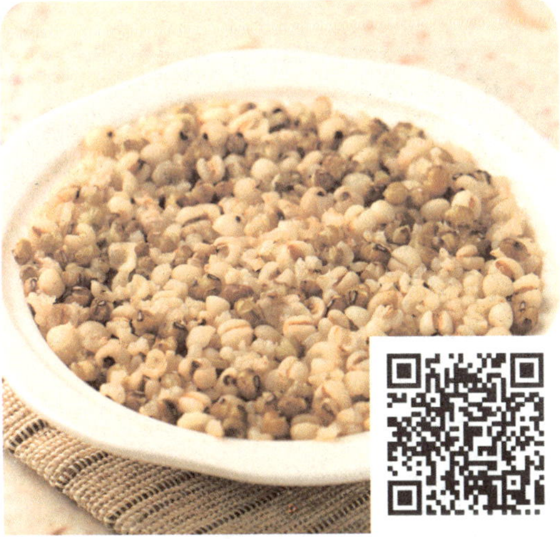

● 原料：水发绿豆30克，水发薏米30克，水发糙米50克

● 做法：

①将准备好的食材装入碗中，混合均匀，倒入适量清水，备用。

②将装有食材的碗放入蒸锅中，盖上锅盖，用中火蒸40分至食材熟透。

③揭开盖，把蒸好的绿豆薏米饭取出即可。

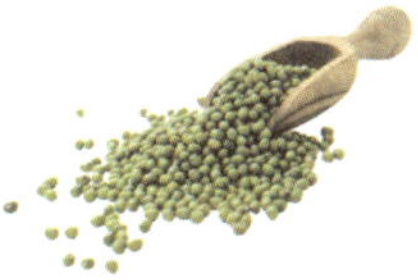

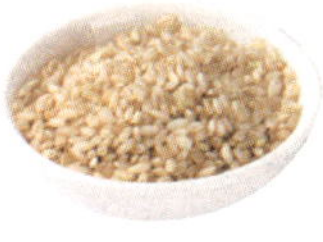

**能量计算** 总热量约1613.1千卡，蛋白质13.9克，脂肪2.4克，糖类78.2克

第5天早餐

黑米杂粮饭（黑米50克、荞麦50克、绿豆50克、燕麦40克、鲜玉米粒90克）+鲜豆浆150毫升+苹果100克

第5天午餐

大米饭150克+茭白鸡丁（鸡胸肉250克、茭白100克、黄瓜100克、胡萝卜90克、彩椒50克）+豆腐汤（香菇15克、豆腐100克）

第5天晚餐

绿豆饭（绿豆15克、大米40克）+三冬汤（天冬10克、麦冬10克、冬瓜300克）+红烧草鱼段（草鱼段200克）

营养早餐

## 黑米杂粮饭

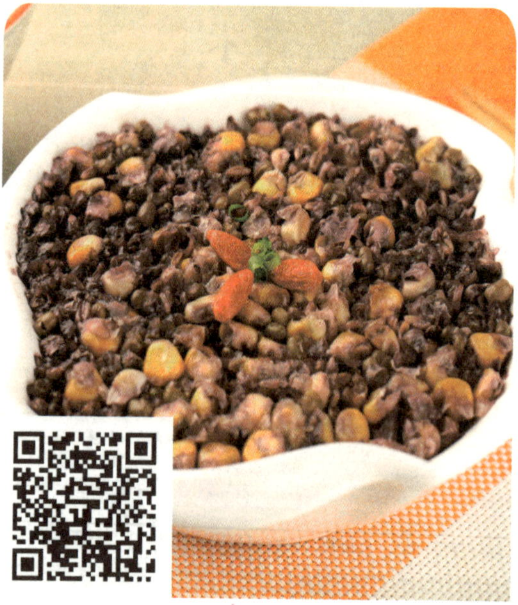

**能量计算** 总热量约3045.97千焦，蛋白质29.8克 脂肪6.6克，糖类150.9克

● **原料：** 黑米、荞麦、绿豆各50克，燕麦40克，鲜玉米粒90克

● **做法：**

①把准备好的食材清洗干净，捞出装入另一个碗中，倒入适量清水。

②将装有食材的碗放入烧开的蒸锅中，盖上盖，用中火蒸40分钟至食材熟透。

③揭盖，把蒸好的杂粮饭取出即可。

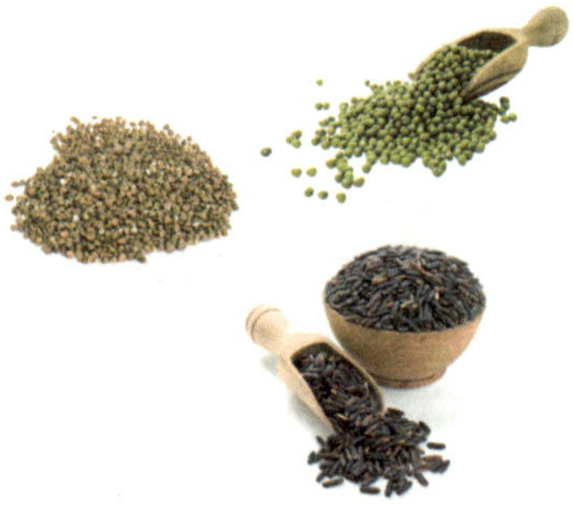

## 活力午餐 茭白鸡丁

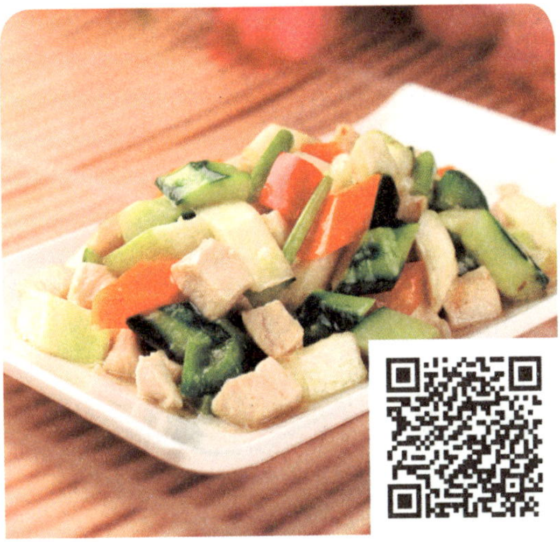

● **原料：** 鸡胸肉250克，茭白100克，黄瓜100克，胡萝卜90克，彩椒50克，蒜末、姜片、葱段各少许

● **调料：** 盐3克，鸡粉3克，水淀粉9毫升，料酒8毫升，食用油适量

● **做法：**

①胡萝卜、黄瓜、茭白切成丁，彩椒切成小块。

②鸡胸肉切成丁，装入碗中，放入少许盐、鸡粉、水淀粉、食用油，拌匀，腌制10分钟。

③开水锅中放入盐、鸡粉，倒入胡萝卜、茭白，煮至断生后捞出；倒入鸡丁汆至变色后捞出。

④用油起锅，放入姜片、蒜末、葱段，爆香；倒入鸡肉、黄瓜、彩椒、胡萝卜、茭白，加入盐、鸡粉、料酒、水淀粉，炒匀即可。

**能量计算** 总热量约1694.57千焦，蛋白质52.1克，脂肪13.2克，糖类26.2克

## 健康晚餐 三冬汤

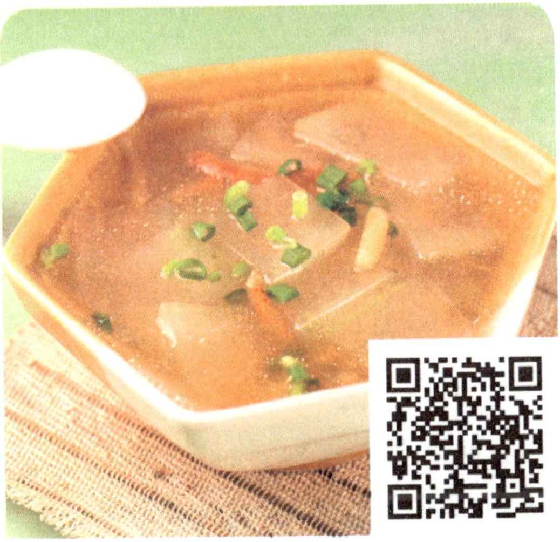

● **原料：** 天冬10克，麦冬10克，冬瓜300克，葱花少许

● **调料：** 盐、鸡粉各2克，食用油适量

● **做法：**

①将洗好去皮的冬瓜切成片。

②砂锅中注水烧开，放入天冬、麦冬，搅匀，小火煮15分钟至析出有效成分。

③放入冬瓜，用小火续煮10分钟至熟软；放入食用油、盐、鸡粉，搅拌至食材入味。

④煮好的汤料盛入碗中，撒上葱花即可。

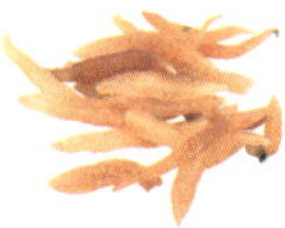

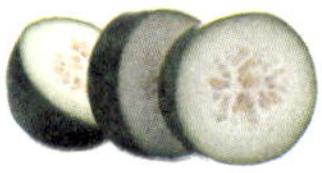

**能量计算** 总热量约137.94千焦，蛋白质1.2克，脂肪0.6克，糖类7.8克

第6天 早餐

鸡丝凉面（面条80克、黄瓜20克、黄豆芽20克、鸡胸肉60克）+脱脂牛奶150毫升+水煮蛋1个

第6天 午餐

馄饨面（馄饨皮50克、面条50克、肉末25克）+莴笋烧豆腐（豆腐200克、莴笋100克、枸杞10克）+冬瓜扒香菇（冬瓜100克、香菇75克）

第6天 晚餐

二米饭（大米30克、小米30克）+草菇扒茼蒿（草菇80克、茼蒿200克）+萝卜炖牛肉（白萝卜100克、牛肉30克）

营养早餐

## 鸡丝凉面

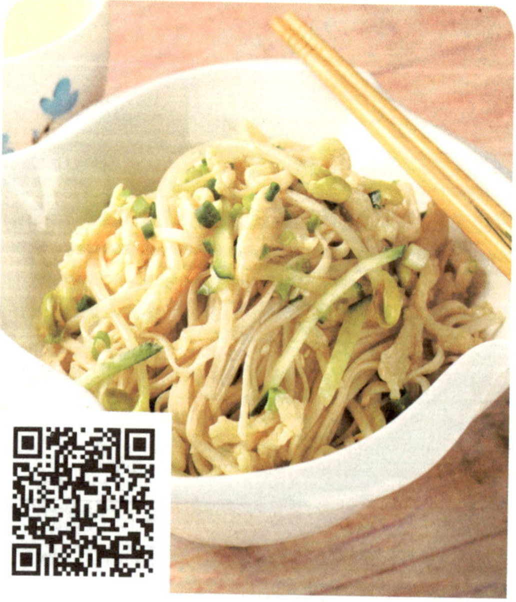

**能量计算** 总热量约1332.58千焦，蛋白质19.3克 脂肪3.9克，糖类52.5克

● **原料：** 面条80克，黄瓜、黄豆芽各20克，鸡胸肉60克，熟白芝麻、葱花各少许

● **调料：** 生抽6毫升、盐、鸡粉各3克、芝麻酱8克，水淀粉、芝麻油、食用油各适量

● **做法：**

①将黄瓜、鸡胸肉切成细丝；将鸡肉丝装入碗中，加入盐、鸡粉、水淀粉，拌匀上浆；倒入食用油，腌制约10分钟至其入味。

②锅中注水烧开，加入食用油、黄豆芽，煮至断生后捞出；锅中再放入面条，煮约2分钟至其熟软，捞出过凉水。

③热锅注油，将鸡肉滑油至变色，捞出。

④大碗中放入面条、鸡肉、黄瓜、黄豆芽，倒入生抽、盐、鸡粉、芝麻油、芝麻酱，拌匀；撒上葱花、熟白芝麻，拌匀即可。

活力午餐

## 莴笋烧豆腐

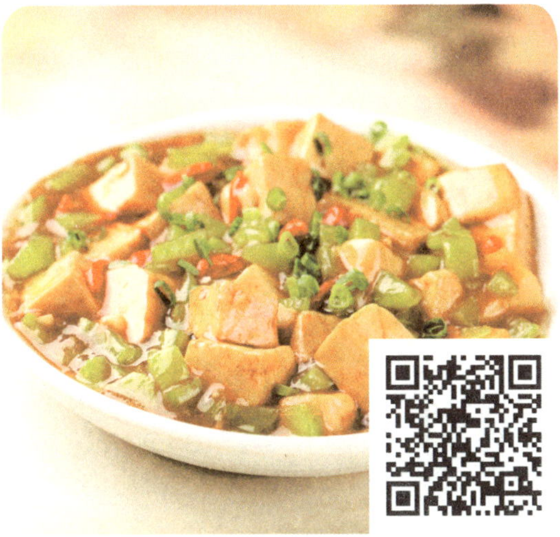

● **原料：** 豆腐200克，莴笋100克，枸杞10克，蒜末、葱花各少许

● **调料：** 盐、鸡粉各2克、老抽3毫升、生抽5毫升、水淀粉、食用油各适量

● **做法：**

①莴笋切成丁，豆腐切成小方块。

②锅中注水烧开，加入少许盐，倒入莴笋块，淋上食用油，倒入豆腐块，拌煮约1分钟，捞出。

③用油起锅，放入蒜末、清水，加入生抽、盐、鸡粉、莴笋块、豆腐块，撒上枸杞，轻轻翻炒。

④淋入老抽，炒匀上色，用中火续煮2分钟至入味；倒入水淀粉，翻炒至汤汁收浓。

⑤盛出菜肴，撒上葱花即成。

**能量计算** 总热量约873.5千焦，蛋白质18.6克 脂肪7.7克，糖类17.6克

---

健康晚餐

## 草菇扒茼蒿

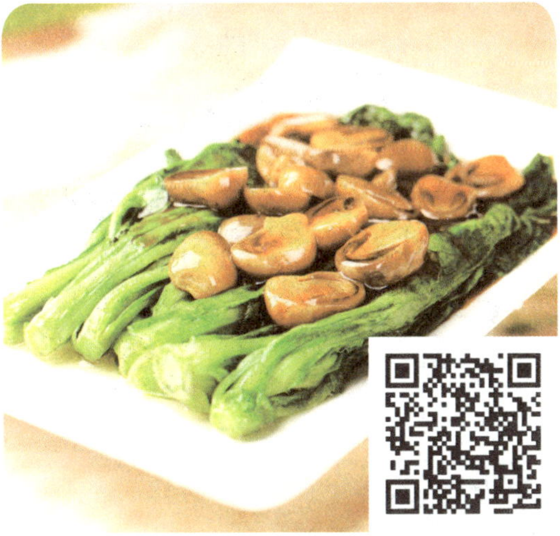

● **原料：** 草菇80克，茼蒿200克

● **调料：** 盐、鸡粉各3克，料酒8毫升，蚝油6克，老抽2毫升，水淀粉3毫升，食用油适量

● **做法：**

①将洗净的草菇对半切开。

②锅中注水烧开，加入适量盐、鸡粉，倒入少许食用油，将茼蒿汆煮半分钟，捞出装盘；草菇倒入沸水锅中，汆煮至断生，捞出。

③锅中注油烧热，倒入草菇，淋入料酒，炒香；加入少许清水、蚝油、老抽、盐、鸡粉，炒匀；倒入水淀粉，翻炒匀。

④将炒好的草菇盛在茼蒿上即可。

**能量计算** 总热量约252.47千焦，蛋白质5.9克 脂肪0.8克，糖类11.2克

**第7天 早餐**

馒头片100克+枸杞拌菠菜（菠菜230克、枸杞20克）+脱脂牛奶150毫升

**第7天 午餐**

大米饭150克+冬瓜鲜菇鸡汤（水发香菇30克、冬瓜80克、鸡肉50克、瘦肉40克）+清炒芦笋（芦笋150克）

**第7天 晚餐**

西红柿牛肉面（面条250克、牛肉汤300毫升、西红柿100克）+素炒木耳（木耳200克）+胡萝卜炒肉（胡萝卜100克、瘦肉40克）

营养早餐

## 枸杞拌菠菜

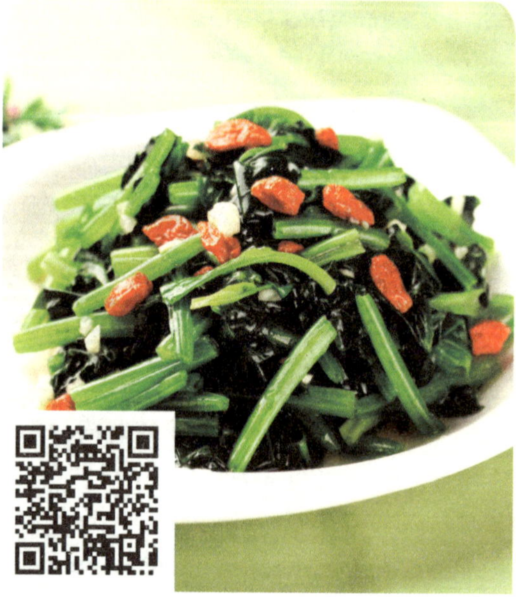

**能量计算** 总热量约446.42千焦，蛋白质8.8克 脂肪1.0克，糖类23.2克

● **原料：** 菠菜230克，枸杞20克，蒜末少许

● **调料：** 盐、鸡粉各2克，蚝油10克，芝麻油3毫升，食用油适量

● **做法：**

①菠菜切去根部，再切成段。

②锅中注水烧开，淋入少许食用油，倒入洗好的枸杞，焯煮片刻后捞出，沥干水分。

③把菠菜倒入沸水锅中，拌煮1分钟至食材断生，捞出沥干水分。

④把菠菜倒入碗中，放入蒜末、枸杞、盐、鸡粉、蚝油、芝麻油，拌匀即可。

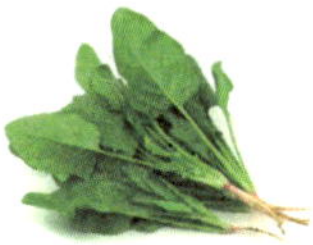

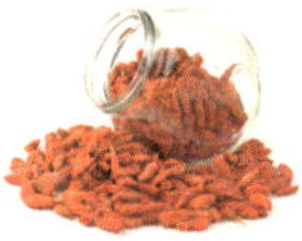

## 活力午餐 冬瓜鲜菇鸡汤

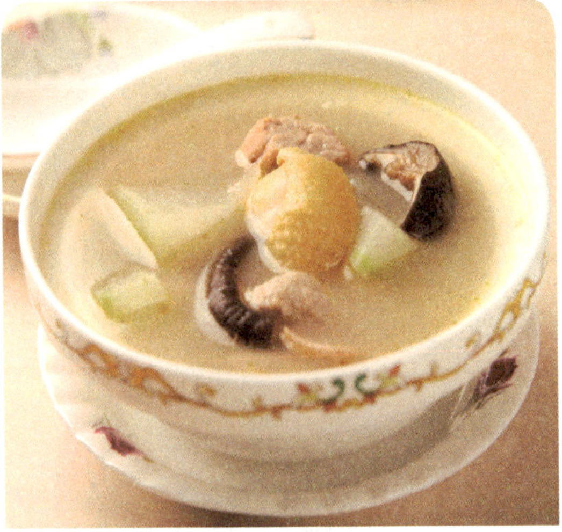

- **原料：** 水发香菇30克，冬瓜块80克，鸡肉块50克，瘦肉块40克，高汤适量
- **调料：** 盐2克
- **做法：**

①锅中注入适量清水烧开，倒入鸡肉、瘦肉块，氽去血水，捞出过一次凉水，备用。
②砂锅中注入高汤烧开，倒入鸡肉块和瘦肉块，再放入冬瓜、香菇，拌匀。
③盖上盖，大火烧开后转小火续煮2小时至食材熟软。
④揭盖，加盐调味，将煮好的汤料盛入碗中即可。

**能量计算** 总热量约577.68千焦，蛋白质18.8克，脂肪5.2克，糖类5.5克

## 健康晚餐 西红柿牛肉面

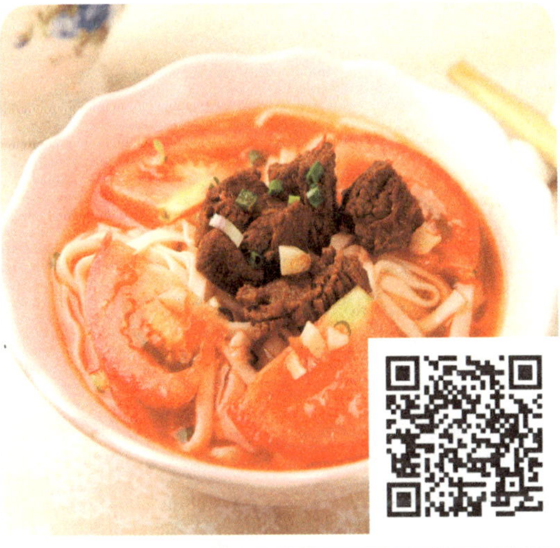

- **原料：** 面条250克，牛肉汤300毫升，西红柿100克，蒜末、葱花各少许
- **调料：** 番茄酱、食用油各适量
- **做法：**

①西红柿对半切开，再切成块。
②锅中注入适量清水烧开，放入面条，煮约4分钟至面条熟透，捞出装入碗中，待用。
③用油起锅，放入蒜末，爆香；挤入适量番茄酱，炒出香味；倒入牛肉汤，用大火略煮；放入西红柿，煮至断生。
④煮好的汤料浇在面条上，点缀上葱花即成。

**能量计算** 总热量约3433.03千焦，蛋白质35.4克，脂肪4.8克，糖类162.7克

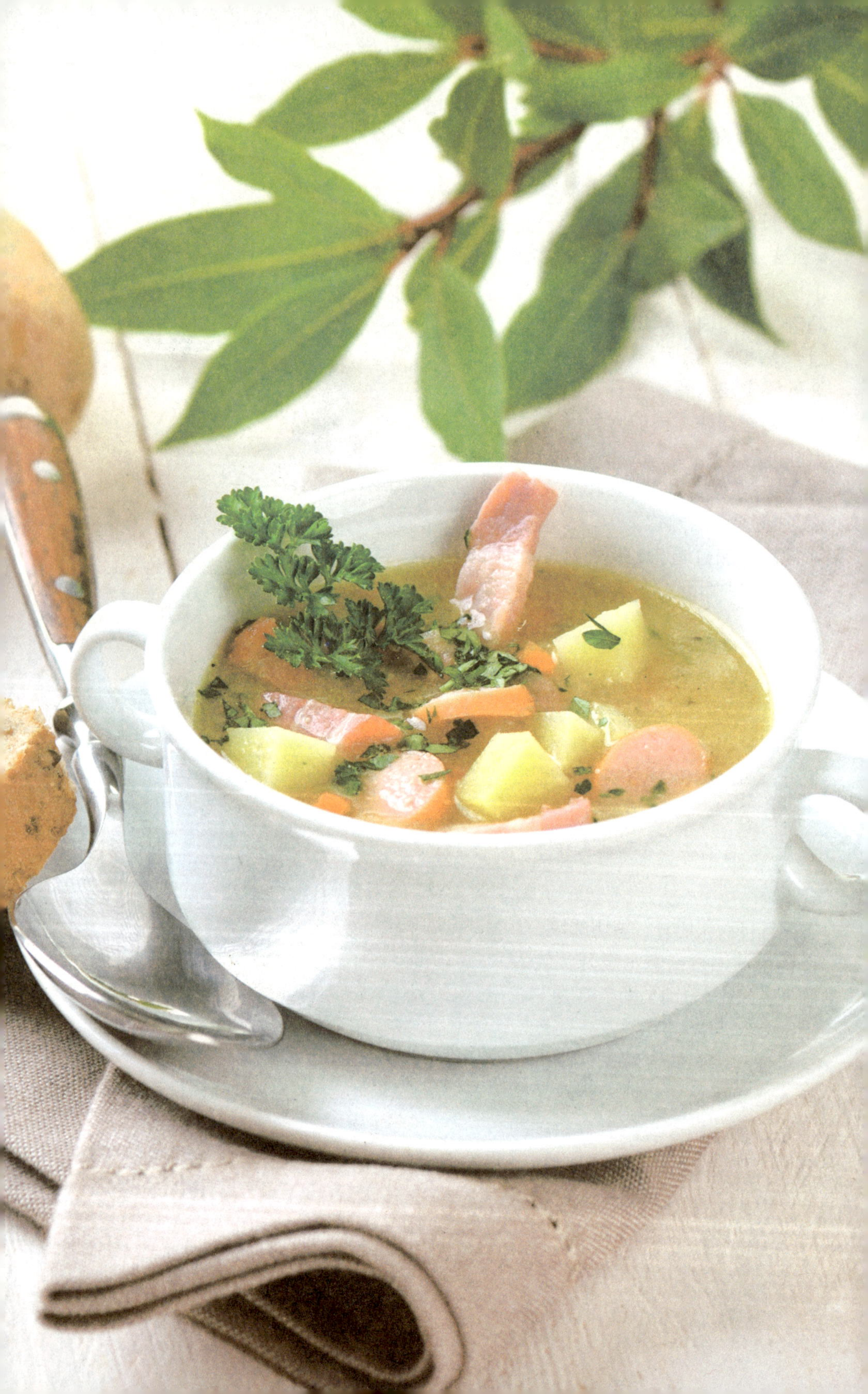

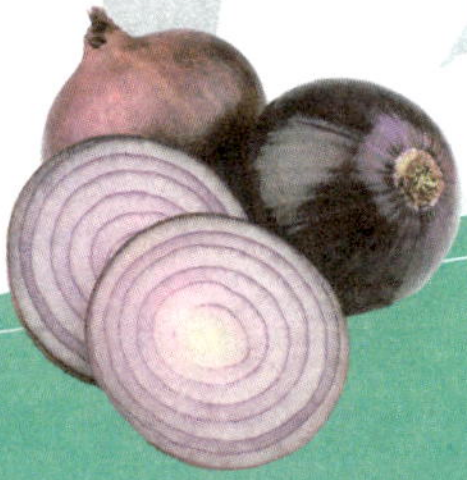

# Part 5 “三高”并发症对症调养食谱

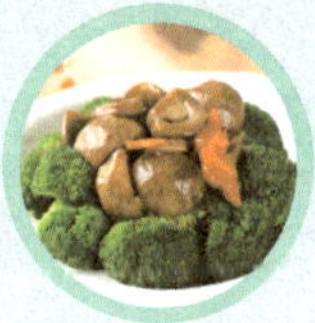

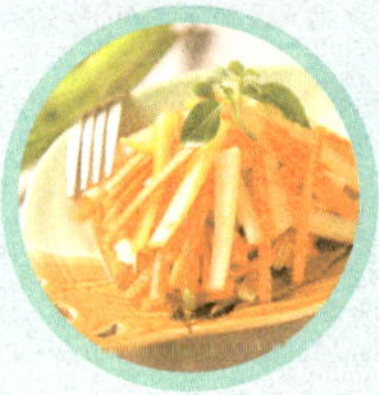

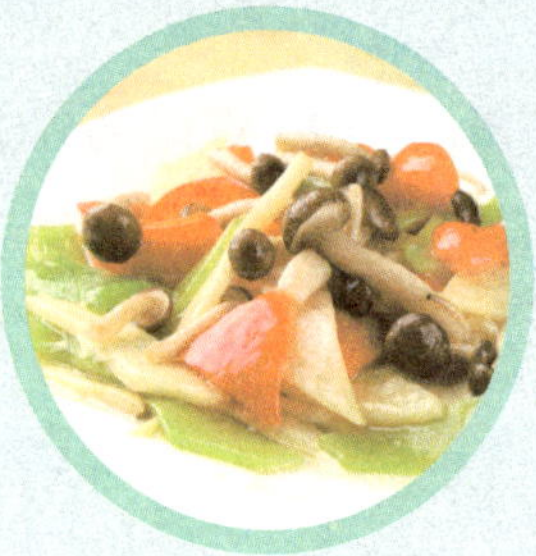

“三高”并发症可谓大家最怕面对的问题，往往比“三高”对人体健康的危害更大。

其实，“三高”并发症并没有想象中那么可怕，关键在于怎样进行科学的预防和调理。

那么，“三高”常见并发症有哪些？“三高”并发症患者应遵循哪些饮食原则？“三高”并发症患者如何烹饪出健康调理餐？这些问题，大家都可以在本章中找到答案。

# 高血压并发肾功能减退

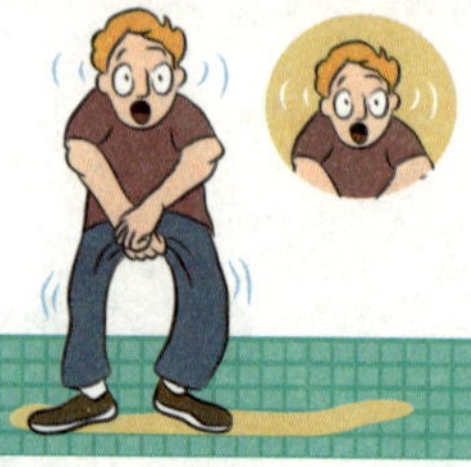

高血压与肾脏有着密切而复杂的关系。一方面，高血压引起肾脏损害，导致肾小动脉硬化，造成肾脏排泄功能障碍；另一方面，由于肾脏损害，肾脏实质性病变和肾动脉病变引起的血压升高，加重高血压病症。高血压与肾脏损害可相互影响，并形成恶性循环，最终发展为尿毒症。

## 饮食原则

1.适当摄入优质蛋白。虽然长期摄入高蛋白会加重肾脏负担，但适量摄入优质蛋白可避免营养不良，有利于肾功能的恢复。

2.控制钠盐摄入。每日摄入食盐不超过3克，不要吃钠含量高的食物，如香肠、味精、番茄酱等。

3.不宜摄入过多的水分。水分过多会蓄积在体内，加重心脏负担，导致全身水肿。

## 活学活用中医保健小知识

按摩法

### 顶按涌泉穴

方　法　患者用手扶住一脚的脚跟，用另一手食指第二指间关节顶按涌泉穴30次。

功　效　按摩涌泉穴既可治疗肾病，还能降低血压，有强壮腰肾、引虚火下行的功效。

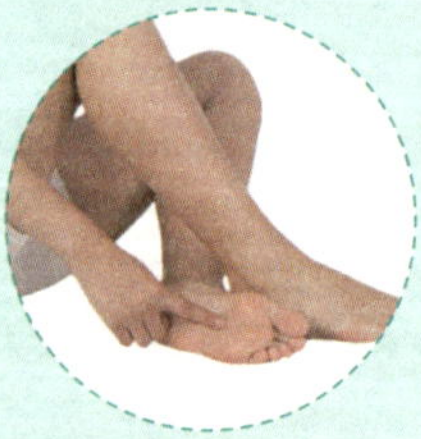

### 按揉命门穴

方　法　取俯卧位，按摩者用食指指腹做顺时针按揉患者的命门穴200次，以局部酸胀为度。

功　效　按摩命门穴具有温补命门、健身纳气的功效，可有效降低血压，缓解肾病。

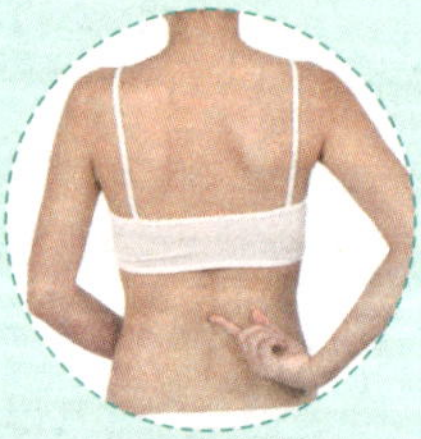

营养早餐

## 苹果玉米粥

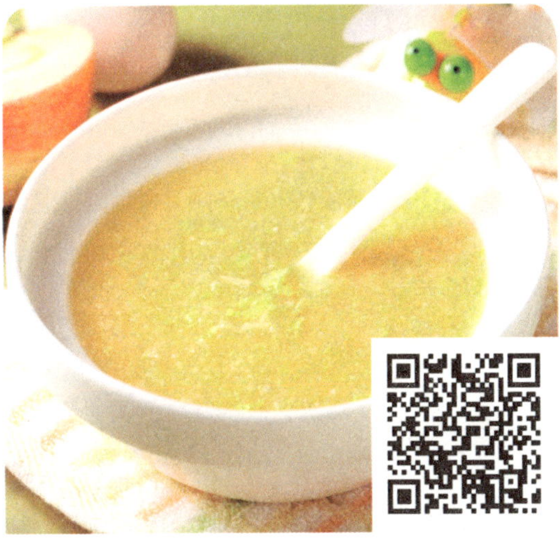

- **原料：** 玉米碎80克，熟蛋黄1个，苹果50克
- **做法：**

①洗好的苹果去核，切成丁，再剁碎；蛋黄切成细末。

②砂锅中注水烧开，倒入玉米碎，搅拌匀，盖上盖，烧开后用小火煮约15分钟至其呈糊状。

③揭开盖，倒入苹果碎，撒上蛋黄末，搅拌均匀。

④将煮好的玉米粥盛入碗中即可。

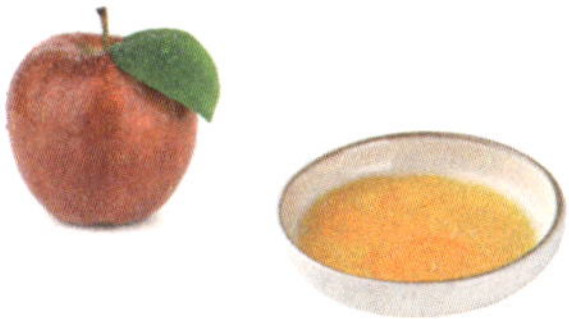

**能量计算** 总热量约1170.4千焦，蛋白质8.7克，脂肪32.5克，糖类28.0克

营养早餐

## 胡萝卜芹菜沙拉

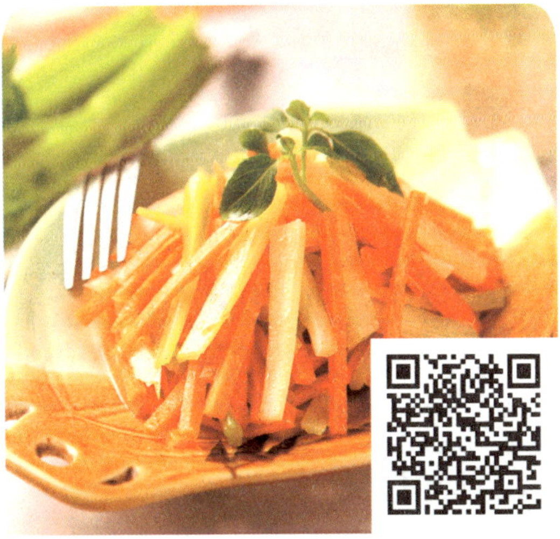

- **原料：** 胡萝卜80克，西芹70克，柠檬20克
- **调料：** 白醋5毫升，胡椒粉2克，蜂蜜5克，橄榄油10毫升
- **做法：**

①将洗净去皮的胡萝卜切成丝，择洗好的西芹切成段。

②锅中注水烧开，倒入胡萝卜丝，焯煮片刻；倒入芹菜丝，搅匀，煮至断生。

③将汆好水的食材捞出放入凉水中，冷却后捞出，待用。

④将食材装入碗中，挤上柠檬汁，加入白醋、胡椒粉、蜂蜜、橄榄油，搅匀。

⑤将拌好的食材装入盘中即可。

**能量计算** 总热量约193.95千焦，蛋白质1.6克，脂肪0.5克，糖类11.0克

## 活力午餐 山药羊肉汤

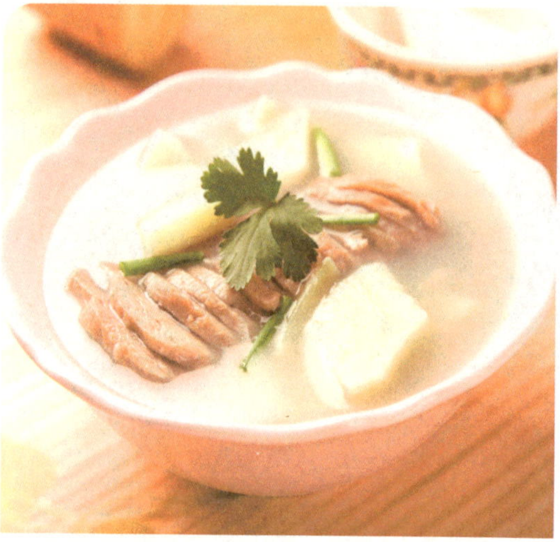

**能量计算** 总热量约3130.82千焦，蛋白质61.8克，脂肪42.8克，糖类31.0克

● **原料：** 羊肉300克，山药块250克，葱段、姜片各少许

● **做法：**

①锅中注水烧开，倒入羊肉块，拌煮约2分钟汆去血水，捞出过一下冷水，装盘。

②锅中注水烧开，倒入山药块、葱段、姜片、羊肉，搅拌均匀。

③盖上盖，用大火烧开后转小火炖煮约40分钟至食材熟透。

④揭开盖，捞出煮好的羊肉，切成片装入碗中，浇上锅中煮好的汤水和山药即可。

## 活力午餐 草菇西蓝花

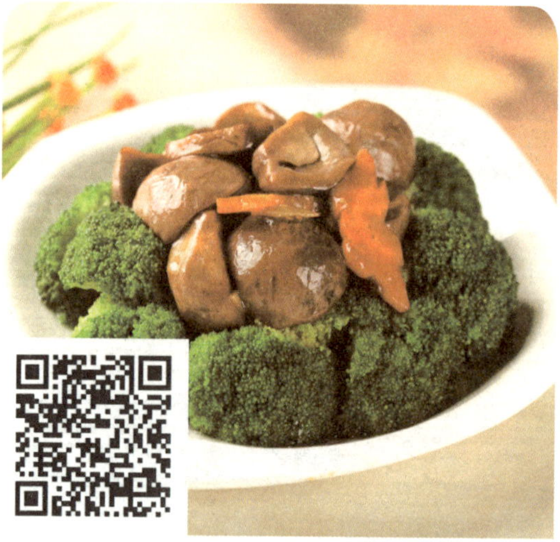

**能量计算** 总热量约362.41千焦，蛋白质10.6克，脂肪1.4克，糖类12.5克

● **原料：** 草菇90克，西蓝花200克，胡萝卜片、姜片、蒜末、葱段各少许

● **调料：** 料酒8毫升，蚝油8克，盐、鸡粉各2克，水淀粉、食用油各适量

● **做法：**

①将草菇切成小块、西蓝花切成小朵。

②锅中注水烧开，加入少许食用油，倒入西蓝花，煮约1分钟至断生，捞出；把草菇倒入沸水锅中，煮半分钟后捞出。

③用油起锅，放入胡萝卜片、姜片、蒜末、葱段，爆香；倒入草菇、料酒、蚝油、盐、鸡粉，炒匀调味；倒入水淀粉，翻炒匀。

④将西蓝花摆入盘中，盛入炒好的草菇即可。

健康晚餐

## 韭菜饺

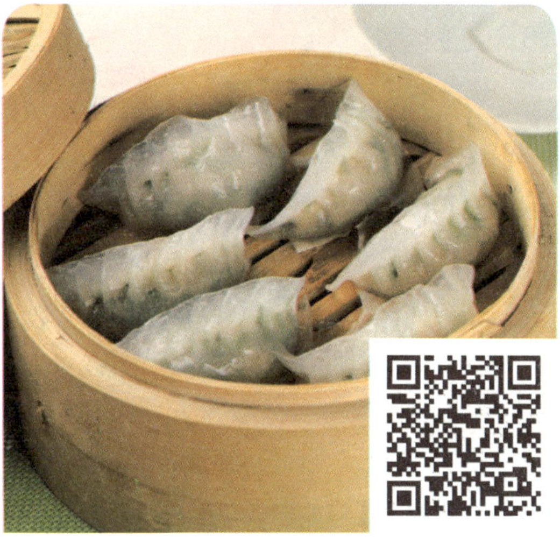

● 原料：澄面100克，生粉60克，韭菜100克，水发香菇40克，肉末100克，虾仁100克

● 调料：猪油5克，盐2克，白糖5克，生抽5毫升，鸡粉3克，胡椒粉、芝麻油、食用油各适量

● 做法：

①将韭菜、香菇切成粒；虾仁装碗，加调料腌制至入味，切粒。

②将肉末放入碗中，加入盐、生粉、生抽，拌匀至起胶。

③加入清水、虾仁、鸡粉、白糖、胡椒粉、芝麻油、猪油、韭菜、香菇，拌匀，制成韭菜肉馅。

④澄面擀成面皮，加入馅料制成韭菜饺生坯；将生坯放入蒸笼中，用蒸锅蒸至熟透即可。

**能量计算** 总热量约3065.61千焦，蛋白质95.0克，脂肪9.0克，糖类134.5克

健康晚餐

## 凉拌双耳

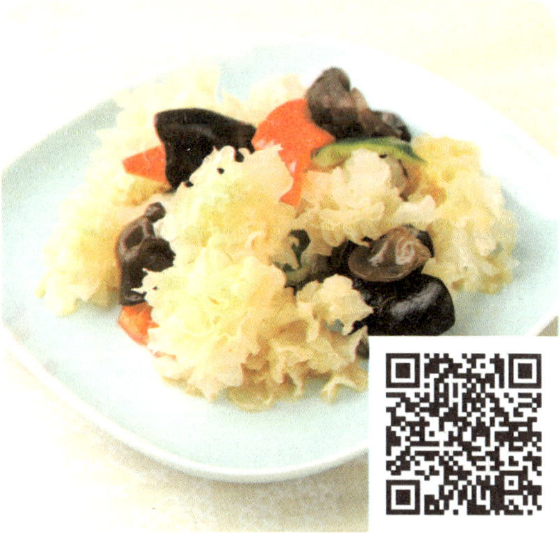

● 原料：水发银耳180克，水发木耳140克，青椒15克，红椒10克，芥末酱少许

● 调料：盐、鸡粉各2克，白糖少许，生抽6毫升

● 做法：

①将红椒切成片，青椒切成小块，木耳撕成小朵、银耳切成小朵。

②锅中注水烧开，倒入木耳、银耳焯水约2分钟至断生，捞出。

③把芥末酱装入小碟中，加入生抽，调成味汁。

④大碗中倒入木耳、银耳、青椒、红椒，加入盐、白糖、鸡粉，淋入生抽，倒入调好的味汁。

⑤匀速搅拌至食材入味，装入盘中即成。

**能量计算** 总热量约2581.99千焦，蛋白质36.7克，脂肪5.9克，糖类219.1克

# 高血压并发心力衰竭

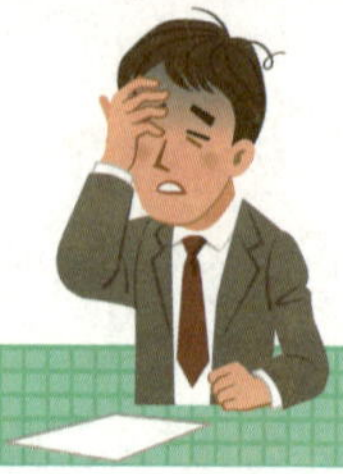

高血压对心脏的损害导致心室肥厚，心脏的收缩功能和（或）舒张功能发生障碍，不能将静脉回心血量充分排出心脏，导致静脉血液淤积，动脉血液灌注不足，从而引起心脏循环障碍，发生心室扩大和心力衰竭。这是高血压最严重的并发症。

## 饮食原则

1.控制热量摄入。肥胖会加重心脏负担，因此高血压并发心力衰竭时，应使患者的体重维持在正常或略低于正常水平。

2.进食易消化的食物。心脏病患者易出现胃肠瘀血、水肿，会影响食物的消化吸收。

3.注意钙的摄入量。钙与心肌的收缩力密切相关，低钙会使心肌收缩力减弱，细胞外钙离子浓度过高，心肌收缩能力不能相应增强，就会出现心脏骤停。

## 活学活用中医保健小知识

按摩法

### 按揉心俞穴

**方　法** 取俯卧位，按摩者用拇指或中指按揉患者的心俞穴约2分钟，以局部感到酸胀为佳。

**功　效** 心俞穴为心之背俞穴，经常按摩此穴，具有宽胸理气、宁心安神、通调气血的作用。

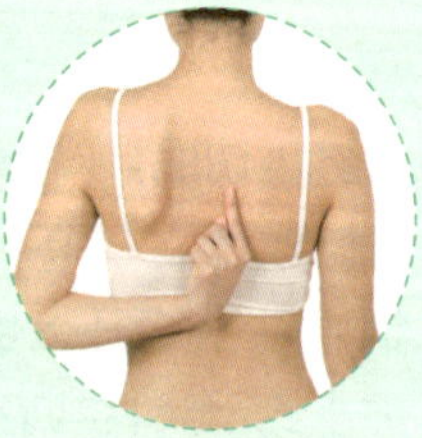

### 点按合谷穴

**方　法** 患者用大拇指指腹点按合谷穴，频率宜快，每天3~5分钟。

**功　效** 常按此穴位，有改善冠状动脉血液循环的功效，还可双向调节血压。

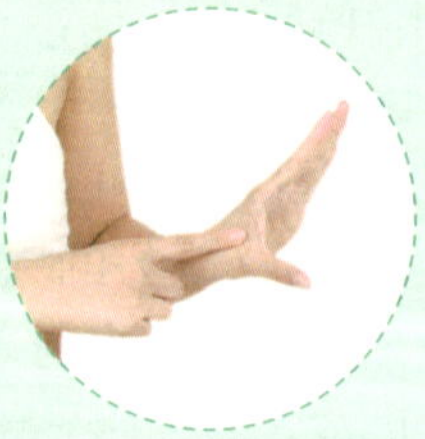

营养早餐

## 银鱼豆腐面

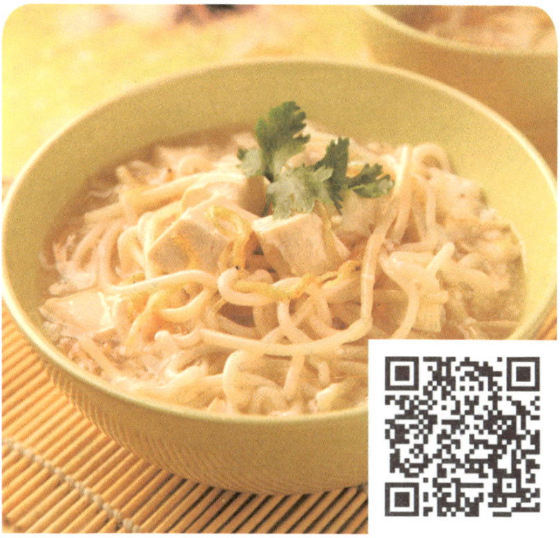

● 原料：面条160克，豆腐80克，黄豆芽40克，银鱼干少许，柴鱼片汤500毫升，蛋清15克

● 调料：盐2克，生抽5毫升，水淀粉适量

● 做法：

①将洗净的豆腐切成小方块。

②锅中注水烧开，倒入面条，用中火煮至熟透，捞出。

③另起锅注入柴鱼汤，放入银鱼干，拌匀，大火煮沸；加入盐、生抽，再倒入黄豆芽、豆腐块，拌匀。

④淋入水淀粉，拌煮至食材熟透；倒入蛋清，搅匀制成汤料。

⑤汤碗中放入煮熟的面条，盛入汤料即成。

**能量计算** 总热量约3568.88千焦，蛋白质45.3克 脂肪25.7克，糖类114.2克

营养早餐

## 凉拌豌豆苗

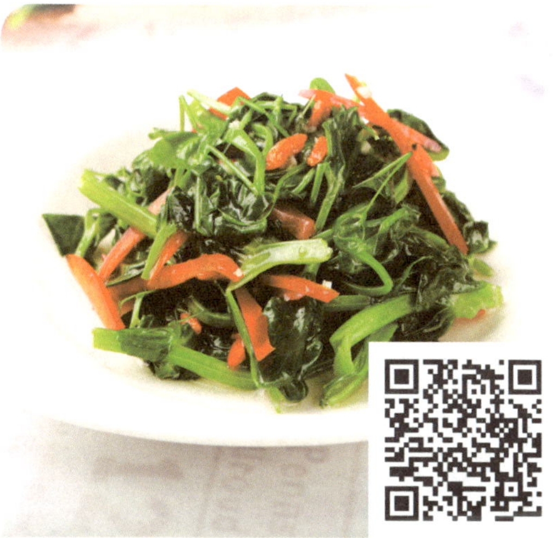

● 原料：豌豆苗200克，彩椒40克，枸杞10克，蒜末少许

● 调料：盐、鸡粉各2克，芝麻油2毫升，食用油适量

● 做法：

①将洗好的彩椒切成丝。

②锅中注入适量清水烧开，放入少许食用油，加入洗净的枸杞、豌豆苗，煮半分钟至断生，捞出沥干水分。

③将焯煮好的食材装入碗中，放入蒜末、彩椒丝，加入盐、鸡粉、芝麻油，搅拌匀。

④将拌好的食材盛入盘中即可。

**能量计算** 总热量约423.85千焦，蛋白质8.5克 脂肪1.8克，糖类18.2克

## 活力午餐 香菇牛柳

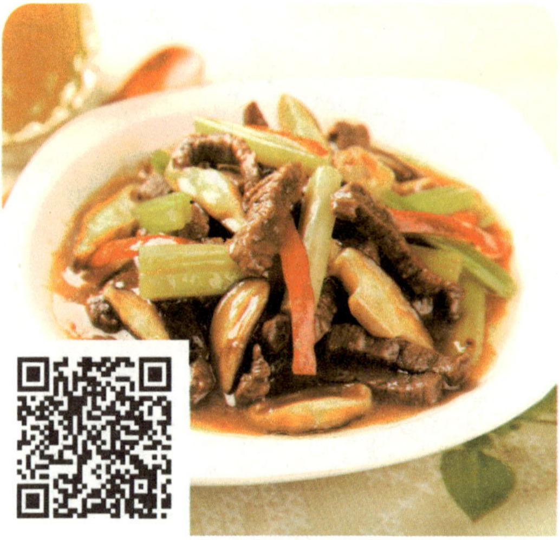

能量计算 总热量约933.39千焦，蛋白质41.4克 脂肪4.7克，糖类5.5克

● 原料：芹菜40克，香菇30克，牛肉200克，红椒丝少许

● 调料：盐、鸡粉各2克，生抽8毫升，水淀粉6毫升，蚝油4克，料酒、食用油各适量

● 做法：

①将香菇切成片，芹菜切成段。

②牛肉切成条，装入碗中，加少许盐、料酒、生抽、水淀粉，搅匀；淋入食用油，腌制至其入味。

③锅中注水烧开，倒入香菇，略煮片刻，捞出沥干水分。

④热锅注油，倒入牛肉，翻炒匀；放入香菇、红椒、芹菜，炒匀。

⑤加入生抽、鸡粉、蚝油、水淀粉，翻炒至入味即可。

## 活力午餐 芹菜炒黄豆

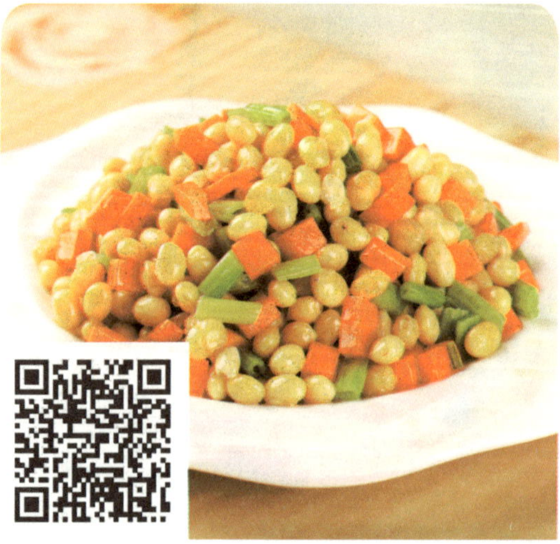

能量计算 总热量约3414.64千焦，蛋白质71.3克 脂肪32.2克，糖类74.6克

● 原料：熟黄豆220克，芹菜梗80克，胡萝卜30克

● 调料：盐3克，食用油适量

● 做法：

①将洗净的芹菜梗切成小段，洗净去皮的胡萝卜切成丁。

②锅中注水烧开，加入少许盐，倒入胡萝卜丁，煮约1分钟至其断生，捞出沥干水分。

③锅中注油烧热，倒入芹菜，炒至变软；再倒入胡萝卜丁、熟黄豆，快速翻炒一会儿。

④加入盐，炒匀调味即可。

健康晚餐

## 双色馒头

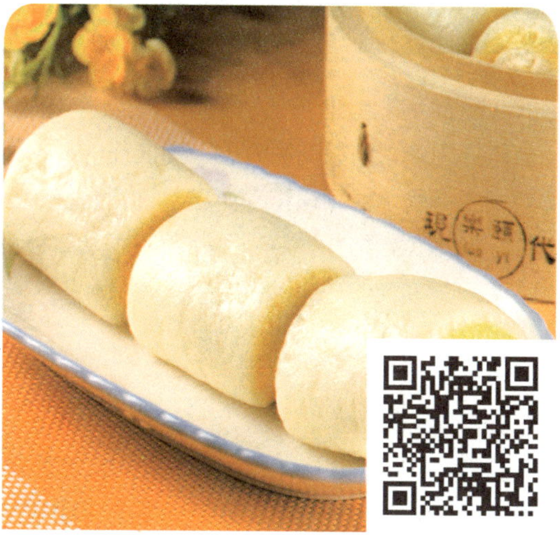

● 原料：低筋面粉1000克，酵母10克，熟南瓜200克

● 调料：白糖100克

● 做法：

①将500克面粉、5克酵母、50克白糖、适量清水混合均匀，揉搓至面团光滑，静置约10分钟。

②取余下的面粉和酵母混合，加入白糖、熟南瓜，制成南瓜面团，静置约10分钟。

③分别取白色面团、南瓜面团，擀平、擀匀，制成面片。

④把南瓜面片叠在白色面片上，压紧，揉搓成面卷。

⑤面卷切成剂子，做成馒头生坯。

⑥将馒头生坯放入蒸盘中，静置至生坯发酵，再用大火蒸至熟透即成。

**能量计算** 总热量约15364.01千焦，蛋白质6.3克

脂肪0.4克，糖类914.1克

健康晚餐

## 胡萝卜炒蛋

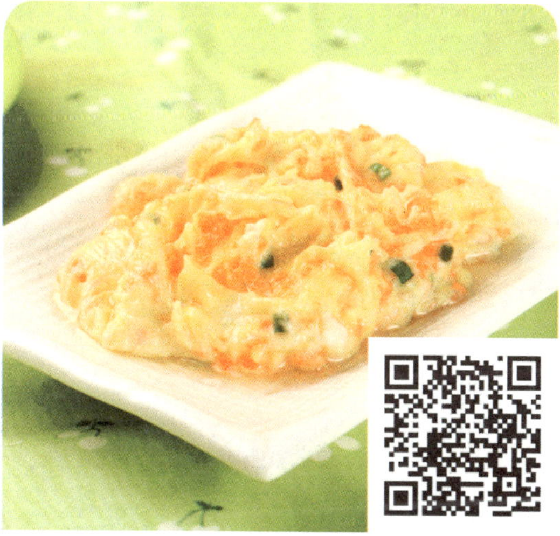

● 原料：胡萝卜100克，鸡蛋2个，葱花少许

● 调料：盐4克，鸡粉2克，水淀粉、食用油各适量

● 做法：

①将去皮洗净的胡萝卜切成粒。

②鸡蛋打入碗中，打散调匀成蛋液。

③锅中注水烧开，放入盐，倒入胡萝卜粒，焯煮半分钟至八成熟，捞出。

④把胡萝卜粒倒入蛋液中，加入盐、鸡粉、水淀粉，撒入葱花，搅匀。

⑤用油起锅，倒入调好的蛋液，翻炒成形即可。

**能量计算** 总热量约756.58千焦，蛋白质13.3克

脂肪9.0克，糖类2.8克

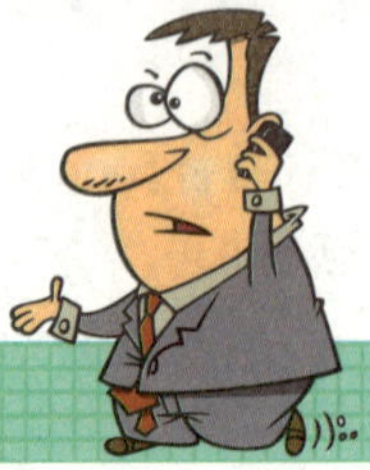

# 糖尿病并发高血压

糖尿病患者血糖高、血黏度高，血管壁受损、血管阻力变大都是易引起高血压的因素，糖尿病患者患上高血压的概率明显高于一般人群，而且比一般并发症发生得早。糖尿病和高血压，无论是在病因、互相影响还是危害上都存在共通性，因此常常同时发作，两者被称为同源性疾病。

## 饮食原则

1.选择“二多”的膳食。“二多”是指多蔬果、多粗粮。蔬果含有大量的维生素、纤维素及微量元素，对控制血压、调控血糖有很大的帮助。

2.宜选择“三少”食物。“三少”为少盐、少油、少腌制。多盐是导致高血压的重要因素之一；动物油中含有较高的饱和脂肪酸和胆固醇，会使人体器官老化，促使血管硬化；加工食品，如火腿、腌肉等大多含钠量较高，不利于血糖、血压的控制。

## 活学活用中医保健小知识

按摩法

### 按揉风府穴

**方　法** 取坐位，患者用双手中指指腹按揉风府穴4~5分钟，以局部有酸胀感为佳。

**功　效** 经常按摩此穴，可改善糖尿病并发高血压所致的头痛、烦躁、头晕耳鸣等症。

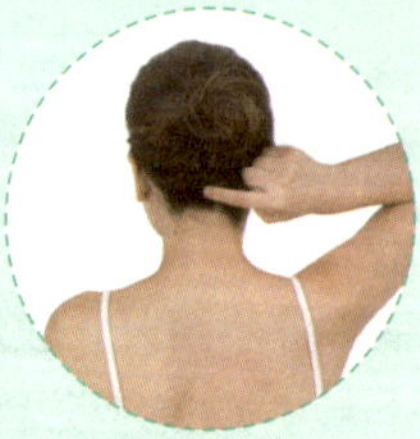

### 按压曲池穴

**方　法** 患者用四指托起肘关节，拇指指腹按压曲池穴3分钟，以按压有酸麻感为宜。

**功　效** 曲池穴为手阳明大肠经的合穴，经常按压此穴能有效控制血压。

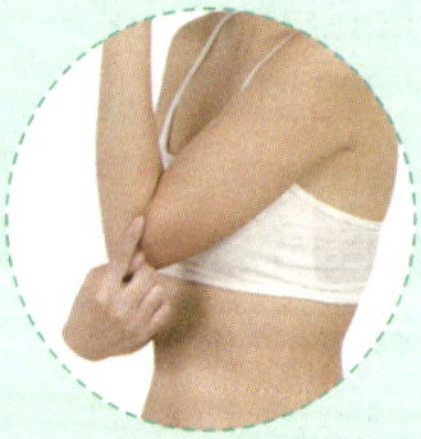

营养早餐

## 绿豆黑豆豆浆

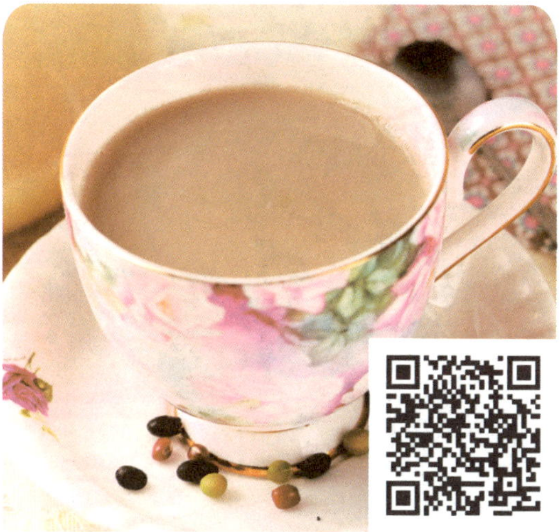

● 原料：水发绿豆50克，水发黑豆45克

● 做法：

①将洗净的绿豆、黑豆倒入豆浆机中，注水至水位线。

②盖上豆浆机机头，选择“五谷”程序，开始打浆。

③待豆浆机运转约15分钟即成豆浆。

④将煮好的豆浆倒入碗中，用汤匙撇去浮沫即可。

**能量计算** 总热量约1377.31千焦，蛋白质27.0克，脂肪7.6克，糖类46.1克

营养早餐

## 苋菜鸡肉烙饼

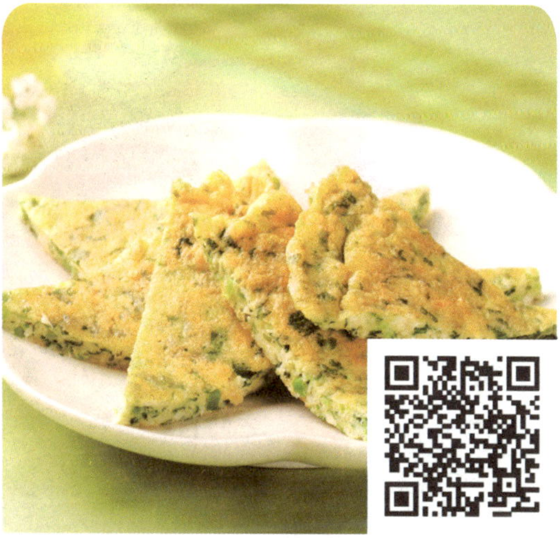

● 原料：鸡蛋120克，面粉100克，鸡胸肉95克，苋菜85克，姜末、葱花各少许

● 调料：盐3克，鸡粉2克，芝麻油、食用油各适量

● 做法：

①锅中注水烧开，放入苋菜，煮约半分钟至断生，捞出。

②将苋菜剁成细末，鸡胸肉剁成肉末；鸡蛋打入碗中，放入鸡肉末，撒上姜末、葱花，搅拌匀。

③加入盐、鸡粉，倒入苋菜末，拌匀；再放入面粉，搅匀；淋入芝麻油，搅匀制成面糊。

④煎锅中注油烧热，将面糊煎至两面熟透呈金黄色。

⑤将烙饼切成小块，装盘即成。

**能量计算** 总热量约573.29千焦，蛋白质18.8克，脂肪5.4克，糖类4.0克

活力午餐

## 草菇烩芦笋

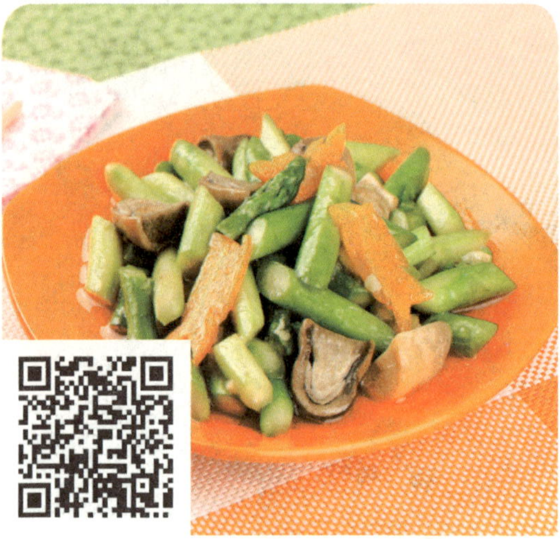

**能量计算** 总热量约216.94千焦，糖类12.0克
蛋白质4.7克，脂肪0.3克

● **原料：** 芦笋170克，草菇85克，胡萝卜片、姜片、蒜末、葱白各少许

● **调料：** 盐、鸡粉各2克，蚝油4毫升，料酒3毫升，水淀粉、食用油各适量

● **做法：**

①将洗净的草菇切成小块，芦笋去皮切成段。

②锅中注水烧开，放入盐、食用油，倒入草菇、芦笋段，拌煮至全部食材断生后捞出，沥干水分。

③用油起锅，放入胡萝卜片、姜片、蒜末、葱白，爆香；倒入焯好的食材，淋入料酒，炒匀。

④加入蚝油、盐、鸡粉，炒至食材熟软，倒入水淀粉勾芡即可。

活力午餐

## 香煎银鳕鱼

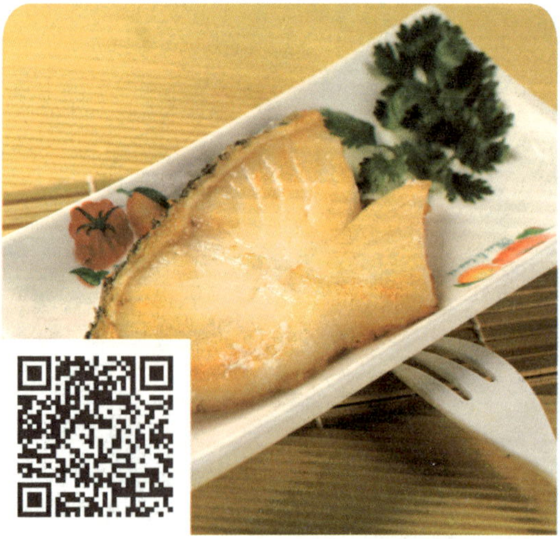

**能量计算** 总热量约662.11千焦，蛋白质36.7克，
脂肪0.9克，糖类0.9克

● **原料：** 鳕鱼180克，姜片少许

● **调料：** 生抽2毫升，盐1克，料酒3毫升，食用油适量

● **做法：**

①碗中放入洗好的鳕鱼、姜片，加入生抽、盐，淋入料酒，抓匀，腌制10分钟至入味。

②煎锅中注入食用油烧热，放入鳕鱼，用小火煎约1分钟至散发出焦香味。

③将鳕鱼块翻面，煎约1分钟至鱼肉呈焦黄色。

④把煎好的鳕鱼块盛入盘中即可。

## 健康晚餐 胡萝卜丝炒包菜

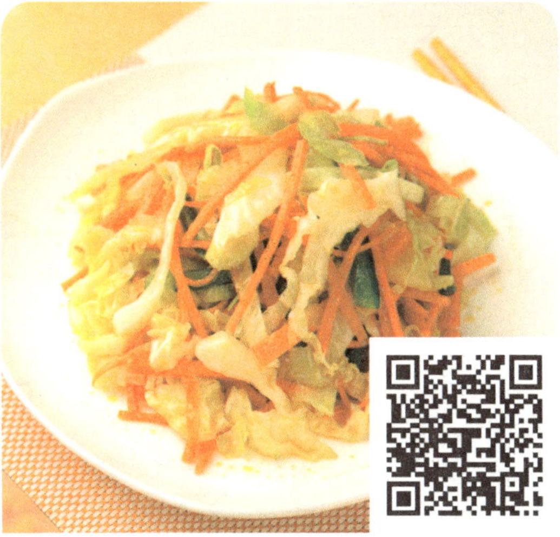

- **原料：** 胡萝卜150克，包菜200克，圆椒35克
- **调料：** 盐、鸡粉各2克，食用油适量
- **做法：**

①将洗净去皮的胡萝卜切成片，再改切成丝；洗好的圆椒切细丝；洗净的包菜切去根部，再切粗丝。

②用油起锅，倒入胡萝卜丝，炒匀；倒入包菜丝、圆椒丝，炒匀。

③注入适量清水，炒至食材断生。

④加入盐、鸡粉，炒匀调味即可。

**能量计算** 总热量约448.10千焦，蛋白质4.9克 脂肪0.8克，糖类24.3克

## 健康晚餐 洋葱木耳炒鸡蛋

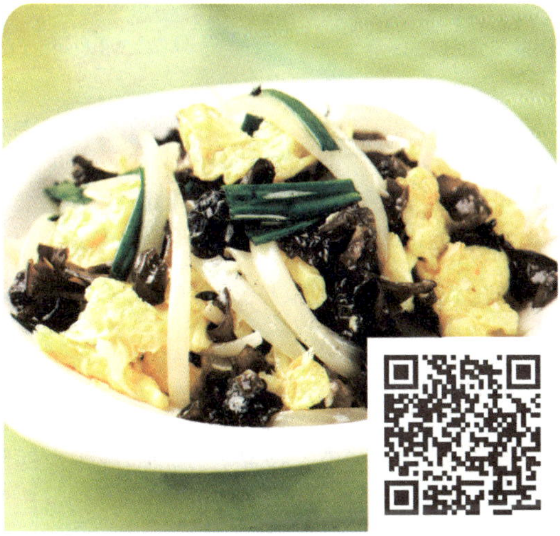

- **原料：** 鸡蛋2个，洋葱45克，水发木耳40克，蒜末、葱段各少许
- **调料：** 盐3克，料酒5毫升，水淀粉、食用油各适量
- **做法：**

①洋葱切细丝，木耳切成小块。

②鸡蛋打入碗中，加入少许盐、水淀粉，打散制成蛋液。

③锅中注水烧开，加少许食用油、盐，倒入木耳，焯好后捞出。

④用油起锅，倒入蛋液，翻炒至七成熟，盛出。

⑤锅底留油，倒入蒜末、洋葱丝、木耳，加入料酒、盐，炒匀调味；倒入鸡蛋，翻炒至全部食材熟透；倒入葱段、水淀粉，炒匀即可。

**能量计算** 总热量约1018.25千焦，蛋白质18.6克 脂肪9.5克，糖类33.1克

# 糖尿病并发肾病

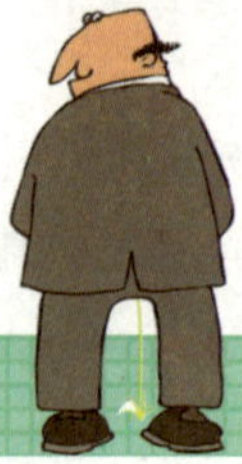

糖尿病肾脏病变（DN）是糖尿病患者最严重的微血管慢性并发症之一。糖尿病病情严重，还可导致肾动脉和肾小动脉硬化，使泌尿道感染发生的概率明显增加。

## 饮食原则

1.多吃富含维生素的食物。新鲜的蔬菜和水果是碱性食物，既能供给多种维生素，又有助于肾脏功能的恢复。

2.限制食盐和水分的摄入。严重水肿者应该低盐饮食，每日饮水量不宜超过1200毫升。同时，忌食咸菜、酱菜、咸蛋、榨菜等含钠盐多的食品。

3.忌食用浓茶、咖啡、辣椒、芥末、酒等对神经系统有刺激性的食物。

## 活学活用中医保健小知识

按摩法

### 按揉三焦俞穴

**方　法** 取俯卧位，按摩者用两手大拇指指腹按揉患者的三焦俞穴4~5分钟，以局部有酸胀感为佳。

**功　效** 经常按摩此穴，可缓解、改善糖尿病并发肾病所致的全身水肿、尿频、尿急等症。

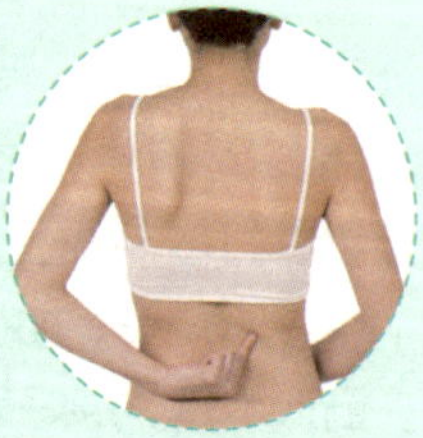

### 按压下脘穴

**方　法** 取仰卧位，按摩者用拇指或中指指腹按压患者的下脘穴约2分钟，以局部感到酸胀为佳。

**功　效** 此穴具有健脾和胃、疏导水湿的功效，经常按摩可改善糖尿病并发肾病症状。

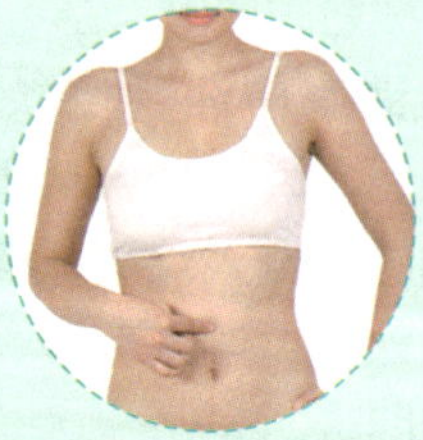

营养早餐

## 芝麻玉米豆浆

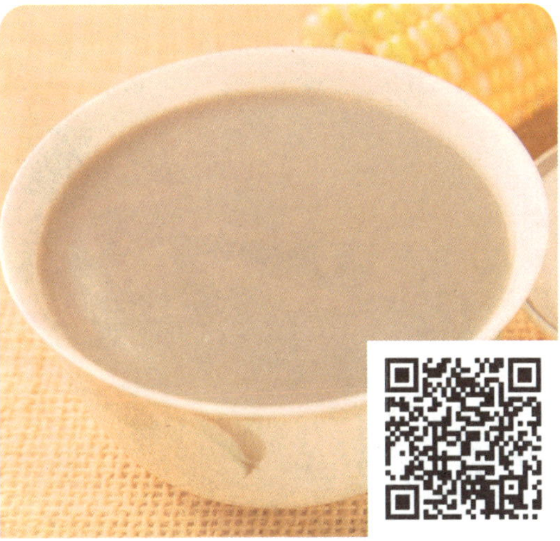

● 原料：黑芝麻25克，玉米粒40克，水发黄豆45克

● 做法：

①把洗好的黑芝麻、玉米粒、黄豆倒入豆浆机中，注入适量清水至水位线即可。

②盖上机头，选择“五谷”程序，开始打浆。

③待豆浆机运转约20分钟，即成豆浆。

④将豆浆倒入碗中即可。

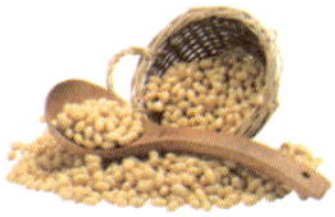

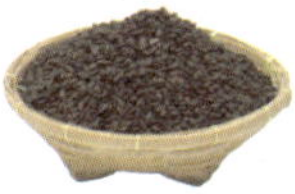

**能量计算** 总热量约1728.43千焦，蛋白质23.7克，脂肪19克，糖类53.1克

营养早餐

## 紫甘蓝拌杂菜

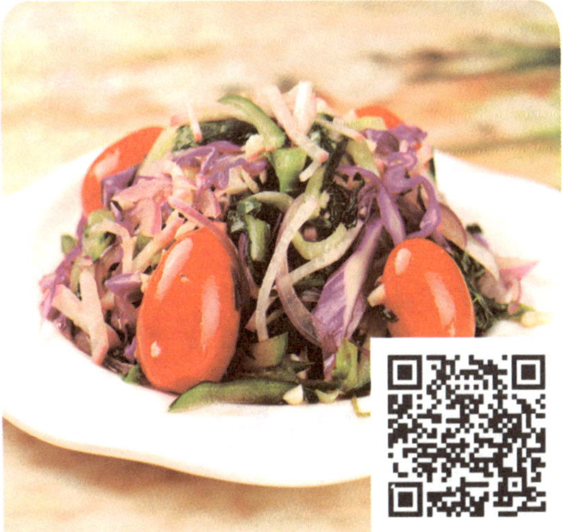

● 原料：苦菊、生菜、黄瓜各100克，圣女果、樱桃萝卜各90克，紫甘蓝85克，洋葱70克，蒜末少许

● 调料：盐、鸡粉各2克，生抽5毫升，陈醋10毫升，芝麻油、食用油各适量

● 做法：

①将洗净的樱桃萝卜、黄瓜、洋葱、紫甘蓝、生菜切成丝，洗好的苦菊切成小段。

②锅中注入清水烧开，淋入食用油，倒入全部食材煮至熟软，捞出沥干水分。

③把食材装入碗中，撒上蒜末，加入盐、鸡粉，淋入生抽、芝麻油、陈醋，搅拌至食材入味即成。

**能量计算** 总热量约548.00千焦，蛋白质8.8克，脂肪1.8克，糖类29.3克

活力午餐

## 葱油鲫鱼

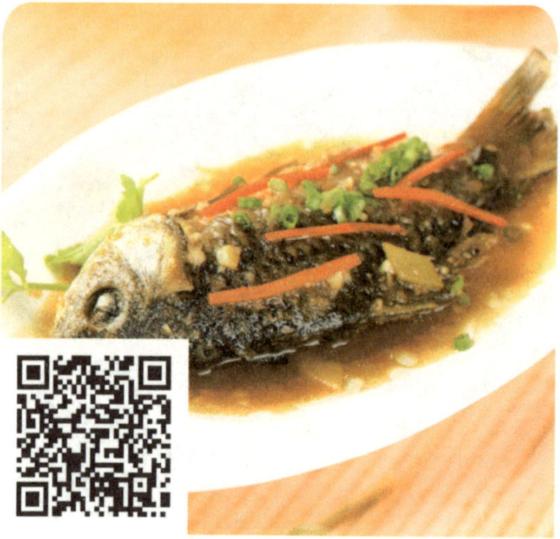

**能量计算** 总热量约1445.44千焦，蛋白质52.8克，脂肪9.1克，糖类16.6克

● **原料**：鲫鱼300克，葱条20克，红椒8克，姜片、蒜末各少许

● **调料**：盐3克，鸡粉2克，生抽10毫升，生粉10克，老抽3毫升，水淀粉、食用油各适量

● **做法**：

①洗好的葱条取梗切段，葱叶切成葱花；红椒去籽，切成细丝。

②将鲫鱼装盘，加入生抽、盐、生粉，抹匀后腌制约10分钟。

③锅中注油烧至五六成热，将鲫鱼炸至两面金黄后捞出。

④锅底留热油，倒入葱段，炒软后盛出；放入姜片、蒜末、清水、生抽、老抽、盐、鸡粉，拌匀；放入鲫鱼，略煮，盛出装盘。

⑤锅中汤汁加水淀粉勾芡，浇在鱼上，撒上红椒丝和葱花即可。

活力午餐

## 果仁凉拌西葫芦

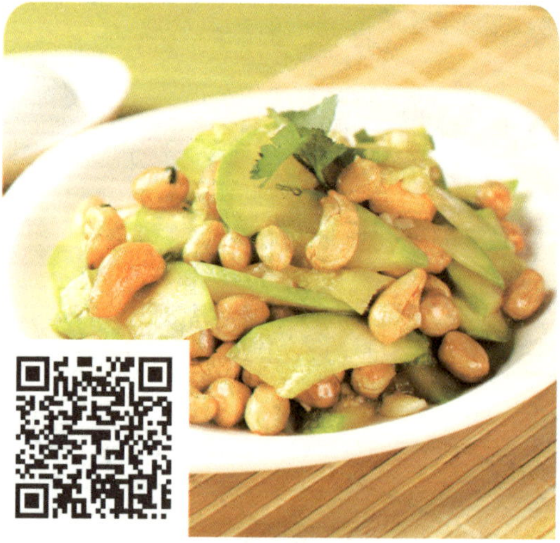

**能量计算** 总热量约4500.19千焦，蛋白质41.8克，脂肪74.5克，糖类70.2克

● **原料**：花生米100克，腰果80克，西葫芦400克，蒜末、葱花各少许

● **调料**：盐4克，鸡粉3克，生抽4毫升，芝麻油2毫升，食用油适量

● **做法**：

①西葫切成片，倒入沸水锅中，焯约1分钟后捞出。

②将花生米、腰果倒入沸水锅中，煮半分钟后捞出，沥干水分。

③热锅注油烧至四成热，放入花生米、腰果，炸至散出香味，盛出备用。

④西葫芦装碗，加入盐、鸡粉、生抽、蒜末、葱花、芝麻油，拌匀。

⑤倒入花生米、腰果，拌匀，装入盘中即可。

## 健康晚餐　南瓜西红柿面疙瘩

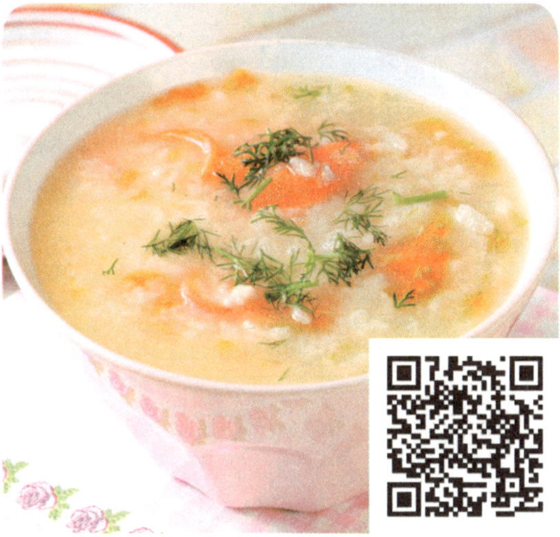

- **原料：** 南瓜75克，西红柿80克，面粉120克，茴香叶末少许
- **调料：** 盐2克，鸡粉1克，食用油适量
- **做法：**

①西红柿切小瓣，南瓜切成片。
②面粉装入碗中，加入少许盐，分次注入清水，搅拌均匀；倒入食用油，拌至呈稀糊状。
③锅中注水烧开，加入盐、食用油、鸡粉，倒入南瓜，煮至其断生；倒入西红柿，拌匀，烧开后用小火煮约5分钟。
④倒入面糊，搅匀，至面糊呈疙瘩状。
⑤盛出煮好的面疙瘩，点缀上茴香叶末即可。

**能量计算**　总热量约1858.01千焦，蛋白质14.7克
脂肪2.0克，糖类95.5克

## 健康晚餐　芹菜炒蛋

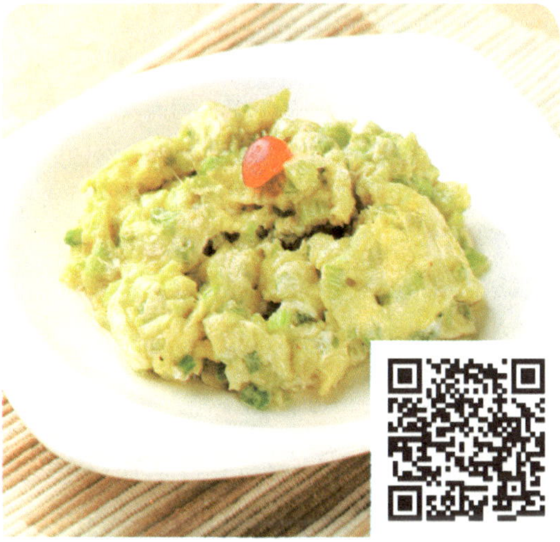

- **原料：** 芹菜梗70克，鸡蛋120克
- **调料：** 盐2克，水淀粉、食用油各适量
- **做法：**

①将洗净的芹菜梗切成丁。
②鸡蛋打入碗中，加入少许盐、水淀粉，打散制成蛋液。
③用油起锅，倒入芹菜梗，快速翻炒片刻至其变软；加入少许盐，翻炒至芹菜梗入味。
④倒入蛋液，用中火炒至食材熟透。
⑤炒好的菜肴盛入盘中即成。

**能量计算**　总热量约763.27千焦，蛋白质16.5克
脂肪10.6克，糖类6.1克

# 糖尿病并发冠心病

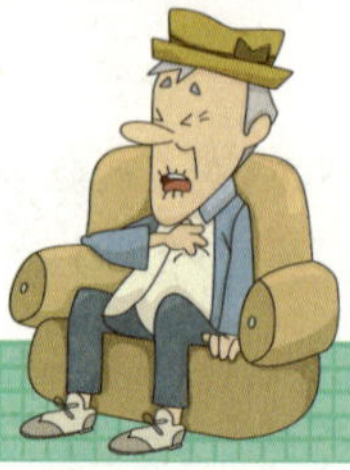

心血管系统病变是糖尿病最主要的远期并发症之一。通常，血液中低密度脂蛋白胆固醇增加、高密度脂蛋白减少，糖化血红蛋白升高以及血压升高被认为是引发糖尿病并发冠心病的主要因素。因此，糖尿病并发冠心病患者往往还伴发高血压、脑卒中、血脂紊乱和肥胖症等。

## 饮食原则

1.宜以低糖类、低脂肪、低胆固醇及高蛋白、高纤维素的食物为主。

2.增加矿物质和维生素的摄入。多吃富含维生素C、维生素E的绿色蔬菜及含糖量低的水果；多吃降血脂的食物，以改善心肌营养代谢，预防血栓形成。

3.控制总热量。摄入热量过高会加重动脉硬化，增加心脏负担。

## 活学活用中医保健小知识

按摩法

### 点按劳宫穴

**方　法** 患者用拇指指腹反复点按劳宫穴，或两手间夹核桃之类的物品，使其在劳宫穴上旋转按摩。

**功　效** 经常点按此穴，可有效缓解糖尿病并发冠心病患者的心悸、心痛等症。

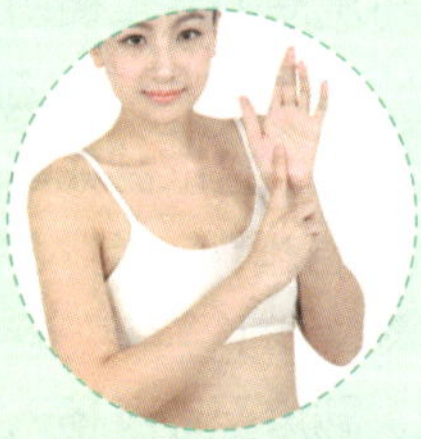

### 按揉膻中穴

**方　法** 患者用拇指或由手掌大鱼际部按揉膻中穴20次，反复10次，每天可早晚各做1次。

**功　效** 经常按揉膻中穴，可有效缓解心悸、心绞痛、胸闷气喘等症。

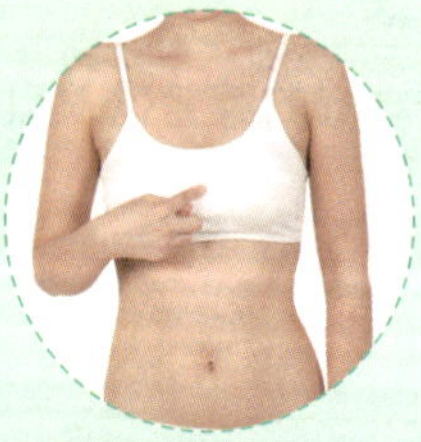

营养早餐

## 黑米小米豆浆

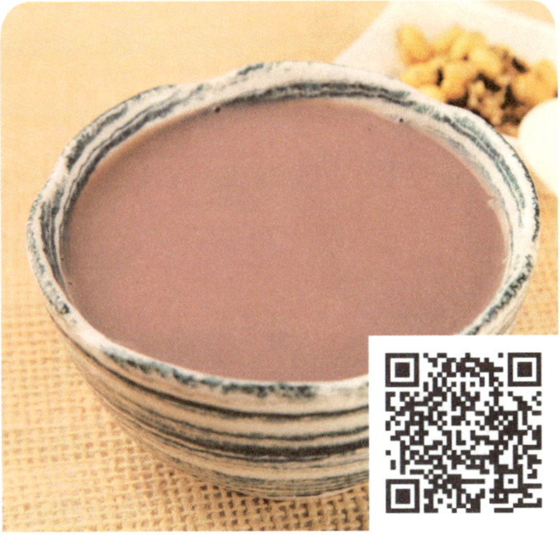

● 原料：水发黑米20克，水发小米20克，水发黄豆45克

● 做法：

①将洗好的黑米、小米、黄豆倒入豆浆机中，注入适量清水，至水位线即可。

②盖上豆浆机机头，选择“五谷”程序，按“开始”键，开始打浆。

③待豆浆机运转约20分钟即成豆浆。

④煮好的豆浆倒入杯中，用汤匙捞去浮沫即可。

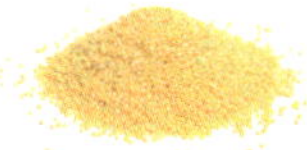

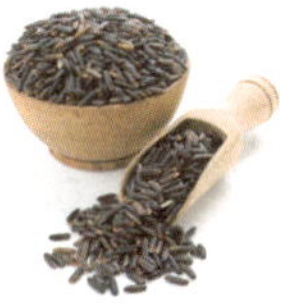

**能量计算** 总热量约1466.76千焦，蛋白质20.8克
脂肪8.7克，糖类55.8克

营养早餐

## 黄花菜拌海带丝

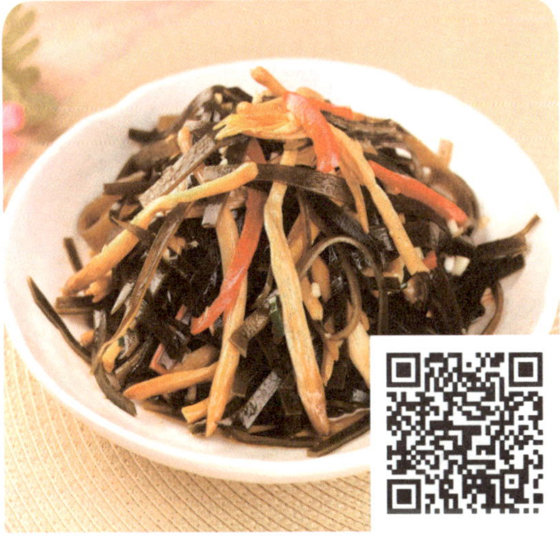

● 原料：水发黄花菜100克，水发海带80克，彩椒50克，蒜末、葱花各少许

● 调料：盐3克，鸡粉2克，生抽4毫升，白醋5毫升，陈醋8毫升，芝麻油少许

● 做法：

①洗净的彩椒切成粗丝，海带切成细丝。

②锅中注入清水烧开，加入少许白醋、盐，倒入海带丝、黄花菜、彩椒丝，煮至食材熟透后捞出。

③把食材装入碗中，撒上蒜末、葱花，加入盐、鸡粉；淋入生抽、芝麻油、陈醋，搅拌至食材入味即成。

**能量计算** 总热量约1295.80千焦，蛋白质14.8克
脂肪2.6克，糖类50.4克

活力午餐

## 佛手郁金炖乳鸽

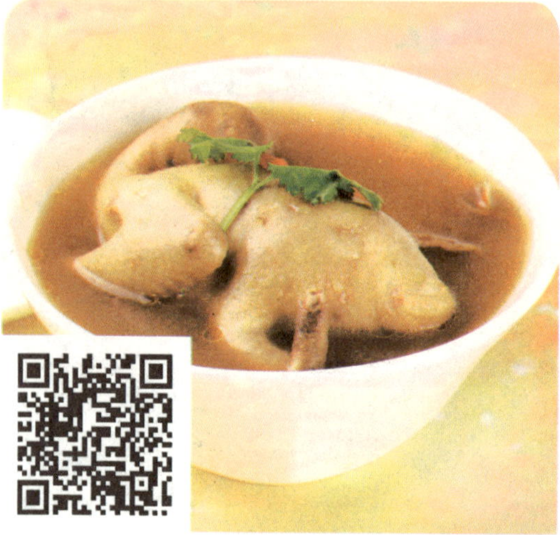

**能量计算** 总热量约1766.47千焦，蛋白质66.4克 脂肪13.7克，糖类5.1克

- **原料：** 佛手15克，郁金10克，枸杞8克，乳鸽1只，姜片、葱条各少许
- **调料：** 盐、鸡粉各2克，料酒10毫升
- **做法：**

①锅中注水烧热，放入处理好的乳鸽，汆去血水，捞出沥干水分。

②砂锅中注水烧开，放入药材、姜片、葱条及乳鸽，淋入料酒，盖上盖，烧开后用小火炖1小时至食材熟透。

③揭开盖子，放入盐、鸡粉，拌煮片刻至食材入味。

④拣出汤中的葱条，煮好的菜肴盛入碗中即可。

活力午餐

## 菠菜炒香菇

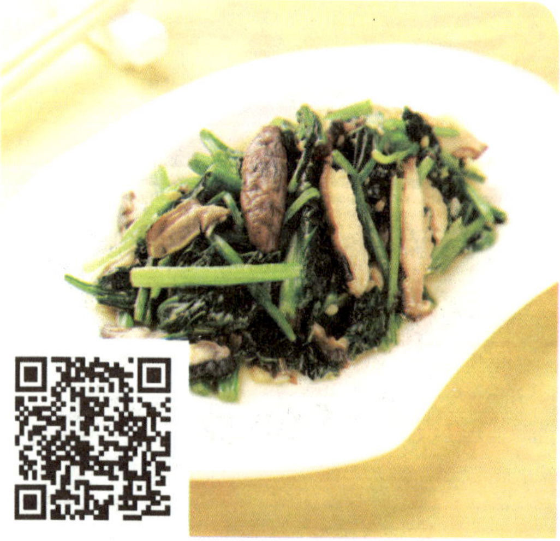

**能量计算** 总热量约186.43千焦，蛋白质4.9克 脂肪0.6克，糖类9.1克

- **原料：** 菠菜150克，鲜香菇45克，姜末、蒜末、葱花各少许
- **调料：** 盐、鸡粉各2克，料酒4毫升，橄榄油适量
- **做法：**

①将洗好的香菇去蒂，切成粗丝；洗净的菠菜切去根部，再切成长段。

②锅中淋入少许橄榄油烧热，倒入蒜末、姜末、葱花，爆香；放入香菇，炒香。

③淋入少许料酒，炒匀；倒入菠菜，用大火炒至变软。

④加入盐、鸡粉，炒匀调味即可。

健康晚餐

## 木耳粥

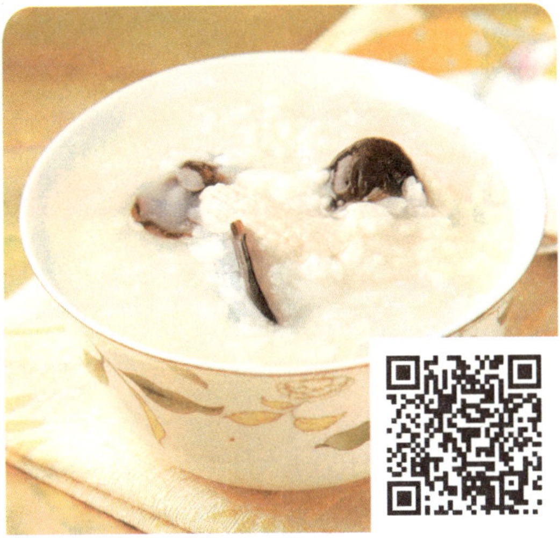

● **原料：** 水发大米160克，水发木耳65克，猪瘦肉50克

● **调料：** 盐3克，料酒4毫升，水淀粉适量

● **做法：**

①将洗好的猪瘦肉切成片。

②把肉片装入碗中，加入少许盐、料酒、水淀粉，搅拌均匀，腌制约15分钟至其入味。

③砂锅中注水烧热，倒入大米、木耳，搅拌均匀，烧开后用小火煮约30分钟至大米熟软。

④倒入肉片，拌煮至变色；加入盐，搅匀调味即可。

**能量计算** 总热量约3170.11千焦，蛋白质22.8克，脂肪5.4克，糖类168.0克

健康晚餐

## 鸡蛋肉卷

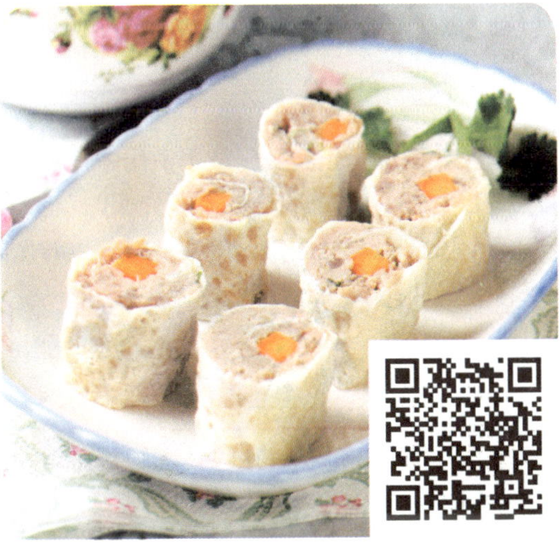

● **原料：** 肉末300克，鸡蛋2个，胡萝卜条25克，姜片、葱花各少许

● **调料：** 盐、鸡粉各2克，老抽2毫升，水淀粉、生粉各适量，食用油少许

● **做法：**

①肉末装入碗中，加入姜片、葱花、盐、鸡粉、老抽、生粉，拌匀，腌制10分钟；鸡蛋清打入碗中，加盐、水淀粉，调匀。

②锅中注油烧热，放入蛋清煎成蛋饼；胡萝卜条倒入开水中焯熟。

③蛋饼中放入肉末、胡萝卜条，卷成卷，用水淀粉封口，制成鸡蛋肉卷生坯，装入蒸盘。

④蒸盘放入蒸锅中蒸10分钟至熟，放凉后切小段即可。

**能量计算** 总热量约2434.01千焦，蛋白质74.5克，脂肪27.5克，糖类9.5克

# 糖尿病并发高血脂

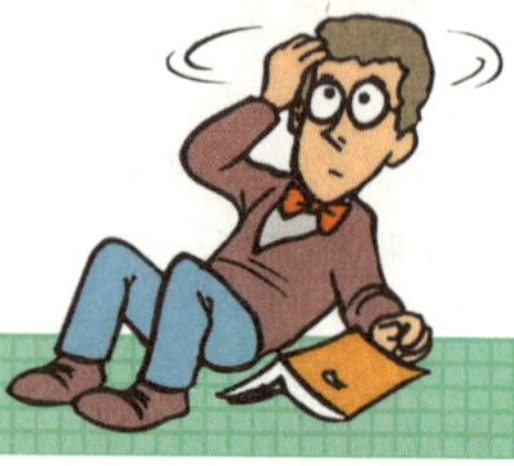

糖尿病并发高血脂是最常见的并发症之一，是由糖尿病所致的脂质代谢异常引发的。在脂质代谢中，三酰甘油及游离脂肪酸对动脉硬化形成有重大影响，大部分糖尿病患者血浆中血脂浓度增高，易导致动脉硬化。

## 饮食原则

1.根据病情轻重与体力活动计算出每日需要消耗的总能量，防止热量摄入过多。

2.多食蔬菜及含糖量低的水果。新鲜蔬菜及瓜果是维生素、钙、钾、镁、纤维素和果胶的主要来源，纤维果胶可降低人体对胆固醇的吸收。

3.糖尿病患者食用高糖食物，会使血糖进一步升高；高脂肪、高胆固醇食物的摄入，会使血脂含量上升，要少食。

## 活学活用中医保健小知识

按摩法

### 按揉太冲穴

**方　法** 取仰卧位或坐位，患者用中指指腹按揉太冲穴4~5分钟，以局部有酸胀感为佳。

**功　效** 经常按摩此穴，可帮助糖尿病并发高血脂患者降低血脂、血压，从而控制血糖。

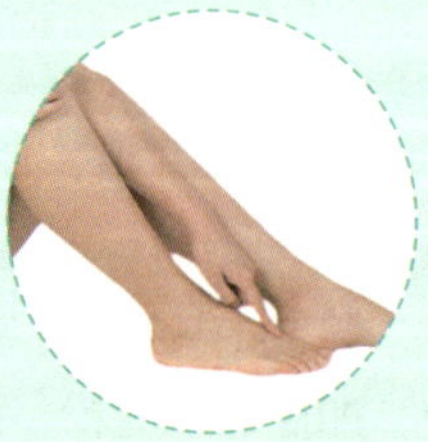

### 点按三阴交穴

**方　法** 取坐位，患者用拇指指腹点按三阴交穴，频率为1秒一下，每次按60下。

**功　效** 经常按揉此穴，对肝、脾、肾有保健作用，能有效降低血糖、血脂以及血压。

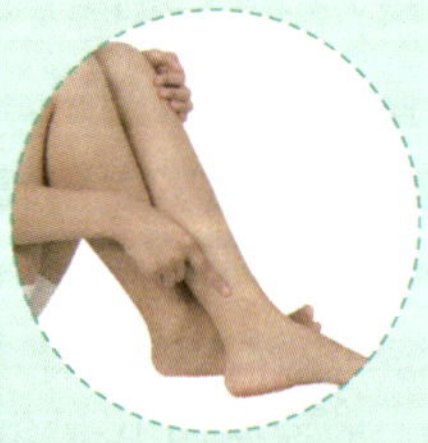

营养早餐

## 南瓜二豆浆

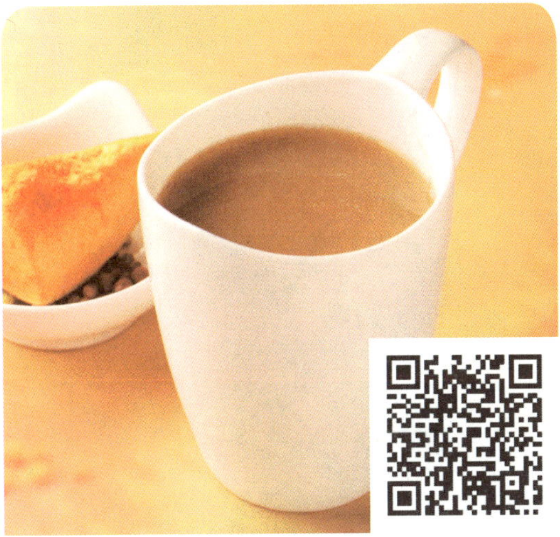

**能量计算** 总热量约1072.59千焦，蛋白质16.9克 脂肪0.6克，糖类51.8克

● **原料：** 水发红豆40克，水发绿豆40克，南瓜块30克

● **做法：**

①将洗净的红豆、绿豆、南瓜倒入豆浆机中，注入适量清水至水位线即可。

②盖上豆浆机机头，选择“五谷”程序，按“开始”键打浆。

③待豆浆机运转约15分钟，即成豆浆。

④把煮好的豆浆倒入滤网，滤取豆浆即可。

营养早餐

## 莴笋炒茭白

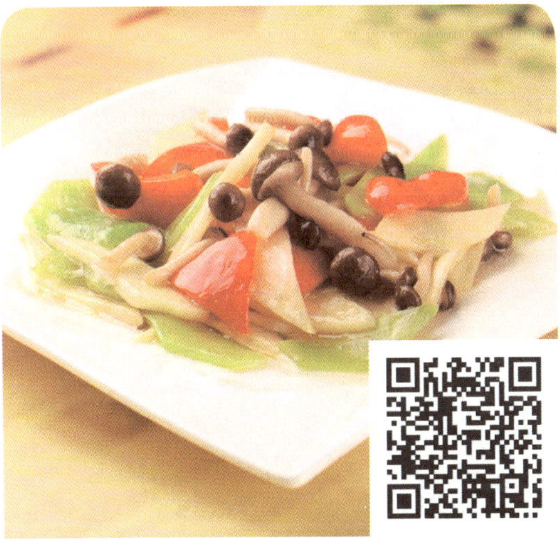

**能量计算** 总热量约385.40千焦，蛋白质6.8克 脂肪0.6克，糖类17.9克

● **原料：** 莴笋200克，茭白100克，蟹味菇100克，彩椒50克

● **调料：** 盐3克，鸡粉2克，蚝油5克，料酒4毫升，水淀粉、食用油各适量

● **做法：**

①蟹味菇去除根部，茭白、莴笋切成片，彩椒切成小块。

②锅中注水烧开，加入盐、食用油，倒入茭白、彩椒、莴笋片、蟹味菇，煮至食材断生后捞出。

③用油起锅，倒入焯过水的食材，炒匀；淋入料酒，炒香；加入盐、鸡粉、蚝油，炒匀。

④倒入水淀粉，翻炒至食材熟透、入味即可。

## 活力午餐 玉米羊肉汤

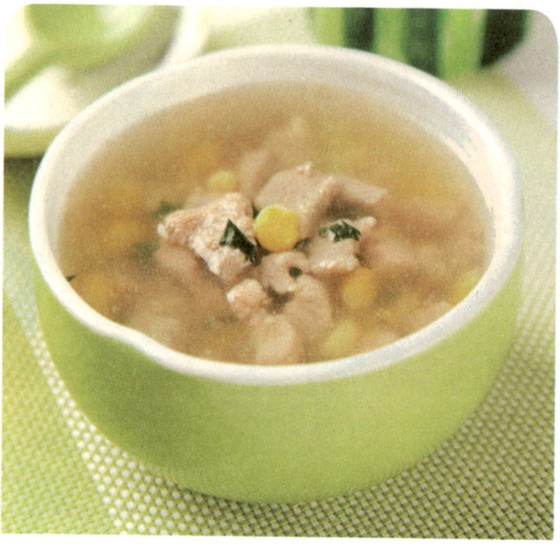

**能量计算** 总热量约1461.33千焦，蛋白质26.8克　脂肪18.1克，糖类22.8克

● **原料：** 羊肉片120克，鲜玉米粒100克，香菜末少许，高汤适量

● **调料：** 盐、鸡粉各2克，胡椒粉3克

● **做法：**

①砂锅中注入高汤烧开，放入鲜玉米粒，盖上锅盖，煮约10分钟。

②揭盖，加入盐、鸡粉、胡椒粉，拌匀调味。

③放入羊肉片，拌匀，盖上盖，焖煮约15分钟至食材熟透。

④揭盖，撒上香菜末，略煮片刻。

⑤将煮好的汤料盛入碗中即可。

## 活力午餐 开心果西红柿炒黄瓜

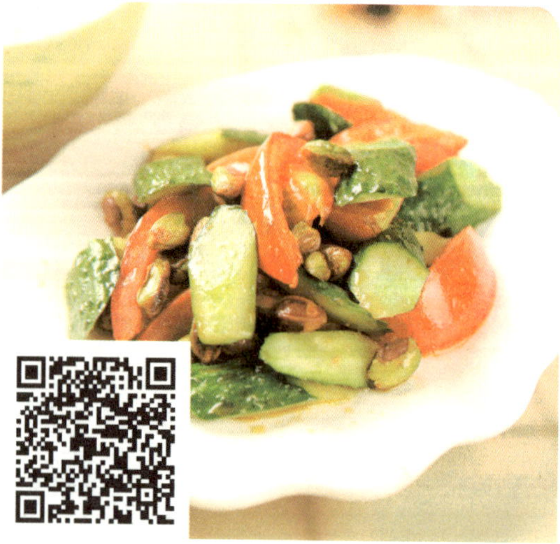

**能量计算** 总热量约1508.56千焦，蛋白质13.0克　脂肪30.0克，糖类14.7克

● **原料：** 开心果仁55克，黄瓜90克，西红柿70克

● **调料：** 盐2克，橄榄油适量

● **做法：**

①将洗净的黄瓜切开，去除瓜瓤后切成段；洗好的西红柿切开，再切成小瓣。

②煎锅中淋入橄榄油烧热，倒入黄瓜段，炒匀炒透；放入西红柿，翻炒至其变软。

③加入盐，炒匀调味；撒上开心果仁，用中火翻炒至食材入味。

④将炒好的菜肴盛入盘中即可。

健康晚餐

## 黄豆芽木耳炒肉

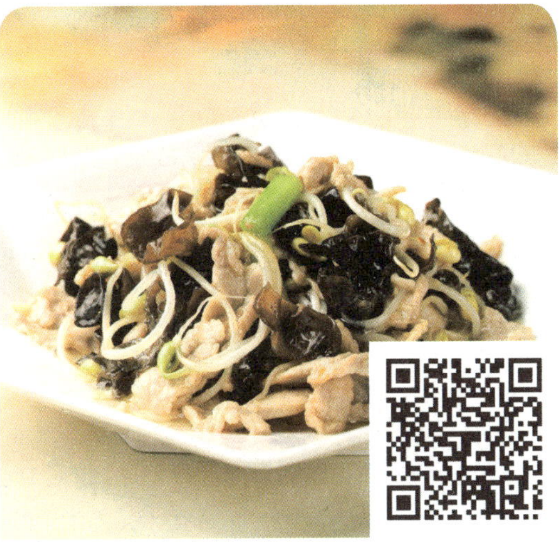

- **原料：** 黄豆芽100克，猪瘦肉200克，水发木耳40克，蒜末、葱段各少许
- **调料：** 盐4克，鸡粉2克，水淀粉8毫升，料酒10毫升，蚝油8克，食用油适量
- **做法：**

①洗好的木耳切成小块。
②猪瘦肉切片装碗，加入盐、鸡粉、水淀粉、食用油，拌匀，腌制片刻。
③锅中注水烧开，加入盐、食用油、木耳、黄豆芽，煮半分钟，捞出。
④用油起锅，倒入肉片，翻炒至变色；放入蒜末、葱段，炒香。
⑤倒入食材，加入料酒、盐、鸡粉、蚝油、水淀粉，炒匀即可。

**能量计算** 总热量约1722.16千焦，蛋白质49.9克，脂肪14.6克，糖类33.7克

健康晚餐

## 金针菇拌黄瓜

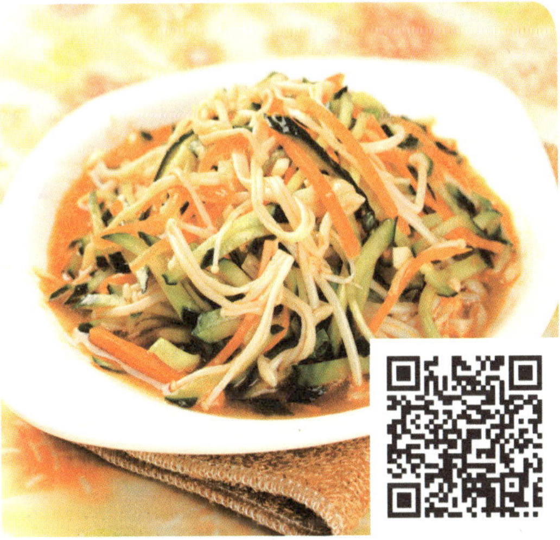

- **原料：** 金针菇110克，黄瓜90克，胡萝卜40克，蒜末、葱花各少许
- **调料：** 盐3克，食用油2毫升，陈醋3毫升，生抽5毫升，鸡粉、辣椒油、芝麻油各适量
- **做法：**

①将黄瓜、胡萝卜切丝，金针菇去根。
②锅中注水烧开，放入食用油、盐、胡萝卜，煮半分钟；放入金针菇，拌煮1分钟至食材熟透，捞出。
③将黄瓜丝装碗，放入盐，倒入金针菇、胡萝卜，加入蒜末、葱花、鸡粉、陈醋、生抽，淋入辣椒油、芝麻油，拌匀即可。

**能量计算** 总热量约237.84千焦，蛋白质3.8克，脂肪0.7克，糖类12.7克

# 高血脂并发高血压

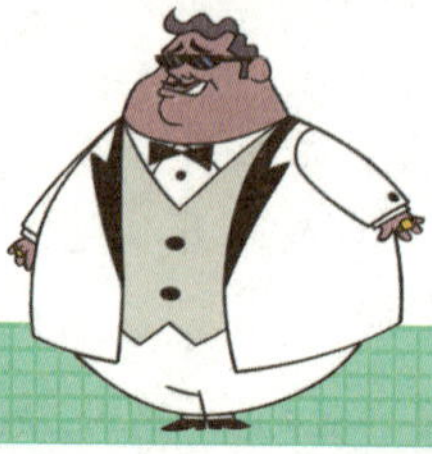

高血压的发生和发展与高血脂密切相关。许多高血压患者伴有脂质代谢紊乱的症状，血液中胆固醇和三酰甘油的含量较正常人显著增高，而高密度脂蛋白和胆固醇含量则较低。另一方面，许多高血脂也常并发高血压，血脂在人体内形成动脉粥样硬化后会导致心肌功能紊乱，促使血管动脉痉挛，导致血压升高。

## 饮食原则

1.常食具有降脂功效的食物，如大蒜、洋葱、苦瓜、黄豆、山楂、木耳、香菇等。

2.多吃高钾低钠的食物，如豆类、菌藻类、新鲜的水果和蔬菜等。

3.饮食宜清淡。适当减少钠盐的摄入，少吃腌制、油炸或煎烤的食品。

4.限制胆固醇的摄入。每日胆固醇的摄入量应低于300毫克，少吃动物内脏等胆固醇含量高的部位，可常食一些水产类食物。

## 活学活用中医保健小知识

按摩法

### 按揉神门穴

**方　法** 取坐位，患者用拇指指腹按揉神门穴2分钟，有酸胀或麻感即可。

**功　效** 常按此穴，可有效缓解高血压、胸痛、心悸等病症。

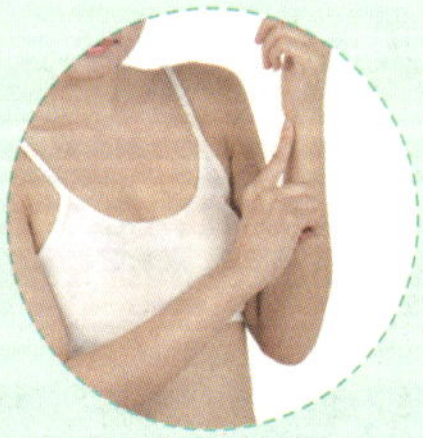

### 点按太阳穴

**方　法** 取正坐或仰卧位，患者双手食指同时点按太阳穴30~50次，以局部有酸胀感即可。

**功　效** 点按太阳穴，除了能降低血压外，还具有解除疲劳、止痛醒脑的功效。

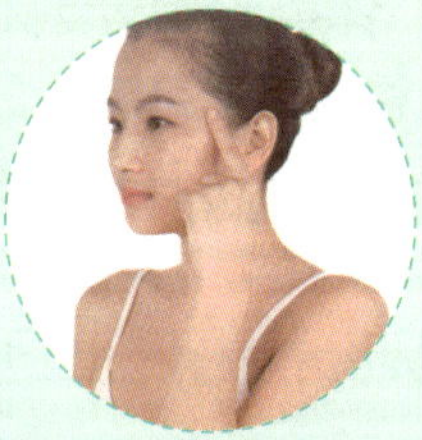

营养早餐

## 醋拌芹菜

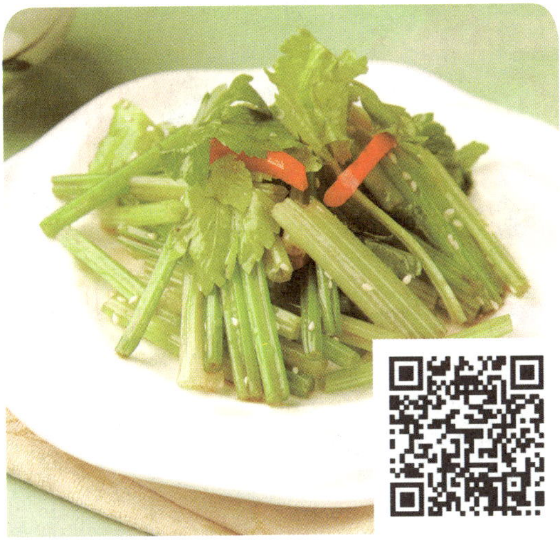

- 原料：芹菜梗200克，彩椒10克，芹菜叶25克，熟白芝麻少许
- 调料：盐2克，白糖3克，陈醋15毫升，芝麻油10毫升
- 做法：

①将彩椒切细丝，芹菜梗切段。

②锅中注水烧开，倒入芹菜梗，略煮；放入彩椒，煮至食材断生。

③捞出焯煮好的食材，沥干水分，倒入碗中，放入芹菜叶，搅拌匀。

④加入盐、白糖、陈醋、芝麻油，倒入熟白芝麻，拌至食材入味。

⑤拌好的菜肴装入盘中即可。

**能量计算** 总热量约207.75千焦，蛋白质3.2克，脂肪0.6克，糖类11.1克

营养早餐

## 小米燕麦荞麦粥

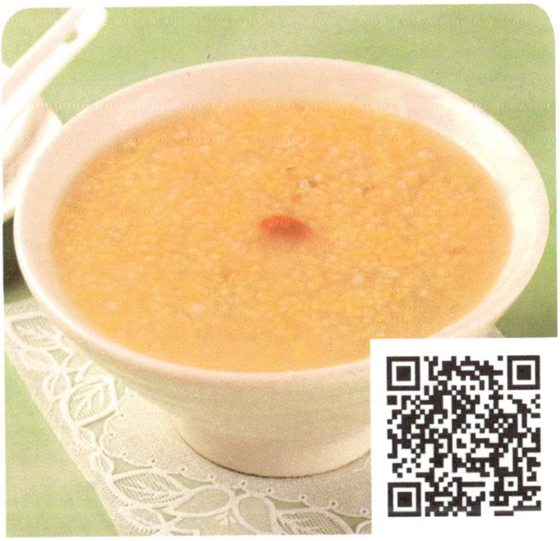

- 原料：水发小米70克，水发荞麦80克，玉米碎85克，燕麦40克
- 做法：

①砂锅中注入适量清水烧开，倒入洗净的小米、荞麦、玉米碎、燕麦，搅拌均匀。

②盖上盖，用小火煮30分钟至食材熟透。

③揭盖，略微搅拌片刻。

④将煮好的杂粮粥盛入碗中即可。

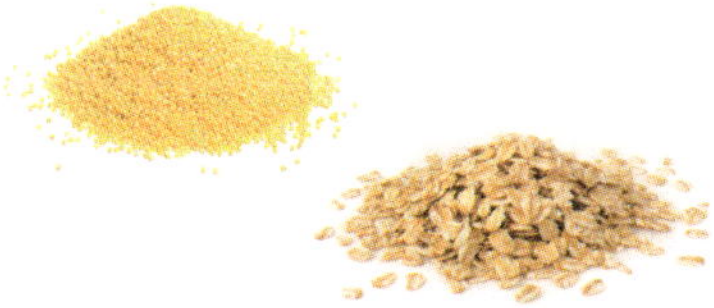

**能量计算** 总热量约3086.09千焦，蛋白质22.0克，脂肪6.1克，糖类159.1克

## 活力午餐 黄瓜里脊片

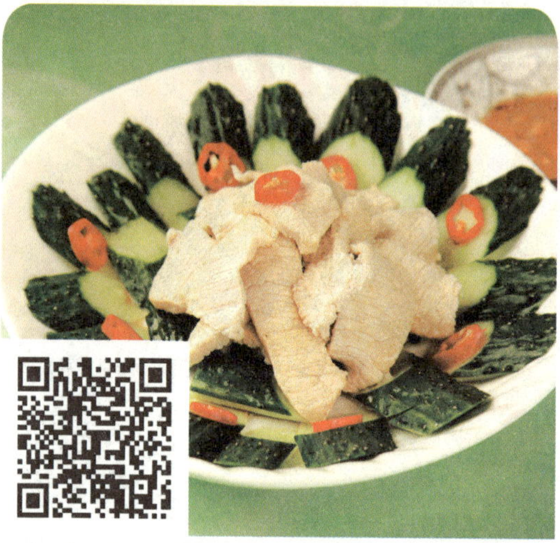

能量计算 总热量约698.06千焦，蛋白质21.6克
脂肪6.5克，糖类6.1克

- 原料：黄瓜160克，猪瘦肉100克
- 调料：鸡粉、盐各2克，生抽4毫升，芝麻油3毫升，料酒适量
- 做法：

①将黄瓜切开，去瓤后用斜刀切块；猪瘦肉切开，再切薄片。

②锅中注入适量清水烧开，倒入肉片，淋入料酒，拌煮至变色，捞出待用。

③碗中注入适量清水，加鸡粉、盐、生抽，淋入芝麻油，调成味汁。

④将黄瓜块整齐摆放在盘中，再放入瘦肉，浇上味汁即成。

## 活力午餐 炝拌莴笋

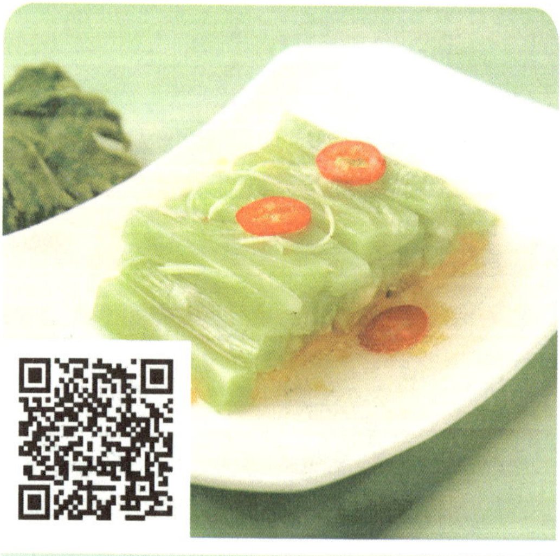

能量计算 总热量约152.15千焦，蛋白质2.6克
脂肪0.3克，糖类7.3克

- 原料：莴笋260克，干辣椒、花椒、姜丝各少许
- 调料：白醋6毫升，白糖5克，盐6克，食用油适量
- 做法：

①将洗净去皮的莴笋切成条形，放入碗中，加入盐，搅匀，腌制约30分钟。

②用清水洗去莴笋的盐分，装碗，撒入姜丝，待用。

③用油起锅，放入花椒、干辣椒，爆香后捞出材料。

④锅底留油烧热，倒入白醋、白糖，拌至白糖溶化调成味汁。

⑤盛出味汁浇在莴笋上，将碗中材料拌匀，腌制约3小时至入味即可。

## 健康晚餐 胡萝卜青菜饭卷

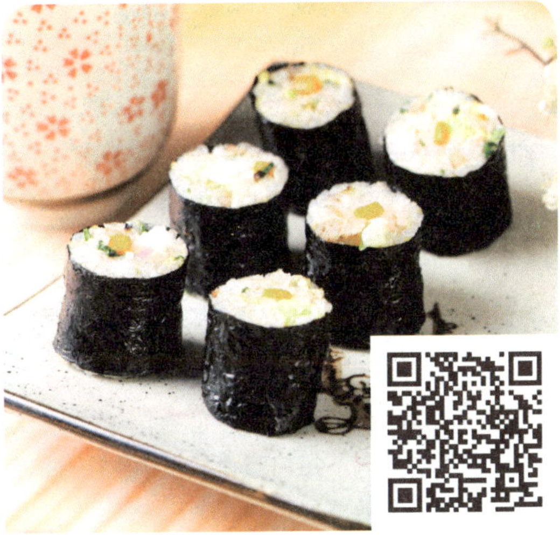

● 原料：米饭160克，猪肉末50克，鸡蛋1个，洋葱30克，胡萝卜20克，小白菜、海苔各少许

● 调料：盐、鸡粉各2克，料酒3毫升，食用油适量

● 做法：

①小白菜切碎，洋葱、胡萝卜切粒，鸡蛋打散制成蛋液。

②用油起锅，倒入蛋液，翻炒至熟，盛出装盘。

③用油起锅，倒入肉末炒至变色，淋入料酒，倒入洋葱、胡萝卜、米饭、鸡蛋、小白菜，加入盐、鸡粉，炒匀装盘，即成馅料。

④将馅料放在海苔上，铺平，卷起，压紧，制成数个海苔卷。

⑤分切成小段，摆入盘中即可。

**能量计算** 总热量约1455.48千焦，蛋白质21.5克 脂肪8.1克，糖类48.1克

## 健康晚餐 茄子沙拉

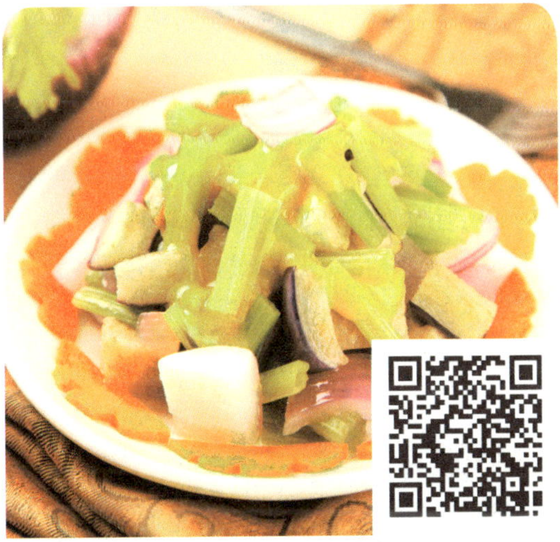

● 原料：茄子80克，芹菜50克，洋葱50克

● 调料：白醋5毫升，蛋黄酱10克，盐、食用油各适量

● 做法：

①将茄子切成丁，芹菜切成小段，洋葱切成块。

②锅中注入适量食用油烧至五成热，倒入茄子，炸至微黄色，捞出沥干油，待用。

③锅中注水烧开，倒入芹菜、洋葱，略煮，捞出过凉水。

④将芹菜、洋葱装入碗中，倒入茄子，加入盐、白醋，搅拌至食材入味。

⑤将拌好的食材装入盘中，挤上蛋黄酱即可。

**能量计算** 总热量约174.72千焦，蛋白质1.8克 脂肪0.3克，糖类10.4克

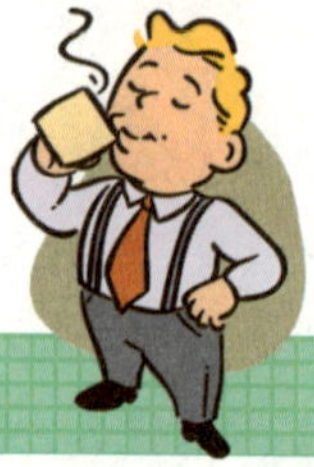

# 高血脂并发冠心病

冠状动脉是专门给心脏供血的动脉，由于过多脂肪沉积，使血流受阻，引起心脏缺血而发生一系列症状，即冠心病。血脂升高，冠心病的发病率也升高，而且血脂的升高幅度与冠心病发病率、病死率及病变的严重程度成正比。大多数高胆固醇血症，与平常进食高脂肪、高胆固醇食物有关。

## 饮食原则

1.限制脂肪摄入。每日膳食热量中的脂肪应低于25%。另外，烹饪时应使用植物油，减少胆固醇摄入。

2.早餐吃好，午餐吃饱，晚餐吃少。早餐摄入营养丰富的食物，中餐在摄入丰富营养的同时要摄入足够的量，应占全天总热量的40%~50%，晚餐吃七分饱即可。

3.多食水果与蔬菜。每天应吃不少于500克的红、黄、绿色的新鲜水果和蔬菜。

## 活学活用中医保健小知识

按摩法

### 按揉曲泽穴

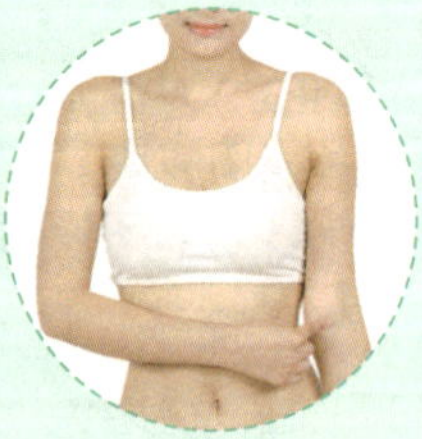

**方　法** 取坐位，患者用一手握住肘尖，四指在外，拇指按揉曲泽穴3分钟，以酸胀感为度。

**功　效** 经常按揉此穴，对心脏有良好的调节作用。

### 点按至阳穴

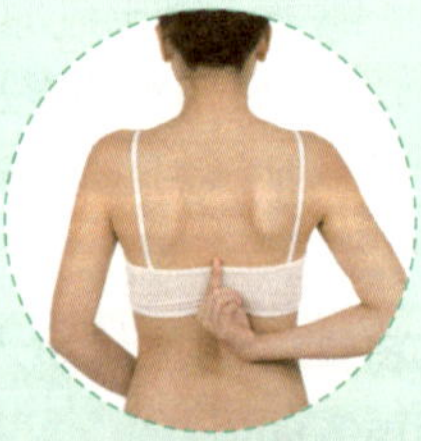

**方　法** 取俯卧位，按摩者用食指或拇指指腹点按患者的至阳穴，由轻到重再到轻，点按200下。

**功　效** 经常按摩此穴，可有效缓解因高血脂并发冠心病引起的心慌、胸闷、心律不齐等症状。

营养早餐

## 生菜鸡蛋面

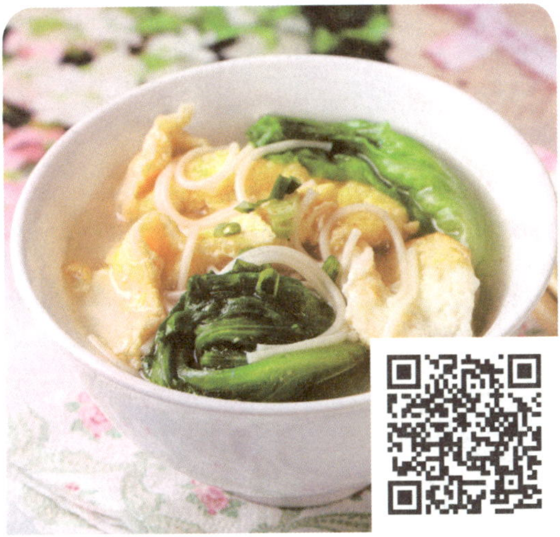

● 原料：面条120克，鸡蛋1个，生菜65克，葱花少许

● 调料：盐、鸡粉各2克，食用油适量

● 做法：

①鸡蛋打入碗中，打散制成蛋液。

②用油起锅，倒入蛋液，炒成蛋皮状至熟，盛出待用。

③锅中注水烧开，放入面条，加入盐、鸡粉，拌匀调味。

④盖上盖，用中火煮约2分钟至面条熟软；揭盖，加入食用油，放入鸡蛋皮，搅匀；放入生菜，拌煮至变软。

⑤盛出鸡蛋面，撒上葱花即可。

**能量计算** 总热量约1766.47千焦，蛋白质17.5克 脂肪5.5克，糖类77.0克

营养早餐

## 黄瓜拌玉米笋

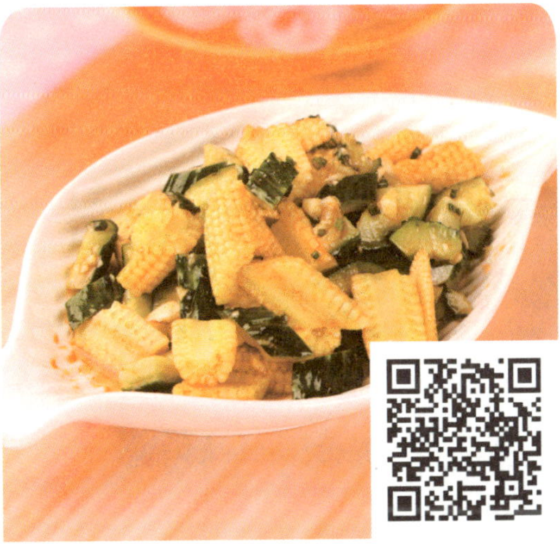

● 原料：玉米笋200克，黄瓜150克，蒜末、葱花各少许

● 调料：盐3克，鸡粉2克，生抽4毫升，辣椒油6毫升，陈醋8毫升，芝麻油、食用油各适量

● 做法：

①玉米笋切小段，黄瓜切小块。

②锅中注水烧开，放入玉米笋、盐、鸡粉、食用油，焯煮约1分钟至断生，捞出。

③碗中倒入玉米笋、黄瓜，撒上蒜末、葱花，加入辣椒油、盐、鸡粉，淋入陈醋、生抽，搅拌至调味料溶化。

④淋入芝麻油，拌至食材入味即成。

**能量计算** 总热量约391.25千焦，蛋白质4.0克 脂肪1.1克，糖类19.5克

活力午餐

## 胡萝卜苹果炒饭

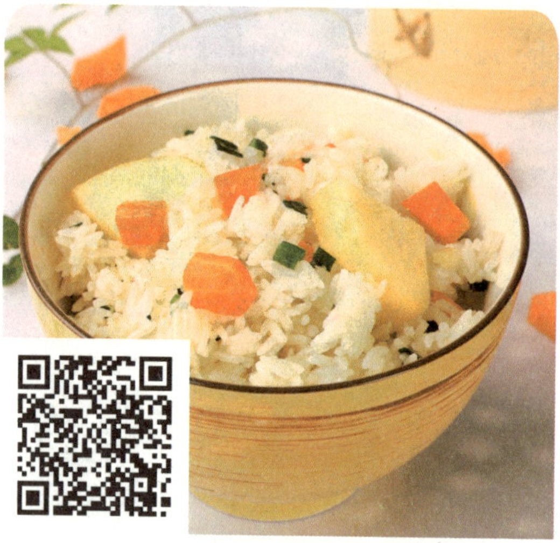

**能量计算** 总热量约1403.64千焦，蛋白质1.5克 脂肪1.0克，糖类77.0克

● **原料**：凉米饭230克，胡萝卜60克，苹果90克，葱花、蒜末各少许

● **调料**：盐、鸡粉各2克，食用油适量

● **做法**：

①将洗净去皮的苹果切瓣，去核，切片，切小块；洗净去皮的胡萝卜切片，切条，改切丁。

②用油起锅，倒入胡萝卜，加入蒜末，炒香。

③倒入米饭，翻炒松散；放入盐、鸡粉，炒匀。

④倒入葱花、苹果，炒匀。

⑤将炒好的米饭盛出装碗即可。

活力午餐

## 蛏子炒芹菜

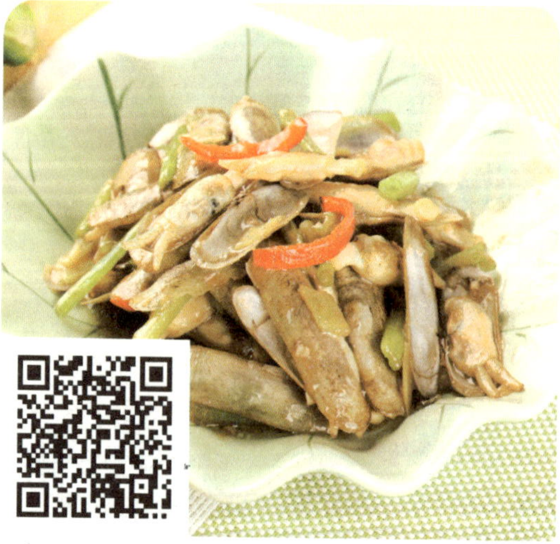

**能量计算** 总热量约998.18千焦，蛋白质32.1克 脂肪6.0克，糖类32.3克

● **原料**：蛏子350克，芹菜100克，红椒40克，姜片、蒜末、葱段各少许

● **调料**：盐、鸡粉各2克，料酒4毫升，蚝油、老抽、水淀粉、食用油各适量

● **做法**：

①将芹菜切成段，红椒切成丝。

②锅中注水烧开，倒入蛏子，汆煮半分钟去除杂质，捞出洗净，装盘待用。

③用油起锅，放入姜片、蒜末、葱段，爆香。

④倒入芹菜、红椒、蛏子，淋入料酒，炒香；加入盐、鸡粉、蚝油、老抽，炒匀调味。

⑤淋入水淀粉，炒匀即可。

健康晚餐

## 口蘑香菇粥

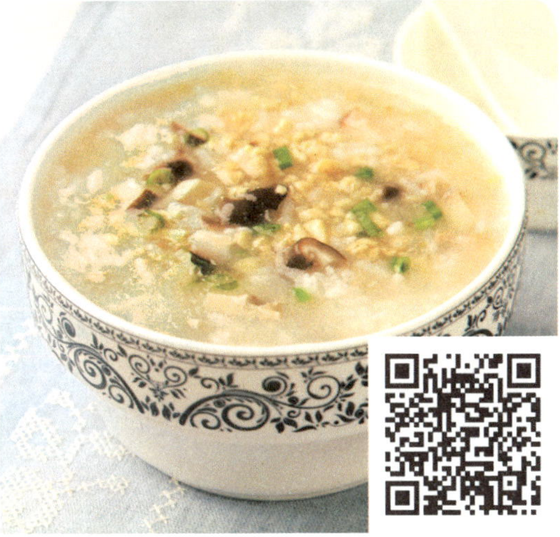

● 原料：鲜香菇40克，鸡肉末75克，口蘑60克，水发大米160克，葱花少许

● 调料：盐、鸡粉各2克，料酒4毫升，生抽3毫升，食用油适量

● 做法：

①将洗净的口蘑切成小块，洗好的香菇切成丁。

②用油起锅，倒入鸡肉末炒至变色，加入料酒、盐、鸡粉、生抽、水淀粉，炒匀盛出。

③砂锅中注水烧开，倒入大米，煮沸后转小火煮约30分钟，倒入口蘑、香菇，小火煮至食材熟透。

④加入盐、鸡粉、鸡肉末，搅匀略煮。

⑥盛出煮好的粥，撒上葱花即成。

**能量计算** 总热量约2925.16千焦，蛋白质39.5克，脂肪3.7克，糖类142.1克

健康晚餐

## 百合炒鸡丝

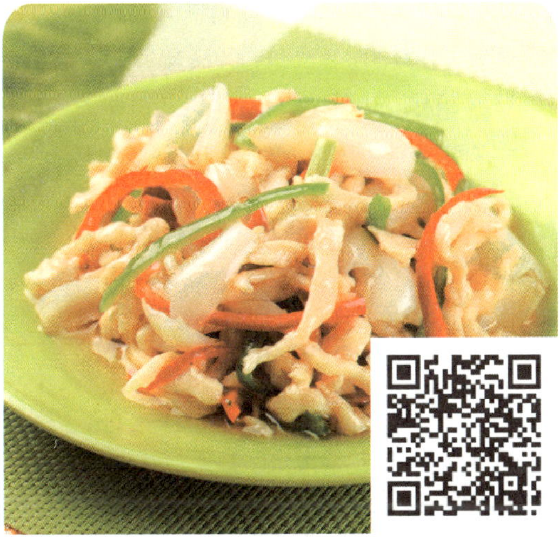

● 原料：鸡胸肉180克，鲜百合35克，青椒、红椒各35克，姜片、蒜末、葱段各少许

● 调料：盐3克，鸡粉2克，料酒4毫升，水淀粉、食用油各适量

● 做法：

①将鸡胸肉、青椒、红椒切丝。

②鸡肉丝装碗，加入鸡粉、盐、水淀粉、食用油，腌制约10分钟。

③热锅注油烧至四成热，倒入鸡肉丝，滑油片刻至变色，捞出。

④锅底留油，放入姜片、蒜末、葱段，爆香；倒入青椒、红椒、百合、鸡肉丝，炒匀。

⑤加入料酒、盐、鸡粉，炒匀。

⑥倒入水淀粉，翻炒至食材熟透、入味，盛出即可。

**能量计算** 总热量约1581.71千焦，蛋白质41.8克，脂肪23.7克，糖类239.5克

# 附录　防治“三高”的中医疗法

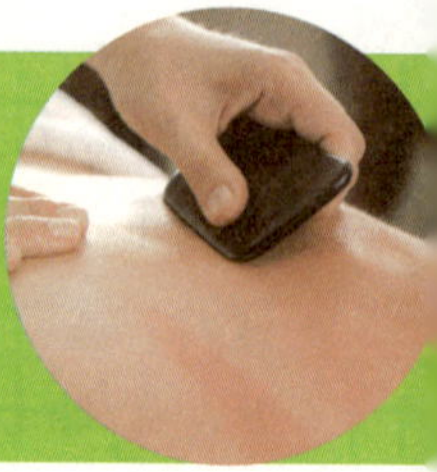

## 高血压

中国传统医学将高血压归为“眩晕”“头痛”的范畴，认为高血压是饮食不节、肝肾阴亏阳亢、气虚邪冲使体内阴阳失衡所致。采用拔罐和刮痧疗法，可通脉止痛、疏肝理气，从而达到改善血液循环、降低血压的目的。

### 拔罐法

**取　穴** 大椎穴、心俞穴、肾俞穴、涌泉穴

**罐　法** 留罐法

1.先用常规方法对大椎穴、心俞穴、肾俞穴、涌泉穴进行消毒。2.俯卧位，吸拔大椎、心俞、肾俞三穴，留罐10～15分钟。3.坐位，取涌泉穴，留罐10～15分钟。4.每日1次，7次为一个疗程。

**功　效** 刺激大椎穴、心俞穴、肾俞穴，可补气、养血、促进气血循环、平衡机体阴阳、提高免疫力。涌泉穴为足少阴肾经的井穴，刺激此穴，可以调节神经系统和内分泌系统功能，增加局部的血液循环，有助于醒脑提神。诸穴合用，可缓解高血压。

### 刮　痧

**取　穴** 降压沟、肩井穴、曲池穴、三阴交穴、太冲穴

**刮　法** 1.用角刮法刮拭耳部降压沟。2.用摩擦法刮拭双侧肩井穴、曲池穴。3.用边刮法刮拭下肢的三阴交穴，然后由上到下从三阴交穴刮到太冲穴。4.以上穴位都应以刮出痧痕为度。

**功　效** 降压沟是耳朵上的降压反应点，刺激此处可有效降低血压。刮拭肩井穴可开窍通经、理气活络，有效缓解高血压症状。刮拭曲池穴能安抚情绪、镇定神经，有降压效果。太冲穴位于第一跖骨间隙的后方凹陷处，刺激此穴可降低血浆中的内皮素含量，缓解因肝气升发太过而造成的血压负担。

## 高血脂

中医上将高血脂归为“痰浊”“痰痹”范畴，是脏腑功能失调，痰湿瘀血滞于中焦，阳气不化而形成的。拔罐和刮痧疗法可以通过活络、调理脾胃，调节人体的消化系统，加速气血运行和脂肪分解，进而达到降低血脂的目的。

### 拔罐法

拔罐

**取　穴** 至阳穴、脾俞穴、气海穴、期门穴

**罐　法** 留罐法

1.用常规消毒法对至阳穴、脾俞穴、气海穴、期门穴进行消毒。2.俯卧位，取至阳穴、脾俞穴，留罐20分钟。3.仰卧位，取气海穴、期门穴，留罐20分钟。4.隔日1次，10次为一个疗程。

**功　效** 刺激至阳穴、脾俞穴，可健脾益气。刺激气海穴，可益气行血、化瘀通络，并促进血液循环，从而缓解高血脂症状。刺激期门穴，可行气止痛、清热解毒。诸穴合用，可滋补肝肾，辅助治疗高血脂。

### 刮　痧

刮痧

**取　穴** 百会穴、脾俞穴、肾俞穴、足三里穴、丰隆穴

**刮　法** 1.用摩擦法刮拭百会穴。2.用角刮法刮拭背部足太阳膀胱经，从脾俞穴到肾俞穴。3.用边刮法刮拭足阳明胃经，从足三里穴到丰隆穴。4.以上穴位都应以刮出痧痕为度。

**功　效** 刺激百会穴可全方位调节机体平衡，加速气血运行，并且缓解高血脂引起的头晕、头痛症状。肾俞穴连接任督二脉，具有温肾壮阳、行气活血的作用。刺激丰隆穴，可调和脾胃，加强气血流通，促进血液代谢，对因痰浊瘀滞经络而致的高血脂有调节作用。

## 糖尿病

中医将糖尿病称为“消渴症”，是由于先天不足、饮食不节、外感病邪等原因造成的阴津损耗，导致气阴两虚而伤及阳气。拔罐及刮痧疗法可以滋补肺、胃、肾三经的阴气，促进胰岛素分泌，降低人体对糖的吸收，并调整中枢神经，改善体内微循环，达到缓解糖尿病症状的目的。

拔罐

### 拔罐法

**取　穴** 阳池穴、足三里穴、夹脊穴

**罐　法** 留罐法、走罐法

1.常规消毒法对阳池穴、足三里穴消毒。2.坐位，取阳池穴、足三里穴，留罐10～15分钟。3.俯卧位，在背部涂抹润滑剂，沿第七颈椎至骶尾部督脉、背部脊柱两侧膀胱经内侧循行线走罐，至皮肤潮红。4.每日或隔日1次，10次为一个疗程。

**功　效** 刺激阳池穴，可以增津消渴。刺激足三里穴，可缓解因糖尿病引起的周围神经病变，缓解下肢麻木、疼痛等症。刺激夹脊穴，可以通经活络、改善血液循环。诸穴合用，可改善糖尿病及其并发症症状。

刮痧

### 刮　痧

**取　穴** 承浆穴、胰俞穴、漏谷穴、三阴交穴

**刮　法** 1.用摩擦法刮拭承浆穴。2.用边刮法刮拭两侧胰俞穴。3.用边刮法刮拭下肢内侧脾经，从漏谷穴到三阴交穴。4.以上穴位都应以刮出痧痕为度。

**功　效** 刺激承浆穴，可缓解糖尿病症状。刮拭胰俞穴，可疏通胰腺，有利于胰岛素的分泌。适当刺激三阴交穴，可使血糖下降，有调节胰岛素分泌的作用。